心の健康を支配する
免疫細胞

The Angel and the Assassin

The tiny brain cell
that changed the course of medicine
by Donna Jackson Nakazawa

ドナ・ジャクソン・ナカザワ
夏野徹也 訳

脳のなかの天使と刺客

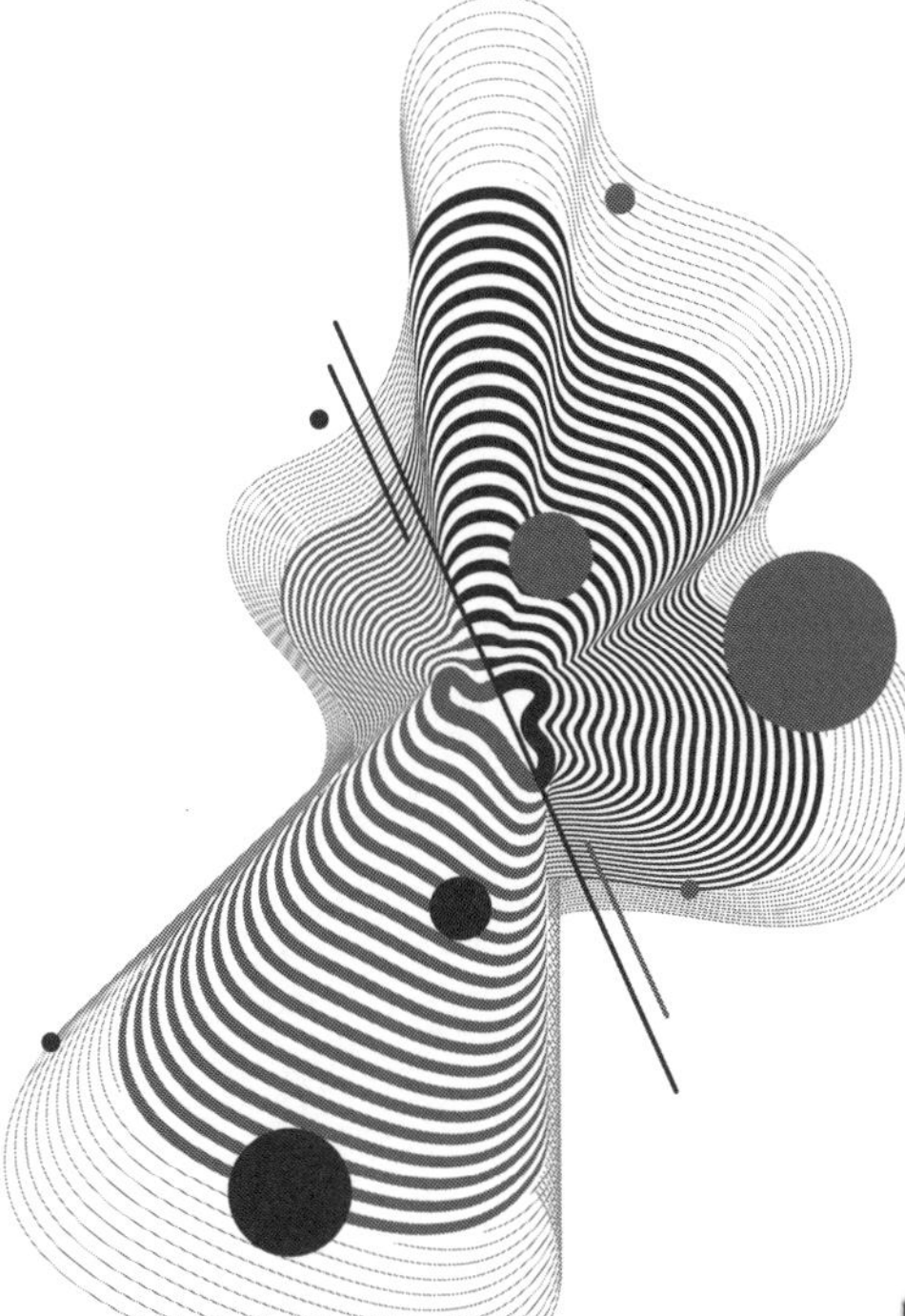

白揚社

クレアへ

本書への賛辞

「小さな脳細胞ミクログリアについて、驚くべき発見の数々が説得力をもって語られる。そうした発見は、うつ病や不安障害、アルツハイマー病などの精神・神経疾患に対する考え方だけでなく、人間の心についての理解までをも変えてしまうかもしれない。希代のストーリーテラーで、手練れのジャーナリストによる見事な解説は、研究者から医師、一般の人々にまで、健康に対する革新的な視点を与えてくれる。おかげで私は、セラピスト、精神科医、医師、科学者、教育者として、最高に野心的な夢を見つけることができた。ブラボー！」

――ダニエル・J・シーゲル　カリフォルニア大学ロサンゼルス校医学部臨床医学 教授

「著者は正確な情報と思いやりの心をもって、驚くべき科学発見のストーリーを語る。何世紀も続く医学の常識を覆し、精神医学と医療、心身の病の治療を根本から書き換える発見の数々にページを操る手が止まらなくなる。うつ病や不安障害、アルツハイマー病など『ミクログリア』病が急増しているなか、本書が示すのは明るい兆しと希望だ。認識がガラリと変わること請け合いの一冊」

――クリスティーナ・ベセル　ジョンズ・ホプキンズ大学公衆衛生学大学院 教授

「私たちは、脳を守り修復できるという新しい可能性を秘めた時代に生きている。特に精神医学の分野では、神経炎症を特定し治療する手法によって、まったく新しい展開を迎えている。本書はこの革命的な進歩を鮮明に描き出す」

――スザンナ・タイ　メイヨー・クリニック トランスレーショナル・ニューロサイエンス研究室　室長、クイーンズランド脳研究所 シニア・リサーチフェロー

「脳の『シンデレラ細胞』の科学的なストーリーを見事に解説した。かつては脳のなかを掃除しているだけの細胞と思われていたミクログリアは、うつ病から認知症までさまざまな疾患で驚くべき役割を果たしている。脳が免疫の働く器官であるという新しい知見をもたらしたブレークスルーについて解説し、その科学的発見が脳と心の病気の治療に応用できる可能性を掘り下げる」

――トーマス・インセル　マインドストロング・ヘルス 社長、アメリカ国立精神衛生研究所　前所長

「心と体の緊密なつながりを証明する最新の研究によって、心的外傷後ストレス障害や依存症、うつ病、認知症に対する考え方が大きく変わる可能性がある。この本は、いま苦しんでいる人々に希望や前進する方法を与えてくれるだけでなく、今後数十年に科学者と医師たちによって起こされるであろうパラダイムシフトをガイドしてくれている」

――ルース・レイニアス　ウエスタン・オンタリオ大学 教授、心的外傷後ストレス障害研究長

◉本書はノンフィクションです。人々のプライバシーを守るために、名前を変え、事例を混ぜ合わせ、出来事を要約しました。本書で論じる研究は多くの場合、発表された日付ではなく、実施された（あるいはされている）日付で表記しています。

◉本書で紹介する発見のいくつかはほぼ同じ時期になされたものですが、各話題の間を行き来する都合上、経時的に記述している場合もあります。

◉本書は専門家の医学的アドバイス、診断、治療に代わることを意図したものではありません。健康状態や治療については必ず、医師や有資格の医療提供者に助言を求めて下さい。

目次

プロローグ　体が脳を攻撃する時　11

第一章　はからずも神経生物学者に　25

自然の学徒　27
神経科学の謎　31
ハウスキーパーは仮の姿　35
共通の起原　37

第二章　一〇メートルの井戸の底から三メートルだけ　45

名前のない恐怖　54
隔離された患者　56

第三章　脳内の友軍砲火　61

いくつもの顔を持つ細胞　70

第四章　ミクログリアはいたるところに　77
傷ついたミクログリア　81
ミクログリア・コネクション　85
健康に対する新しい視点　87
「心の病気」と「体の病気」との境界線を取り払う　89
第五章　脳に架ける橋　95
髄膜に存在しないはずのもの　98
脳へ続くパイプライン　102
第六章　「新しい解決策なんかありそうもない」　109
メンタルヘルスのショッキングな統計　119
第七章　流行する脳障害　123
微生物、病原体、およびヒトの振る舞い　126
清潔すぎると同時に不潔すぎる　130
ミクログリアが狂う時　132
うつと不安――社会的病原体による流行病なのか　133

病める少女たち 139
第八章 脳ハッキング 147
経頭蓋磁気刺激で苦しみは癒えるか? 151
ミクログリアとニューロンのつながり――脳を再生する 161
第九章 悩める心 165
変化へのカウントダウン 175
医療の新時代 190
第十章 アルツハイマー病の解決 193
ミクログリアと遺伝子とアルツハイマー病 201
アルツハイマー病バイオマーカー発見のレース 202
早期の介入法があったら 211
希望に満ちた前途 214
第十一章 死に物狂いで健全なシナプスを探す 217
脳波を読む 223

ニューロフィードバックでミクログリアをハッキング 228
ミクログリアと痛覚のフィードバックループ 230

第十二章　家族のまとめ役を再起動する 235
初回治療――脳を褒める 235
治療六回目――ささやかな変化 239
治療九回目――一進一退 241
治療一四回目――体の変化 243
治療一八回目――心の変化 244
治療二二回目――自己制御 247
最終治療 248

第十三章　脳のための消火器を探して 253
脳の損傷と荒れ狂ったミクログリア 257

第十四章　絶食で絶好調？ 265
腸の感覚――ミクログリアと微生物叢の関連 275
一週間の挑戦 277

第十五章　将来の医療　289
セロトニンを超えて　290
遺伝子を標的とした治療　295
脳のための免疫療法　297
体内最大の神経が脳の最小の細胞をリセット？　302
幻覚誘発薬　307
強力な組み合わせ効果　311
第十六章　最終分析　313
将来への希望　320
エピローグ　323
謝辞　335　訳者あとがき　340　原注　381

◉〔　〕で括った箇所は訳者による補足です。

プロローグ　体が脳を攻撃する時

体の病気と、免疫システム、脳の疾患をめぐる謎に興味を持ち始めたのは一〇年以上前、私が珍しい自己免疫疾患にかかって歩けなくなった頃だった。私は二〇〇一年から二〇〇六年までの五年間で、合計すると一年はベッドか車椅子で過ごした。ジョンズ・ホプキンズ大学の神経科学者である主治医は、私の病気、ギラン゠バレー症候群の研究をしていた。私の場合は特殊で、この病気のせいで一度ならず二度までも麻痺が起こった。これは珍しいことだがまったく前例がないわけでもなかった。

主治医は私が科学ジャーナリストだと知っていたため、私の体に繰り返し起こっていることと麻痺が回復する見込みとについて、かなり突っ込んだ話をしてくれた。彼の説明によると、あらゆる自己免疫疾患の例にもれず、私の免疫システムの中の白血球もおかしな振る舞いをしているのだという。軍隊がならず者になったようなものだ。私の白血球は侵入してくる病原体から体を守るのではなく、神経を覆って保護しているミエリン鞘《しょう》を攻撃し破壊していた。その結果、立ったり歩いたり、あるいはただ脚をぶらぶらするのにも必要になる、神経と筋肉の間の接合部の信号が消えてしまったのだ。

私はしだいに、自分の過活動な免疫細胞が八〇年代のビデオゲームのキャラクター、パックマンのように思えてきた。まともな神経細胞をやみくもに食い荒らして壊し、私の身体を私に——強くて、有能で、頼もしい私に——している大切な神経と筋肉の接合部を飲み込んでいる。

医師の計画はこうだ。通常の静注療法をすれば、免疫システムが再起動して、白血球が過剰な活動をやめて正常に振る舞うようになるだろう。これがうまくいけば、きわめて好戦的な私の免疫細胞も攻撃をやめ、傷ついた神経が自ら再生を始めることが期待できる。信号の消えた神経に再び灯りがともり、神経と筋肉の間の接合部もどんどん再生して、ついにはもう一度歩くことができるかもしれない。

それから何カ月も経って、主治医が正しかったことが判明した。ついに活動過剰だった私の免疫細胞はおとなしくなり、私はずいぶん快方に向かった。すべての神経が再生したわけではなかったが、再び歩けるくらいに神経が再生し、おかげで日々の生活はすばらしいものになった。人体とはかくも奇跡を起し得るものなのだ。

でも、あの頃の私にはある疑問があった。私の医療チームに尋ねてみても、彼らには答えられなかった。足が使えなくなってから、自分の認知に独特な変化、それも不安になるような変化が起きているように思われたのだ。それには、私はかなり冷静なほうなのに、気づくとうつ病になっていたということもある。たまに気持ちがとても重苦しくなって、幼いわが子たちに『ハリー・ポッター』を読んでやっていたときなど、まるで自分が「ディメンター」に襲われているかのように感じた。ディメンターというのは、空中をさまよい、人々に絶望の霧を吹きこんで、幸せな気持ちを奪い、ひどい気分にさせる悪鬼だ。まるで「脳の中に別人が住んでいるよう」だと、私は主治医に訴えた。

私はまた、記憶力がすぐれていて、何週間も前、何カ月も前、ときに何年も前の会話だってそっくりそのまま思い出すことができた。ところがその時期、翌日セラピストが何時にやって来るというような簡単なことさえメモしておかなければならなくなっていた。こんなの、別に大したことじゃない。自分にとっては初めてだけど、こんなことみんな経験している。そう、私は考えた。

だが、ほかにもっと厄介な〝障害〟があった。たとえば、生まれてからずっと一緒に暮らしている、愛する人たちの名前を思い出すのにひどく時間がかかったことなどだ。二〇〇五年――寝たきり生活を卒業して、歩行器や杖を使うという制限つきではあったけれども、動き回れるようになったとき――、感謝祭のディナーで、この障害は親族に見守られながら彼らの名前を必死になって思い出すという心温まる余興につながったりした。感謝祭の長テーブルに並んで座る彼らの名前を一人ひとり無事大声で言い終えるまで、みんな辛抱強くほほ笑んで待ってくれた。「サム！　クリスチャン！　ゼン！　ダン！　ジェイ！　コーディ！」――コーディは犬の名前――「チップ！　塩とってちょうだい」

ユーモラスに感じてもらえるだろうって、自分に言い聞かせていた。少なくとも私の脳は男性と女性の名前を区別できたんだから。しかし、笑いごとじゃ済まないこともあった。六歳の娘から簡単な一年生の算数を教えてくれと言われたとき、ただ七に八を足すだけで私の脳が立ち往生するのがわかった。それに、娘の靴ひもを結んでやろうとしたときは、それまで何年もやってきたことなのに、どうやっていたのかを一向に思い出せず無言でひもを見つめてしまった。今も覚えているのは、スイカを切ってボウルに入れたときのこと。ボウルの中をじっと見つめ、考え込む。またた。これは何だっけ？　いや、知っているのよ。でも、名前が出てこない。ボウルをテーブルに持って行くと、子供たちが叫ぶ。「やったー！　スイカだ！」。そうやって、度忘れをとりつくろったものだ。そう、スイカよ。もちろん、それよ。

とにかく不安は尽きなかった。文字どおり一晩中、完全にといっていいほど体が麻痺して数週間も入院させられるということを繰り返せば、その気持ちもわかってもらえると思う。その間、私の体では神経のミエリン鞘の破壊が進行していて、私は激しい筋肉の痙攣《けいれん》に耐え、脊髄穿刺《せんし》と電気伝導テストを繰り返し受けなければならなかった。電気伝導テストでは、腕や脚の神経に電気ショックが与えられ、どの神経が反応していないのかが調べられた。しばらくの間は、ものを飲み込むのに必要な筋肉も使えなかった。病院で静注療法に対するアレルギー反応を起こしたときは、気を失ってしまい、意識が戻ったときには救急カートを携えた真っ青な顔の医師たちに見下ろされ、そばの看護師から声をおさえたお祈りが聞こえた。そしてその後は、いつ終わるとも知れぬリハビリセンターでの日々だ。体のバランスのとり方を学習し、歩行器を使いながら麻痺したとはいえ突き刺すような痛みを発し続ける脚で歩くことを学んだ。

しかし、どこにいても付きまとうこの不安は、それ自体が独立した別の病気のように感じられた。記憶や、明晰な思考や、言葉の想起は互いにばらばらで、脳が自分自身のものとは感じられなかった。

ときどき友人のライラと電話で話したが、彼女には同情した。ライラはクローン病にかかっていて、私と同じような認知上の懸念を抱えていたのだ。彼女によると、ある日、上の息子を幼稚園へ預けにいったとき、うっかり二歳の息子（彼女が先生とおしゃべりしているとき、砂盤で遊ぼうと腕の中から逃げだしていた）を教室に忘れてしまった。先生が、泣き叫ぶ赤ん坊を抱えて教室を飛び出し、ライラを追いかけてきた。「私、自分の息子を忘れたのよ！」ライラは涙声で言った。彼女は主治医から精神科医に紹介され、不安と強迫性障害には抗うつ薬を、ＡＤＤ（注意欠陥障害）にはリタリンを処方された。だが彼女はこう訴える。「クローン病にかかる前はゾロフトもリタリンもいらなかったのよ」

ライラには心から共感した。彼女の不安は私が感じていたものとまったく同じだったのだ。次にかかりつけの内科医を受診したとき、私は医師に打ち明けた。「足だけじゃなく、脳の一部も信号が消えたみたいなんです」。このとき私の念頭にあったのは、ミニストローク〔軽い脳卒中〕を経験した知り合いだった。「一体どうなってるんです？」私は自分の状態をもっとよく知りたかった。

結局ミニストロークではないと内科医は診断した。彼女の指摘では、私の生活は大きく変化しており、私に起こったことは心的外傷性のものだという。私の心が大変な影響を被ったというのは納得できた。一方で、神経科の主治医は回復していく私を褒めて励まし、時が経てば次第に良くなるだろうと言って安心させてくれた。

そしてそうなった。しかし認知面で見られた多くの症状はいつまでも残った。さらに、自分の体が変わったのと同じように、脳の中の物理的な何かが変わってしまったという感覚をぬぐい去ることができなかった。

私は疑問を持ち始めていた。免疫システムが他のさまざまな器官やシステムに与える影響について、研究はされているのだろうか？　免疫機能障害と、脳関連の疾患や精神疾患との間に、生物学的な関連を疑っている免疫学者はいるのだろうか？　そこで、すこし突っ込んだ調査をすることにした。

二〇〇七年から二〇一〇年のこの時期、私は本の執筆や講演、自分の病気の管理、子育てと、とてつもなく忙しかったが、それでも空いた時間に調査を続けた。すると、まさにそうした関連を調べている研究者が若干名ながら、世界のあちこちにいることがわかった。私は文献を検索し、免疫システムが過剰に活動している――したがって炎症と疾患を生じている――患者について報告した査読済みの論文をひとつ残らず集めた。そうした患者は、認知や気分にも大きな問題を訴えていた。

二〇〇八年に発表された研究では、多発性硬化症の患者は記憶能力に変化が起こり、この疾患のない人に比べてうつ病や双極性障害にかかる確率が数倍高くなることが明かになった。[1]

二〇一〇年には、一七件の研究によって、全身の臓器に炎症が生じることの多い全身性エリテマトーデスの患者は、うつ病に加え、精神疾患まで併発する可能性がきわめて高いことがわかった。そして、なんと五六パーセントの患者が集中障害や気分障害、うつ病、全般性不安障害、学習障害などの認知的または精神医学的な症状を報告している。[2]　さらに、全身性エリテマトーデスの患者は初期認知症をも併発する。[3]

また同年、三〇〇万人の健康診断のデータを三〇年間分調べたところ、細菌感染で入院したばかりの人たちはうつ病や双極性障害、記憶障害を経験するリスクが六二パーセント高いことがわかった。[4]

文献検索で見つかった複数の症例研究では、骨髄（体の免疫細胞のほとんどを産生する）の異常と統合失調症との間に関連があることが示された。ある症例研究によれば、統合失調症をわずらう兄弟から骨髄移植を受けた患者は、移植のわずか数週後に統合失調症を発症した。[5] 別の症例研究によれば、統合失調症と急性骨髄性白血病の若年患者が健康なドナーから骨髄移植を受けると、統合失調症も治った。[6]

しかし、このような研究がいかに説得力をもち、注目を集めるようになっても、体に病気があることが脳の病気の原因になり得ることはもちろん、両者の関連についても、科学的にはまだ説明がつかなかった。

ここで少しページを割いて、免疫システムについて高校生物の基礎レベルを復習してみよう。あなたの白血球――免疫システムの軍隊――は絶え間なく体内をめぐり、侵入者や細菌や病原体、ならびにあなたには見ることもにおいを嗅ぐこともできない環境中の有害物質に目を光らせている。この一行を読むだけの間にも、免疫システムはあなたの健康に対する何千という見えざる脅威に対応しているのだ。バスの中で隣に座って今くしゃみをした人から吐き出された雲のようなバイキンのかたまり。ランチで食べたオーガニックサラダにまだくっついている汚れの中の微細な細菌。オフィスビルの空調システムで増殖しているカビ。税金申告用にもらった領収書のプラスチックのファイルから出てくる化学物質。あなたの白血球は際限なくやってくる侵入者を年中無休で殺しまくっているのだ。

もしタマネギをスライスしているときに親指を切ったなら、免疫システムの白血球がスワット部隊のように傷ついた組織へ急行し、侵入してくるあらゆる細菌と戦い、一方で組織の修復も行なう。白血球が修復作業をしている間、親指は腫れあがって炎症を起こす――赤く腫れ、熱を持ち、痛む。患部がそんなふうになることは問題のように思えるかもしれないが、これは実際には免疫システムがきちんと仕事をこなし、それがうまくいっているということの証なのだ。

しかし、炎症が有害になることもある。もしあなたの体が過剰な環境の刺激にさらされると、白血球の軍隊は圧倒されて暴走を始め、誤って自分の組織や関節、臓器、神経などを攻撃して、自己免疫疾患を引き起こす。慢性関節リウマチや、全身性エリテマトーデス、多発性硬化症、1型糖尿病などだ。

炎症も自己免疫疾患も、実際には体のどの器官やシステムでも起こり得る。白血球には適切な働きが求められる。もし働きが不十分だったら、感染と病原体が体中に広がってさまざまな器官の機能が停止し、敗血症で死ぬこともある。反対に白血球の働きが過剰だったら、侵入者から守ってはくれるが、その過程で間違えて余計な炎症性の攻撃を体にあびせて、それまでかかったことのない新たな病気を引き起こす（私の場合、当初はウイルス性胃腸炎にかかり、白血球が感染を終わらせた。しかし、白血球が暴走し、神経のまわりのミエリン鞘までも破壊してしまった。その結果がギラン゠バレー症候群というわけだ）。

一世紀以上ものあいだ科学者たちから、体の免疫システムからは影響を受けないと信じられてきた器官が一つある。

その器官とは脳だ。

もしそれが本当で、免疫システムは脳には到達せず、何も影響しないのなら、脳に炎症が及ぶことも、脳が炎症を起こすこともないはずだ。

私の体の病気が再発したときに認知に生じた変化について内科医と話し合った際、二人ともこの症状が純粋に心因性のものに違いないと決めてかかった。というのも、病気が人の体を襲っているときには脳は立ち入り禁止区域になっていると、教科書に何十年もの間はっきりと書いてあったからだ。長い間医学部で教えられ、神経科学に浸透していた考えに、脳には「免疫特権」があるというものがあった。専門家たちは、免疫システムはあらゆる器官とかかわるが脳だけは間違いなく例外だと、疑うことなく信じていたのだ。脳の炎症は外部由来の事象――頭への外傷や、髄膜炎のように脳組織を直接標的とする感染――があったときにだけ起こり得る。それ以外で、脳は絶対に炎症を起こさないのだ。

この考えは解剖学的な見地から見て筋が通っていた。もし炎症を起こした親指が――たとえ元の二倍にまで――腫れあがっても、（ひどく痛みはするが）結局は皮膚が伸びて内部の腫れを受けとめる。しかし、脳は膨らんでも行き場がない――脳は頭骨の中に閉じ込められているのだ。もし過剰な圧力がかかれば、脳――それに、あなた――は生きてはいられない。自動車事故などによって重度の頭部外傷を負うという極端な場合には、脳組織が膨張し得る（その際、外科医が頭骨に穴をあけて圧を逃す）。そうした妥当な理由から、昔の解剖学者たちは、脳は免疫とはかかわらない器官だと考えたのだ[(7)][*1]。

しかし二〇一一年になる頃には、かなりの数の研究者たちがこの定説を疑い始めた。神経科学者と免疫学者はこう考えるようになった。脳も炎症のプロセスから影響を受けるのではないか？　もし受けるのなら、どのようにして？

しかし、この疑問に答えはなかった。

私はときどき「脳みそ炎上プロジェクト」と呼んでいるものについて、本書の出版エージェントに話していた。彼女はあまのじゃくっぽくこう言ったものだ。「でも、脳が体の免疫システムからどのように、なぜ影響を受けるのかがわからないのに、脳の病気の原因が免疫システムの過剰な活動にあるなんて、どうして言えるの？」

正直なところ、当時——二〇一一年か二〇一二年の頃——は、あとで詳しく述べることになる革新的な発見がなされる前のことで、脳が体の不調から影響を受けるということを私は裏付けられなかった。体の免疫障害によって、脳由来の精神疾患や神経変性疾患、認知機能低下がいかに生じるかを、誰一人理解していなかった。脳には免疫特権がある——で、おしまいだった。

そして、エージェントと私がそんな会話をしていた頃、私が五年間以上取りつかれていた疑問に対して、科学界は驚くべき答えを次から次へと生み出す間際にあった。体の免疫の健康状態と脳の健康状態とが関連していることを示す科学的な知見が急激に蓄積されていたのだ。

こうした発見のすべては、ある小さな細胞をめぐって展開した。その細胞は人間の健康という点では、一世紀以上の間ほとんど見過ごされてきたものだ。この一見ちっぽけな「ミクログリア」と呼ばれる細胞は、心や認知の健康を左右するほどのものだと見られることはそれまで一度もなかった。ところが二〇一二年、革新的な研究によって、このミクログリアは科学の定説とは裏腹に恐るべきパワーを持つことが明らかになった。ミクログリアは、脳の何十億ものニューロンとそれらがつくる何兆ものシナプス[*2]を守り、修復し、数を増やすだけでなく、ニューロンやシナプスを機能不全にし、破壊し、攻撃した脳の領域を焼け野原にしていたのである。ミクログリアは長いあいだ研究者たちに気づかれることなく、脳内の白血球として機能し、脳の健康を管理していたのだ。

実のところ、二〇一二年から二〇一七年までの五年間は神経科学と免疫学にとって一大転機の時だった。この時期に、脳の健康に対するミクログリアの本当の役割が発見されたことによって、二つの学問分野は一つになったのである。

それと同じ頃明らかにされたのは、脳内のミクログリアが直接または間接的に体の免疫細胞とおしゃべりしていることだ。そのため、体に炎症が生じると、ほとんど必然的に脳内の免疫にも変化が生じる。そして、脳内のこうした免疫の変化は認知的な異常や神経精神医学的な異常として現れる可能性がある。

さらに体には病気の兆候がない場合ですら、免疫に起きた変化は脳のシナプスや神経結合に影響を与え得る。

＊1　脳には免疫特権があるという長年の考えは、血液脳関門（脳へ入ってゆく血管の周りに集まった細胞がつくる複雑な組織）に対する科学者たちの理解ともかかわりがあった。これらの血管は互いにきつく束ねられているので、血液や体からやって来る免疫細胞などの粒子が脳に入るのを阻止している。血液脳関門がもつこの障壁のような性質が、体の免疫システムが脳に入れない——つまり脳に免疫特権があることの証拠であると長い間みなされてきた。

＊2　シナプスとはニューロンどうしの間のわずかな隙間のことである。この隙間を介して、ニューロンは別のニューロンへと信号を伝える。

要するに、わずか数年前には想像もできなかった形で脳内の健康状態を理解できるようになったのだ。ミクログリアが脳を作ることも破壊することもできるという発見によって、研究者たちは脳の健康や病気を研究するための、まったく新しい原理を手にしたのである。

しかし、そうした研究によって科学界に激震が走っていた一方で、患者たちには情報が届いていなかった。科学者たちは何を明らかにしているのか、そうした発見が自分たちの健康にとってなぜ重要なのか、彼らは知らなかった。

私は科学ジャーナリストとして、研究成果が最も必要としている患者たちに何年もかかって徐々に伝わるのを何度も目にしてきた。記者としての私の目標は単純だ。それは、苦痛を和らげる可能性のある発見を報道することだ。そうして、科学の知見と、患者が健康そのものに暮らす上で必要な知識との間の橋渡しをしたいと思っている。

そこで私は、ジャーナリストなりの調査をすることにした。脳由来の疾患を引き起こし、それを治癒させもするミクログリアと、その働きについてのストーリーを徹底的に調べ、分析し、まとめ、つなぎあわせていこうと思う。[*3]

本書では、医学史に訪れた最大のパラダイムシフトの、その幕開けから探索の軌跡、今後の展望について語る——脳の健康における小さなミクログリアの物語だ。以下の章では、ミクログリアがこれまで誰も予想しなかった形で脳の修復にかかわり、人々の健康にいかに影響を与えているのかを見ていく。読者の皆さんを発見の旅へと誘い、科学ジャーナリストとして三〇年以上、治療の可能性を秘めた発見を報告してきたなかでも、とびきりエキサイティングな展望について詳しく語るつもりだ。
ミクログリアに関する目ざましい新発見は、長年にわたってしつこく生き延びてきた、心と体と脳のつながりに関する定説の多くをとことんくつがえす。そして、脳が正真正銘、免疫活動の場であり、強力で不思議な細胞に支配されていることも明らかにする。そうしたことがなぜ、どのようにわかったのかを、あなたは本書で目のあたりにするはずだ。それに並行して、数名の患者の経過も追っていく。彼らは、脳のミクログリアが精神にとっては天使とも刺客ともなり得るという新たな発見によって、生活が一変した人たちだ。

本書の知見で最も重要であろうことは、ミクログリアの活動を再起動させて、その矛先を変える最先端のアプローチである。それによって、この小さな免疫細胞の攻撃をやめさせ、脳のニューロンとシナプスを再生し回復させせられるのだ。

さらに本書では、全米トップクラスの研究室の内部をのぞき見する。ミクログリアの並外れたパワーを発見した、野心と意欲にあふれた少数の神経生物学者たちの研究が、人類の健康の将来をま

＊3　思考パターンや感情、感覚、考えすぎる癖が時とともにいかに脳の回路に影響を与えるか？　また、認知行動療法やマインドフルネス・トレーニングによってこうしたマイナスのパターンをいかに除去し、シナプスにプラスの変化をもたらすのか？　こうした事柄が本書で十分に取り上げられていないと思われるかもしれない。私の著書『小児期トラウマがもたらす病』（パンローリング）と『*The Last Best Cure*』〔未邦訳〕を読んでいただければ、その二冊で私が精神神経免疫学分野の最前線をテーマにしたことに気づかれると思う。人生経験や過去のトラウマ、思考パターン、心の癖が、いかに私たちの脳や免疫システム、今ここにある感情体験に大きな影響を与えているかを扱った。

さに変えつつある様子である。

その未来にはきっと、あなたの健康も含まれているはずだ。

第一章　はからずも神経生物学者に

マサチューセッツ州、ボストン小児病院とハーヴァード大学で神経学准教授を務めるベス・スティーヴンスの研究室に入ると、巨大なホワイトボードが出迎えてくれる。その真ん中には明るい緑の蛍光ペンで丁寧に手描きされたミクログリアの図がある。細胞のしみのような本体部分から触手のような腕が何本も探りをいれるように外に向かって伸びていて、それぞれの繊細な腕は目下スティーヴンスの研究室で進行している重要な研究プロジェクトの手書きリストを指し示している。もちろん、大切な締め切り期限も。器用なものである。

もうすぐ午後五時だ。スティーヴンスの一〇歳になる娘、ライリーはママの机の近くに置かれた子供用の机で宿題を終えるところだ。母親ゆずりの明るいブロンドの髪はきれいなお下げに結ばれている。ライリーは鼻の上の眼鏡を押し上げると、大きなホワイトボードへ向かい、マーカーと白板拭きを取り上げる。ママと同じ青い瞳がいたずらっぽく光る。

「ライリー、消さないで！」ベスが大声で言う。ママらしい厳しさを装った声だ。「そのホワイトボードを消されたら、とんでもないことがいっぱい起こっちゃうの！」

　ちょうどそのときスティーヴンスの夫、ロブが学校終わりのライリーを迎えにやって来た。ロブは私に心からの挨拶をしてくれ、スティーヴンスの机の上に置いてある銀のエスプレッソカップを指さして微笑む。カップはまだ湯気を立てている。

「ええ、今エスプレッソをおかわりしたとこなの」。彼女は夫と微笑を交している。彼女の机には、「死はコーヒーを欲しがる」と書かれた大きなマグもある。彼女は私を見てちょっと肩をすくめる。「マグはラボからの贈り物なの。なんか意味あり気よね」

　スティーヴンスは娘と夫にさよならのキスをしてから、私にラボを見せてくれた。彼女はオリーブグリーンのサマードレスを身に着け、ウェーブのかかったブロンドの髪を銀のクリップで留め、こざっぱりと上品にまとめている。スティーヴンスが自分の机の下に三〇センチばかり積み上がっている研究論文の束を指す。「積読《つんどく》よ！」と笑う。机から目を上げると、吊り下がった掲示板には、娘たちライリーとゾーの写真と、その間には二人が幼稚園時代に作ったお気に入りの工作がピンで留めてある。彼女とロブが毎夏休暇を過ごすケープコッドのビーチハウスの写真もある。そして、卒業式の帽子とガウンを身に着けた若い女性をスティーヴンスが抱きしめている写真。それを懐かしそうに示す。二人ともにこやかに笑っている。「私がもった最初の卒業生なの」。過去二〇年間にわたって一緒に研究してきた、何十人もの学生や同僚たちの顔写真のコラージュもいくつか。「ストレスを感じたときにこの人たちの顔を見ると、気分がだいぶよくなるの」

　スティーヴンスのオフィスを出たところには、エスプレッソマシーンがある。彼女がラボに寄贈したものだ。「ノズルが二つあって二人分を同時に注げる」のだという（以前、同僚の神経科学者がベス・スティーヴンスのことを「四杯のエスプレッソ《フォー・ショット》」と評したが、言い得て妙だ(1)。クッキーの載った皿が、ライリーのようなラボへやって来る子供たちを待っている。放課後の二、三時間、宿題をしながら母親を待つのだ（そう、スティーヴンス・チームのメンバーの多くは女性なのだ）。

顕微鏡とコンピューターディスプレーにならんで、生物学のラボでは見たことのない装置が一つ置いてある。ミニチュアのビール醸造所だ。「ポストドクや学生たちが自前のビールを醸造するの。ミクログリエールって呼んでるわ」。スティーヴンスは笑いながら説明する。

ここはせわしなく、居心地が良くて、すてきで、カフェイン補給が行き届いた愉快な場所だ。現在、一五人のポストドクや学生がさまざまなプロジェクトに従事している。スティーヴンスはまた、生物医学とゲノムの研究を行なうブロード研究所でも少人数のグループを率いる。世界中の神経科学の学会からは引っ張りだこで、科学からほとんど忘れられていたミクログリアに関する彼女の革新的な発見について教えてほしいという要望が引きも切らない。

しかし初めからこんなふうだったわけではない。いろんな点で、ベス・スティーヴンスは、はからずも神経生物学者になってしまった人なのだ。

自然の学徒

ベス・スティーヴンスはマサチューセッツ州ブロックトンという靴製造の歴史で知られる工業都市で育った。父はブロックトンの中心街にある小学校の校長で、母は自宅近くの別の小学校で教鞭をとっていた。読書と日用レベルの算数が奨励され、支援された。スティーヴンスは家族のみんなと同様に読書好きだったが、もっと手や体を使うことにも好奇心を持っていた。石をひっくり返したり、林の中で座ったり、葉っぱの裏側を見たり、指の間に樹液を塗りつけたり、昆虫を観察したりして、裏庭で何時間も過ごし、自然界の見えざる仕組みを読み解こうとした。

のちに、中等学校〔日本の小学校高学年と中学校に相当する学校〕の生物の授業でほとんどの生徒が怖がるカエルの解剖に臨んだ際、スティーヴンスにはクラスメートたちのようなためらいはまったくなかった。私と二人で机のそばに座ってエスプレッソをすすりながら、「カエルの体の内部がどう働いているかを見る以上に興味ぶかいことなんて、想像もできなかったわ」と言う。その日以来、「気持ち悪いってことは百も承知だけれど、道路わきでリスやオポッサムの死体を見つけたら――そう、車に轢《ひ》かれた死体よ。まったくひどいわ！――、内部をよく見たいばかりにそっと棒を突き刺したものよ。体がどのように機能し、どうして死んだのかを知りたかったの」

若き日のベスにとって、何かの内部を目にすることは、この世でできることのなかで最も重要で最も興味を引くことのように思えた。

しかし家族に科学者は一人もいなかった。刺激的な発見を成した生物学者について読むことがあると、その人は決まって男性だった。地元の町で成長した彼女は、自分がちょっと変わったところがあることに気づいていた。平たく言えば、浮いていたのだ。「自分の興味が仕事につながるなんて、思いもよらなかったわ」と振り返る。

高校に上がったスティーヴンスがアドバンストプレイスメント〔大学科目事前単位認定〕の生物学コースを取ると、変化が起き始めた。彼女の興味を嗅ぎ取った教師が、研究者になっていった女生徒たちの話をしてくれたのだ。その教師は医学研究室での仕事を掛け持ちしており、授業に研究課題を持ってくることがあった。「私たち、よくシャーレにいろんな培地を注いだり、ブンゼンバーナーに火をつけたりしていたんだけど、『へえーっ、ほんとにこれを仕事にできるの？』って思ったものよ」と彼女は言う。

一九八八年に高校を卒業すると、ボストンのノースイースタン大学に入学し、生物学と臨床検査学を学ぶが、もちろんその後、医学部へ進むつもりだった。彼女はまた、一時期病院のラボでインターンとして勤務し、そこで、食中毒の原因を突き止めようとする研究者たちの助手を務めた。結局、原因は市販のソーセージに潜んだ、リステリア・モノキトゲネスという細菌だった。

卒業後は、医学部入学試験の勉強をしながら、履歴書の足しになるような仕事を探そうと考えた。その頃ボーイフレンドだった夫のロブ・グラハムが、ワシントンDCの米国議会に職を見つける。スティーヴンスは研究職を探している真っ最中。そしてワシントン郊外には、世界最高で最大の研究所の一つがあった。国立衛生研究所（NIH）だ。

一九九三年のことだった。「二人でワシントンへ移り、私はいい仕事が見つかるまで、二、三カ月、NIHの近くにあるメキシコ料理のレストランでウェイトレスをしようと考えたの」。スティーヴンスは当時を思い出す。「休憩時間にはエプロンを脱ぎ捨て、NIHに駆け込んで求職掲示板を物色して履歴書を送ろうとしたものよ」。スティーヴンスは空き時間に科学雑誌を読むのが好きで、その頃「目の中に寄生虫が感染した、とても奇妙で興味ぶかい女性の症例」についての記事を読んだ。「そこで思ったの。ほんとうにやりたいことは、感染症の研究なんだって」。彼女は何十通も書いた履歴書のうちの一通を、感染症とHIV〔ヒト免疫不全ウイルス。エイズの病原体〕の研究をしていたあるノーベル賞受賞者のもとへ提出した。

一〇カ月に及ぶ求職活動のすえ、スティーヴンスはＨＩＶの研究室で実験技師という仕事を獲得した。二二歳のことだった。夢にまで見た職についた、そう思った。しかし、「その頃もう一つお呼びがかかったの。私が申し込まなかったラボの研究者からよ」と、ちょっと困った様子で言う。

当時、若き神経生物学者ダグ（ダグラス）・フィールズは、ＮＩＨで初めて研究室を立ち上げているところだった。彼が前ぶれもなくスティーヴンスに声をかけた。「ＮＩＨの人事課にある採用却下の履歴書の山に片っ端から目を通したんだと言ったわ。そこに私の履歴書があったの」。彼はニューロン（神経細胞）の活動電位の発火パターンと、それが脳の発生にどう影響するかを研究しているのだと明かした。[*1]

「神経生物学なんて、当時はまったく眼中になかったの」と、スティーヴンスは言う。ウイルスや感染症に夢中になっている人間にしてみれば、ＨＩＶ研究の前では神経生物学はかすんで見えた。だからダグ・フィールズの申し出を断った。

しかし、ここで人生は大きく旋回をする。「ノーベル賞受賞者のＨＩＶ研究室に初出勤したら、研究室の責任者から採用が凍結されたと言われたの。あの人たち、私に採用中止になったのを言い忘れていたのよ。あれほどがっかりしてうちへ帰ったことは、後にも先にもなかったわ」と彼女は言う。「次の日には、またメキシコ料理店へ戻って、ウェイトレスのエプロンをつけて客にブリトーを出していたわ。その後一年近く職探しをしたけど、オファーがあったのは結局あの二件だけ」と笑う。「しかも一件は断ってるのよ」

めったなことでは諦めないベス・スティーヴンスはとっぴな策を思いついた。「私はプライドが高すぎるから、フィールズに電話して仕事の口はまだ空いているかなんて聞けなかったわ。もし誰かが雇われてしまっていたら、ばつの悪い思いをすることは目に見えていた」。そこでベスとロブはワシントンで借りているワンルームマンションのキッチンに座って、フィールズの研究室に電話をかけた。ロブは、生物学の学位を持っている求職中の新卒のふりをした。フィールズはロブの（架空の）研究経験について二、三質問をする。ロブはメモをとって、それをテーブル越しにベスの方へ押しやって訊《き》く――「これ、何のこと？」。ベスが大急ぎで答えを書いて押し返す。それを何度か繰り返し、電話を切ると、ロブは大得意でベスに言った。「まだ実験技師を探しているよ！」

スティーヴンスはこのささやかな誤魔化しをしたときのことを思い出して笑う。

「バレないように丸二週間待ってからフィールズに電話して、まだ求人をしているかって聞いたの」。そして驚いたことに、と彼女は言った。「彼はもう一度私を誘ったのよ。あの申し出を受けたのは、人生最高の決断だったわ」

神経科学の謎

スティーヴンスはダグ・フィールズの研究室ですぐに働きだした。最初の仕事はとにかくミエリンを増やすことだった。ミエリンとは、ニューロンを取り囲んで保護している脂質のことだ。「論文を読んだりミエリンの増やし方を知っている研究者にアドバイスを求めて電話したりして何週間

＊1　当時フィールズは神経発火がどのようにして神経の遺伝子発現と発生を調整するのかを研究していた。

も過ごしたの」と彼女は言う。ついにシャーレの中でミエリンを増やしたときには「ミエリンがあまりに美しかったから、いつまでも目が離せなかったわ。はまってしまったの。科学に取りつかれたのよ」

一方で、フィールズは脳の発生にかかわる細胞の機能を突き止めることへ関心を持ち始めていた。シュワン細胞として知られる細胞だ。シュワン細胞はあまり研究されていない「グリア細胞」という非神経細胞の一種だ。当時科学者たちはみんなグリア細胞のことを、ニューロンやシナプスを支えているだけの、どちらかといえばつまらない働きをする脳内の細胞だと考えていた。

シュワン細胞は、発生中の胚でニューロンを守る働きをするミエリンの増加に関与するので、フィールズは関心を持ったのだ。[2] ニューロンは科学の世界では誰もが認める人気者で、一九九三年当時で一〇年以上その座に君臨していた。人々が考え、感じ、記憶し、学び、愛する上で、またあらゆる直観や知覚という点からも、必要となる何兆ものシナプス結合をつくるのである。

ニューロンは気分や心の健康、記憶における主役級の役者だと見られていた。一方のグリア細胞は役をもらえない下っ端である。映画スターの気まぐれな要求に付き人が応じるように、グリア細胞はニューロンの要求に応じているというわけだ。

胚はすべて幹細胞でできた球体として発生を始める。胎児の身体が子宮内でつくられていく際、幹細胞は別々のタイプの細胞へと「分化」し、さまざまな器官や組織になっていく。たとえばケラチン細胞になって髪や爪をつくったり、臓器の細胞となって心臓や肝臓の組織になったりする。また、体の神経組織のニューロンになったり、脳のニューロンになったりする。

グリア細胞として知られる非神経細胞の小さなグループには、シュワン細胞を含めて四つのタイプの細胞があった。各タイプの発生の起源はさまざまで、それぞれの脳における役割は当時まだ研究中だった。稀突起膠細胞《オリゴデンドロサイト》と呼ばれるグリア細胞の一つは、シュワン細胞と同じくヒトの胚発生時にニューロンと同じグループの幹細胞から生じることが知られていた。オリゴデンドロサイトもミエリンの形成を助ける。星状膠細胞《アストロサイト》は胚発生時にニューロンと同じグループの幹細胞から生じ、ニューロンとシナプスの成長に関与する。

だが、正常な脳機能における役割という点からは、科学者がまったく関心を持たなかった第四のタイプのグリア細胞があった。小膠細胞《ミクログリア》である。

「当時は、健全な脳の発生という観点からミクログリアがすごく重要だなんて、誰も思いもしなかったのよ」。スティーヴンスは思い出しながら説明する。実際、実験室でミエリンを増加させようとしたときや、他のシャーレ内での実験で彼女がいらいらしたことの一つは、しばしばシャーレに混入してくるミクログリアに対処しなければならないことだった。「ミクログリアは私の実験を台無しにしたわ」と、今となっては皮肉なできごとをほほ笑みながら言う。「他の細胞を観察しようとすると培養液中やスライドグラス上にこれがよく入っていたの。ひとりでぶつくさ言ったものよ。『だめ、だめ、だめ、またチビのおじゃま虫のミクログリアがいる』ってね」

脳の中のこのちっちゃな細胞を軽く見ていたのは、スティーヴンスだけではなかった。脳細胞の研究に対するＮＩＨの助成金が拡充されようとしていたとき、ミクログリアは神経科学者のアンテナには引っかからなかったようだった。科学者たちがミクログリアを話題にするときは、スティーヴンスと同じように決まって悪態をついた。

ミクログリアについて科学者が知っていたのは、それがちっぽけであることと（それゆえ名前に

「ミクロ」がつく）、退屈であるということ、その二つでほぼすべてだった。[*2] 想定されていたミクログリアの役割はただ一つ。ニューロンが死んだらそれを片付けること。加齢にともなって自然死した細胞を処理するのもそれに含まれる。つつましい清掃員、ロボットのハウスキーパーにすぎない。以上。

とはいうものの、スティーヴンスはこのうっとうしい小さなハウスキーパー細胞が脳内で実に大きな割合を占めてもいることに強い印象を受けた。全脳細胞数の一〇分の一以上にのぼるのだ。これだけの数があるにもかかわらず、その働きについて少し立ち止まって考えた科学者はほとんどおらず、そのためこのきわめて小さな細胞が実際には何をしているのか、観察した者は誰一人いなかった。「神経科学の謎だった」と彼女は言う。

スティーヴンスは心にとどめた上で、ミクログリアについての好奇心を仕舞い込んだ。

一方でスティーヴンスはまだ医学部へ進むつもりでいた。ある日、入試の勉強をしているのをフィールズが見て、彼女が医学部へ行ったら誰か代わりが必要になると言った。「そのとき、自分の仕事を誰にも取られたくないって気がついたの」スティーヴンスはそう回想する。「病院で患者を診るよりも、顕微鏡で生命を調べることのほうがずっとエキサイティングに思えたのよ」

それにスティーヴンスは、自分たちが行なっている研究にはいつの日か「病気の進行についての新たな理解」につながる可能性があると思っていた。その理解はきっと「病気の予防や治療」に役立つはずだと彼女は言う。スティーヴンスは医学部の出願を撤回し、フィールズの研究室のマネージャーとなった。そして一九九四年、フィールズの支援を得て近くのメリーランド大学で博士号取得に向けて研究を始めた。

実験を進めるかたわら、研究室を切り回し、博士論文も書く。過労気味ではあったが、実験プロジェクトのチェックにも余念がなく、ときには夜間「予備の服や白衣を集めて会議テーブルの下に小さなベッドを作って眠ったりすることがあったわ。そうすれば実験に進展があったかどうか、いつでもチェックできたから」。

フィールズの研究室に入ってから一〇年近くがたった二〇〇三年、ベス・スティーヴンスは神経科学の博士号を取得して卒業した。

ハウスキーパーは仮の姿

二〇〇四年、スティーヴンスはグリア細胞を研究する別の生物学者、スタンフォード大学のべ

＊2　ミクログリアは、世界最初の神経科学者と言われるサンチアゴ・ラモン・イ・カハールの研究者、ピオ・デル・リオ＝オルテガが一九〇〇年代に初めて命名して記載した。オルテガが初めてこの細胞に注目したとき、他の三つのタイプのグリア細胞と一緒にしてミクログリアと呼んだ。その後二〇世紀の間に科学者たちがミクログリアそのものに加え、脳の傷害や、髄膜炎のような直接脳組織が標的になる感染で果たすミクログリアの役割をさらに詳しく観察した。メリーランド大学医学部の神経科学教授、マーガレット・M・マッカーシーは次のように記している。「ミクログリアは損傷が生じた場合か、典型的なハウスキーパーの働きをしているという観点からでしか検討されておらず、それ以外では『非活動的』であると思われた。つまり損傷が生じない限り不活発で何もしないでいるのだと思われた」。健康な脳がいかに機能するかや、ヒトの脳の正常な発生などの点からミクログリアについて考えた者はいなかったのだ。

ン・バレスから声をかけられ、彼の下でポストドク研究を始める。バレスはまず間違いなく世界でも指折りのグリア細胞研究者だった。当時は主にアストロサイトと、それがニューロンにどのような影響を与えているかに注目していた。しかし彼もまた、その頃ミクログリアが脳内で実際には何をやっているのかという問いに興味をそそられていた。バレスの関心はスティーヴンスのそれとぴったりと嚙《か》み合っていた。おまけにスティーヴンスにとっては、キャリアを躍進させるべき時期だった——同じ場所でポストドクの仕事を始めるのは、ある科学者が言ったように「経歴の自殺」だ。そこで、当時すでに結婚していたベスとロブは荷物をまとめてカリフォルニアのパロアルトへ向けてまっしぐらに車を走らせた。

ちょうどその頃、脳内をのぞき込む画期的な方法が開発された。この方法では高解像度の動画を撮ることができるため、小さな細胞でもきわめて大きな映像に拡大できる。同じ年にバレスの研究室に来ていた客員研究員が講演をした際、その新しい手法を用いて行なった画像研究の結果を示した。そこで見た脳細胞の様子は、スティーヴンスがそれまでに見たどんなものよりもはるかにすばらしいものだった。[*3]

「その画像研究は、活動中のミクログリアを世界で初めて明らかにしたの」と彼女は思い起こす。「いきなり脳内のミクログリアを見ることができるようになった。新しいミクログリアの観察ツールを手に入れたというわけ」。スティーヴンスは私と会話していた机の向こう側から離れ、椅子をコンピューターへとすべらせて、脳内のミクログリアを捉えた最初のシーンを引っ張りだした。画面に向かってかがみこみ、脳内でぐるぐると踊っているミクログリアを、鉛筆の消しゴムのついたほうで指す。その様子は天の川を思い起こさせた——あざやかな緑色に輝き、黒い空を背に大きな集団で旋回し、泳いでいる星ではあるが。

「初めて見たときには呆然として立ち上がれなかったわ。明るい緑色のミクログリア細胞が脳全体を動き回っているのが見えたの」と彼女は言う。[*4]「とても活発だったわ。そしてたとえば脳にダメージがあると、ミクログリアは長い腕のような突出物をその現場へ向けて大急ぎで伸ばしていく。考え続けたわ。『ちょっと待って、この小さな細胞たちは何をやってるの？　とてもダイナミックね！　しかも、そこらじゅうにいる！　こんなことができる脳細胞はほかにはない。どうしてこんなに長いこと、科学者はこの細胞に目もくれなかったのかしら？』ってね」

共通の起原

一方で他の科学者たちもミクログリアに興味を抱き始めていた。

＊3　研究成果を披露したアクセル・ニンメルヤーンもまたベン・バレスの薫陶を受けた。ニンメルヤーンは多くの研究者にさきがけて生きたマウスの脳のミクログリアを初めて映像化した。それによってミクログリア研究は「潮目が変わった」とスティーヴンスは言っている。(3)

＊4　映像を肉眼で見ると、ミクログリアそのものが脳内をあちらへこちらへと疾走し旋回しているように見えるが、正確に言うと、動いているのは科学者の言うミクログリアの「プロセス」である。つまり、ミクログリアの細胞自体はそれほど動いていない。実際にはミクログリアは脳内のいたるところに敷き詰められていて、そのおかげで脳内のさまざまな区域を監視できるようになっている。ミクログリアは長い腕を伸ばして特定の領域にあるニューロンだけを点検しており、その際、細長い腕が伸び縮みしたり、非常に素早く動いたりしている。これはニューロンがシナプスを介して信号を伝達するやり方と似ているが、ニューロンの場合それ自体は動かない。

ニューヨーク、マウントサイナイ医科大学の研究者たちは、ミクログリアが胚発生のどの時点で最初に現れるのだろうかと問い続けていた。マウスを用いた実験で、それは非常に早い段階であることがわかった。ミクログリアは、体の免疫システムの軍隊である白血球やリンパ球へ分化するものと同じ幹細胞グループから生じたのだ。しかしミクログリアは、白血球のように体に居続けるのではなく、妊娠九日目に血流に乗って脳まで移動し、生涯を通じてそこで過ごす。[4]

換言すれば、ミクログリアと白血球は出自が同じなのだ。両者は免疫システムという自衛組織の中で近縁のいとこ同士なのだが、ミクログリアは体の免疫システムにとって不可侵だと長い間思われてきた器官に駐在するのだ。[*5] 白血球が脳に立ち入ることがないのは本当だった。その必要がなかった——すでにいとこのミクログリアがその地域を警備していたからだ。

今の科学者たちは知っているが、ミクログリアは脳の白血球として機能していたのだ。

スティーヴンスはもっと入念にミクログリアを調べ始めた。この小さな細胞をじっくり観察するのにはわくわくした。

高解像度顕微鏡の下で、ミクログリアはほっそりした突起をたくさん持った優雅な木の枝のように見えた。ミクログリアの枝は脳をくまなく巡回して調べまわり、わずかなりとも苦痛の兆候がないかと探していた。ミクログリアはニューロンのそばを通り過ぎるとき、小さな腕のような突起物を伸ばしたり引っ込めたりしてニューロンを一つひとつ軽く叩いていた。まるで、「みんな、うまくやってるかな？」「万事オーケーかい？」「それとも問題ありかい？」と尋ねているかのように。それは、医者が患者の腹部を触診したり、膝や肘を叩いて反応を確認したりする様子にも見えた。

しかもミクログリアはとても素早くこれを行なっていた。「これほど目的のはっきりした行動をする細胞を見たことはなかった」と、彼女は思い起こす。「この細胞は私たちの脳細胞の一〇パーセントを構成しているだけでなく、私とあなたが話しているときにも脳のいたるところを絶えず調べまわっている」と説明する。「もし読者がまさに今読んでいる内容に興味をひかれていれば、ミクログリアはいっそう動きまわるわね。この細胞の本業は私たちの脳を調べることなの。あなたの脳のいたるところにいるこの小さな細胞たちが、いろんなものを点検しているって想像してごらんなさい。あのニューロンはうまくやってる？　あのシナプスはうまくやってる？　あの回路はどうかな？　ああ、まずい、あそこで何か起こってるぞ——そこへ行って何が起こっているか調べよう！」

スティーヴンスはこの小さな踊り子に魅了された。「脳の中を動きまわったり、わずかな変化に気づいて反応したりする細胞はほかにはない——この事実だけで、私はすっかりひきつけられたわけ。その上、ミクログリアはそれをするためにつくられたことがわかっているのよ」

ベン・バレスの研究室でスティーヴンスはすでに、正常発生中にシナプスがいかにして余計な部分を刈り込まれ、形を整えられて健全な脳になるかを調べるという新プロジェクトに着手していた。彼女とバレスは、とりわけ「補体」として知られる特殊な免疫分子が、発生中の脳におけるシナプ

＊5　マーガレット・マッカーシーによれば、ミクログリアが実際に免疫細胞であること、一方他のグリア細胞はそれとはまったく別の起原を持ち、実際には神経系の一部であることを考えれば、リオ゠オルテガが名づけたミクログリアという用語は残念ながら不適切だった。実際に、マッカーシーはこう言う。「ミクログリアは本当はグリアではない。神経細胞ではないのだ。免疫細胞だ。これは第三の存在だ——免疫システムにとっての」

スの刈り込みにどのような役割を果たしているかを明らかにしようとしていた。

当時、補体が体できわめて重要な役割を果たしていることが知られていた。臓器の中で細胞が死んだり、病原体や異物や体内にいるべきではない微生物があったりすると、補体分子がすみやかに除去用のタグを付ける。その後、免疫細胞――特に、マクロファージ（「大食らい」を意味するギリシャ語）というタイプの白血球――がタグを見てその細胞や病原体を飲み込んで撤去する。

体ではこうしたマクロファージが身体疾患はもとより炎症、ことに自己免疫疾患においても大きな役割を果たす。マクロファージは活性化すると、大量の炎症性物質を産生し、組織に多大な損傷を引き起こす。たとえば自己免疫疾患では、病原体への攻撃がいきすぎて、体の組織を傷つけてしまう。これは関節リウマチなどの疾患で見られ、この場合、免疫細胞であるマクロファージが軟骨を破壊する。(5)

ところが、補体が脳の通常の健康や発生に役割を果たしているとは考えられていなかった。医学界の支配的見解では、脳は免疫活動の場ではなく、したがって脳内でマクロファージのように振舞う免疫細胞は存在しないと考えられていた。そのためベス・スティーヴンスとベン・バレスは、シナプスを消しているものについて見当もつかなかった。

しかし二人は、発生中の脳で、あるシナプスは取り除かれ別のシナプスは残るということが決まる上で、補体が未知の方法でかかわっているのではないかと考えた。

胎児が子宮内で成長する際、発育中の脳は必要以上に多くのシナプスをつくる。シナプスを正確に接続して複雑な精神活動を可能にするためには、余計なシナプスを刈り取る必要がある。このシナプスの刈り込み過程で、一部のシナプスは排除されるが、一方で別の一部は維持され、強化すらされる。園芸でもそうであるように、刈り込みは良いことなのだ。それがなければ、脳の正常な発生はままならない。

木がどんどん枝を伸ばし続け、もはや命を維持できなくなるまで成長しているのを想像してほしい。まもなくその木は倒れるか枯れるかするだろう。子宮内で赤ん坊が発育しているときにシナプスが過剰になると、それと同じことが言える。

ベス・スティーヴンスとベン・バレスは好奇心を抑えられなかった。もし、補体分子のタグを付けることで、過剰なシナプスが「私を食べて」というシグナルを出していたら？　そして、ちょうど体の免疫システムで、補体のタグの付いた分子や組織がマクロファージに破壊されるように、タグの付いたシナプスが破壊されていたら？　そうすることで、個体発生中に健全で正常な脳が首尾よくつくられるのだとしたらどうだろうか。

二人はその証明に乗り出し、最後には実証して見せた。まさに二人の仮説通りだったのだ。シナプスが補体のタグを付けられると、そのシナプスは「私を食べて」シグナルを送り出していた。タグの付いたシナプスは、あっさりと脳から消えてしまっていた。受信箱の中から消去したいメールをクリックしてタグをつけるのを思い出してほしい。メールサーバーのソフトがそのタグを認識するようになっていて、あなたがゴミ箱のアイコンをクリックすれば、メールは跡形もなく消えてしまう。ベス・スティーヴンスとベン・バレスは、補体のタグが付いた脳内シナプスにこれと同じことを認めたのである。

二人の独創性に富んだ論文は二〇〇七年に発表され、科学界にセンセーションを巻き起こした。しかしスティーヴンスにとってこの発見は、抱いていた数ある疑問の一つに対する答えにすぎなかった。このときどんなメカニズムが働いているのか？　何がタグの付いたシナプスをむしゃむしゃ食べて消し去ってしまうのか？　この、生涯にわたって脳の機能を決定づける重大なプロセスに、ミクログリアがかかわっている可能性はあるだろうか？　もっと言えば、ミクログリアが真犯人なのだろうか？　つまりミクログリアが脳内マクロファージとして、子宮内で「私を食べて」シグナルに反応して、脳の回路を刈り込んでいるのだろうか？

そしてここが重要な点だが、スティーヴンスはこの刈り込みが狂うことがあるのではないかと考えた。

さらにもう一度、彼女は考えを大きく飛躍させた。スティーヴンスはこう考えた。このプロセスは発生中にだけ起こるのではなかったら？　生まれた後にも何かの拍子で間違って再び起動してしまい、必要不可欠な脳の回路やシナプスを取り除いたり破壊したりしていたら？　生後何年も後、それこそ大人になってからでも、このプロセスのせいで病気が引き起こされるのではないか？　自分を悩ませたこのミクログリア、何もしていないと言われている小さなミクログリアが、実際には成人の脳の重要なシナプスを取り去っているなんてあり得るのだろうか？　免疫細胞が脳のどの回路を維持しどれを取り除くべきかを決定して、常に細やかな調節を行ない、私たちの脳が正常に働くようにしているなんてあり得るのだろうか？　そんな細胞を、医学が長い間すっかり見落としていたなんてことが？

ベス・スティーヴンスがこの問題の研究に没頭し、医学部の授業を一変する発見がなされるまさにその時期、内科医や精神科医、そして彼らの患者たちはヒトの脳をめぐって驚くべき科学の進歩が起きていることをまったく知らないままでいた。

そうした患者の一人がケイティ・ハリソンだった。二〇〇八年（スティーヴンスがベン・バレスと一緒にポストドク研究の総仕上げをしていたその年）、社会学の博士号を得て卒業した彼女は、激しい精神症状に苦しんでいた。この症状のせいで彼女は、女性として、専門家として、また母親としての人生を徹底的に狂わされてしまう。

第二章　一〇メートルの井戸の底から三メートルだけ

ケイティ・ハリソンは、大学院の最後の一年、社会学の博士号を取る直前、暗い穴のどん底にいた。ティーンエイジャーの頃ずっと落ちているように感じていた穴だ。

気難しい指導教官を満足させなければならないというプレッシャーから、ケイティは神経をすり減らしていた。時折、奇妙なものが見えたり聞こえたりするのは、そのせいだろうと思うようになった。ある日、食料を買って自分の小さなワンルームへ帰ったとき、ベビーキャロットの入った袋を床に落としてしまった。袋が破れて、白いリノリウムの床一面にニンジンが転がっていった。そのとき、わが目を疑った。一瞬、オレンジ色のゴキブリがそこらじゅうを這《は》い回っているように見えたのだ。

また同じ頃、アパートの隣の部屋から耳障りな音楽が四六時中、聞えていた。彼女は隣の部屋のドアをノックし頼んだ。「ねえ、音楽のボリュームを落としてくれない？」

すると隣の男はこう返した。「音楽なんか鳴らしてないぜ！」

もう一度ケイティがノックすると、男は怒鳴った。「いいかい、ドアをガンガン叩くのはやめろ、おばちゃん。頭おかしいぜ。診てもらえよ！」

ケイティは初め、大学で大うつ病性障害（ＭＤＤ）と診断され、セラピストに相談した。セラピストの説明では、うつ病がしっかり治っていないと、幻覚や幻聴が起こることがある。それは脳の回路が間違って発火しているのだという。ケイティは精神科へも行った。だが、すでに服用していたうつ病の薬の量が増え、投薬のレシピに気分安定薬が加わっただけだった。

まもなく幻覚は軽減されたが、それでも不安にさいなまれたり、わけもなく絶望感に襲われたりした上、時折パニックの再発に見舞われた。

以上は二〇〇八年、彼女が三四歳のときのことだった。

それから一〇年後、ケイティ・ハリソンと私はヴァージニア州アーリントンの、とあるカフェで腰を下ろしていた。カフェの奥にあるテーブルに案内されて席に着いたとき、ケイティの顔が青白くこわばっているのがわかった。

「だいじょうぶ？」私は聞いた。

「ここにはいられない。五分ともたないわ」と彼女は言う。常連客の話し声、コーヒーカップがソーサーに当たってガチャガチャいう音、ウェイターたちの忙しそうに行き交う音が、彼女には耐えられないのだ。「私の居場所はとても狭まってしまったの。レストランは私の居場所のうちに入ってないのよ」ケイティは説明する。

私たちは外に出てカフェの前庭にある静かなテーブルに着いた。騒音や活気とは無縁の場所だ。

まったく爽やかな日だったが、彼女はパニックを起こすほどじゃないけど寒いと言う。

ケイティは最近の生活のことを少し話し始める。今は幼い娘と息子を持つシングルマザーで、いまだに自分の気分と不安のことで苦労している。最近あった、突然どうしようもない恐怖から身動きがとれなくなったある朝のことを話してくれた。


ケイティがその日のことを思い出していると、木漏れ日が彼女の顔と薄茶色のもじゃもじゃの巻き毛をちらちら照らす。目には活気がない。小さなきらめきが輝いているはずの瞳を、まるで誰かが茶色の濁った水で満たしたかのようだ。

その朝は雨が激しく降っていたのだと、ケイティは言う。彼女は一睡もできなかった。次から次へといろんなことに気を揉んでいたせいで、ほっと一息ついたときには、ブラインドからうっすら光が差していた。だが雨音を耳にしたとたん、気分が悪くなった。息子と娘をそれぞれ保育園と学校へ送る途中でまずいことが起こるかもしれないと、あれこれ考えて胃がむかついたのだ。

道がぬかるんでいたらどうしよう？　車のシートがちゃんと固定されていなかったらどうしよう？　急がなければ遅れてしまう！　そうなったら、先生にどう思われるか？　髪だってしばらく梳《と》いていないし、とてもだるい……こんなに疲れていたら事故を起すかもしれない……このまま家にいたほうが安全だ……。

この不安はいつものように、すみやかに、体の病気のようにケイティを襲った。

これが彼女の精神力をことごとく奪った。八歳になる娘のミンディを起こし、インスタントのオートミールを食べさせ、レインコートを着せ、家の外へ連れ出し、スクールバスに乗るのを見届けなければならないのに。

それに息子のアンドリューを保育園へ行かせないと、と彼女は自分に言い聞かせた。その日はアンドリューの「読書当番の日」だった。園長先生が席に着いてアンドリューとマンツーマンで本を読む特別の日だ。あの子は読書当番の日が大好きだわ。ケイティは車で送ってやれるわよね。

ひどい不安症はケイティにとって初めてでもなんでもなかった。彼女を最も恐れさせたのは、気まぐれな自然の残忍さによって何かを失うという可能性だった。ティーンエイジャーの頃、両親の帰りが遅いと二人は死んだのだという恐怖から、パニックになったものだ。高校の保健の授業のあった日、看護師が蛇に咬《か》まれた際の毒の吸引法を説明したとき、ケイティは気を失って椅子から転げ落ちた。医師の診療を受けたときには採血で吐いたり気絶したりした。ケイティの両親は、娘さんは「血液恐怖症」だと言われた。アイビーリーグの大学に入学した頃には閉所恐怖症になっており、エレベーターに乗らず階段を使い、クラスメートには「トレーニングのため」だと言っていた。

今では離婚してシングルマザーとなり、二人の子供たちのためにできる限り良いママになろうと決意した彼女は、新たな薬剤を試していた。それに認知行動療法、話し合い療法、ＥＭＤＲつまり眼球運動による脱感作と再処理法（セラピストが患者の視点を素早く前後に動かしながら過去の苦しかった経験に思いをいたさせ、そうした記憶にかかわるストレス反応を消し去る方法）、ソマティック・エクスペリエンシング療法（患者は体に受けた感覚に集中することを学び、それに同調し、どんな気持ちが生じるかを安全に観察する）なども試した。肩と首の筋肉の凝りと痛みを和らげるために、バイオフィードバック療法と鍼《はり》治療を試したこともある。「精神科の医者は神経伝達物質とビタミンの欠乏症の検査までしたの。それに半ダースのサプリメントを私の処方に加えたわ」。

ケイティは抑揚のない一本調子の声で言う。彼女は総合診療科の医師にも定期的に通っており、最近、橋本病との診断を受けた。これは体の免疫システムが誤って甲状腺を攻撃する自己免疫疾患だ。ケイティは頑張って「自己の健康管理」をしている。自分を「動かす」ために、まず毎朝緩やかなジョギングをし、衛生的なパレオダイエット〔野草と野生動物を中心とした初期人類が食べていたとされる食事〕を食べ、腰を下ろして呼吸をし、心を落ち着かせるために瞑想用のテープを聴く。

ところがあらゆる努力もむなしく、四五歳のケイティは、つい先日の朝みたいなときにはこんなふうに感じるという。「てんかんの発作のように、不安な気持ちをまるでコントロールできない」「玄関ドアの窓から見える土砂降りの雨を見つめて、ただ固まっていたの」。玄関の向こうの世界は雨粒によって、印象派の絵のような非現実的で靄《もや》のかかった輝きを帯びているように見えた。ケイティは思い起こす。「ドアから出て、あの世界へ入って行くことは絶対にできっこないと感じたわ。どうやってアンドリューを車に乗せていって、保育園の教室まで歩かせ、そのあと連れてくるのかわからなかったの」。それでも彼女はやり通そうとした。アンドリューに服を着せるために膝をついた。小さな息子は母親の腕の中でおとなしくし、ママが大丈夫なのを確認するかのように時々彼女の顔をちらちら見た。ケイティはうまく言いくるめながら粗末なパジャマを脱がせてズボンをはかせた。

その時、雨がさらに激しくなっていることに気づいた。恐怖のせいで、彼女の体と脳の疲れきった細胞という細胞がピリついた。神経が高ぶっているのに、どうしようもない無気力感に打ちのめされた。あの昔なじみのちくちくする痛みが、水に広がるインクのように彼女の中に広がった。まるで良くない薬物を摂取したかのような感じだった。指が震え始めた。

アンドリューのそばに崩れ落ちながら「ママは気分が良くないの」と言った。息子のシャツはまだ手の中だった。「今日はずっとうちにいるの。静かに過ごすのよ。いい？」。午前中はママのｉＰａｄで遊んでもいい――特別よ――、おまけにテレビでＰＢＳ〔セサミストリートなどを製作する米国の公共放送〕を見てもいいとアンドリューに言った。

ケイティが保育園に休みの電話をかけたとき、涙ながらにとんちんかんな説明をするのがやっとだった。どんな理由をつけられただろうか。とにかく覚えているのは、こんなふうに考えていたこと。「どうも。私は不安症でうつ病で、薬を飲んでいて治療中なんです。でも今日は運転できるほど気分が良くないんです」とかなんとか。

「とても情けないし、恥かしかった」と振り返る。

わけもわからず奪われていく人生を思って、ケイティがベッドの中でそっと涙を流しているそばで、アンドリューはｉＰａｄで遊んでいた。

彼女は、そのとき以外にも子供たちをがっかりさせたことをあれこれ思い返した。数カ月前のこと、小学三年生のミンディを連れて帰るのに、お迎えの列に並んでいたとき、彼女は自意識にさいなまれていた。「他のママたちはみんな子供を遊ばせる約束《プレイデイト》を計画していたの」と言う。自分は「たった一人の心ないママ」という思いが突然波のように襲ってきた。彼女の生活は「ほんとにギリギリだった。私のエネルギーは生き延びること、うつに対処すること、日々を乗り越えることでみんな使い果たされてしまったの」と言う。

その日の午後、彼女の不安は一気に高まって、おなじみの不安発作へと突入した。そんなときには「太陽を長いこと見つめすぎたみたいなの。見ることも考えることもままならない。頭が真っ白になったよう」と言う。

「パニック発作が始まりそうだってうすうす気がついたわ。だから誰もいない教室へ入って、懸命に呼吸しようとしたの」

ケイティが見るからに辛そうなのを見てとった他の母親が、様子を見についてきた。「その頃にはとてもひどい過呼吸になっていたので、彼女は教室を飛び出して学校看護師を呼びに行ったの。私が心臓発作を起こしたと思ったのよ」

体調が優れず、車でアンドリューを保育園へ送れなかった日の朝、ケイティはベッドで寝て休んだ。そのあとは、近所の人にお願いして学校終わりの娘を連れて帰ってもらった。次の日は少し気分が良かった。上出来だ。アンドリューを車で保育園に送っていった。彼女が息子を教室へ連れていくと、二人の先生たちが心配顔で駆け寄ってきた。

「きのうはアンドリューの特別の日だったのに来られなくてとても残念だったわ！　もう大丈夫ですか」。先生はそばについて離れない。

「読書の日にお休みなんて、ほんとうにもったいなかったわ」。先生の助手が割り込んできた。「どうして来られなかったの？」

ケイティはそれらしい理由を言おうと必死になった。保育園の教室の真ん中に立ったまま、自分の手をしっかり握るアンドリューの温かい手を感じていた。壁に飾られた、子供たちの手形や指で描いた色とりどりの絵が彼女を取り囲んでいる。朗らかなニコニコマーク、輝く太陽、棒で描いた手をつなぐ幸せな家族など。心臓が早鐘を打った。「きのうは来られなかったんです！」。ついに口走った。

一瞬、室内が静まりかえった。

「先生たちは二人とも、世にも最悪の母親を見るような目をしてたわ」。子供にお別れのキスをしながら立ち聞きをしていた他の母親たちも、同じ目をしていた。

ケイティはアンドリューのおでこにキスをして逃げ帰った。

北部ヴァージニアの郊外を車で帰路についたとき、一千もの思いが怒濤《どとう》のように頭を駆けめぐったとケイティは言う。とても恥かしかった。しかし怒りを感じてもいた。「絶対に終わりっこないパニック発作を抱えて生きるって感覚を体験したことのない人たちに、どうやったら説明できるの」と彼女は尋ねる。ケイティが努力し決心して言葉や文を選び、やはり思いとどまり、ためらい、時折無理にほほ笑んでいるのが伝わってくる。

彼女にはわかっていた。「もし手首を折ってしまって電話ができなかったと言ったら、あの人たちは『力になるわ』とか言ったはずよ。でも私が正直にうつと不安症について本当のことを言ったら、先生や他の子のお母さんたちは、私が正気じゃないと思うはずよ」

そしてケイティは打ち明ける。「おかしい人と見られるよりは『良いママじゃない』って思われたほうがいいと、ずっと前に決心したの。そのほうがましよ。だって、自分では良いママだってわかっているんだもの。そう、たいていの日はね。子供たちの幸せのために全エネルギーを注いでいる。もっとも、二人が幸せかっていうと、確信はないけど。でも、私が狂っていて、それがみんなにばれたらどうなるのかしら」

ケイティには社会学の博士号があり、その後社会福祉の経験を積んだ——地域の保健所でカウンセラーとして働いてきた——ので、手に負えないような精神的な苦しみにあがいている患者がどのように見られがちなのかについて、関係者の視点を持っていた。しばしばメンタルヘルスの分野で「残念な結果」と呼ばれる患者の一人と自分が見なされることになるのをわかっていた。

病気が良くならなかったわけではない。わずかではあるが、一〇年かけて好転していた。何百時間にも及ぶ話し合い療法と、処方された多種多様の抗うつ薬とサプリメントのおかげだった。良い日が何日も、何カ月も続くときがあった。時には学校でボランティアできるくらい気分が良かった。「そんな気分の良い日には、ゆっくり座って息子と娘と一緒に図工の課題に取り組み、粘土で恐竜を作り、子供たちの笑い声に聞き入り、ただそれに身を任せようとしたわ」

ケイティは心の奥底では、自分がそんなふうに生活できると思っている。「ほかに何をすればいいのか、わからないだけだけどね」と、自嘲ぎみに言う。

この一〇年間、懸命に良くなろうと努力したおかげで、「一〇メートルの深さの井戸から三メートルだけよじ登れたという感じ。でも、外に出られたわけじゃない。それに、不思議でしょうがないわ。私の脳で何が起こっているのかが。できる限りの医療と、心身へのあらゆるアプローチを利用し尽したのに、この奈落から外に出られないなんて」。目が涙に濡れていた。頬にこぼれ落ちる前に、彼女はまるで怒ったようにそれをぬぐった。

私は、フィンセント・ファン・ゴッホがかつて自分のうつ病を説明するために弟に書いた手紙の中の言葉を思い出した。「まるで深く暗い井戸の底で手足を縛られて、まったくなすすべもなく横たわっているように感じるのです[1]」

名前のない恐怖

メンタルヘルスに問題のある人にとって、自分の苦しみの深刻さをその経験のない人に説明するのは、いつの時代も難問である。また、医師たちが精神的な苦痛を生物学的な観点からなかなか理解できなかったため、そうした苦しみを和らげることはほとんど何もなされてこなかった。

「メランコリア（うつ病）」という言葉が初めて英語に現れたのは一三〇三年という早い時期だ[2]。中世には、メランコリー（憂鬱《ゆううつ》）は黒胆汁が過剰になることで起こると考えられていた。黒胆汁というのは臓器から分泌される体液の一種とされたものだ。一九世紀、ヴィクトリア朝の医師たちは不安と気分の落ち込みを、男性では「神経衰弱」、女性では「ヒステリア」と呼び始めた。神経衰弱は非ヒステリー性の不安に加え、肉体の痛みや苦痛が特徴とされた。ヒステリアはとっぴで、大げさで、落ち着きのない、芝居じみた行動が特徴とされた。いずれの病気にしても、最良の治療法[*1]はいかなる肉体的および精神的な活動をも避ける安静療法だと考えられた。

一八八〇年代の終わりにはメランコリーはしばしば「脳炎」と呼ばれた――患者が神経過敏や、外傷を伴う事故の余波のせいでまったく体が動かない期間を言った[*2]。

その後、今からおよそ一〇〇年前に、スイス生まれのジョンズ・ホプキンズ大学の精神科医が「ディプレッション（抑うつ症）」という用語を提唱した[4]。この言葉は定着した。もっとも、ウィリアム・スタイロンが一九九〇年の自身の回想録『見える暗闇――狂気についての回想』（新潮社）に書いているように、ディプレッションという語は「そのような重い病気にはまことに弱い言葉で……この言葉の無味乾燥さゆえに、この病気の悪辣な本性は痕跡も残っておらず、管理できなくなったときの、この病気の恐るべき苛烈さが認知されにくくなっている」と思われる。[5]

ケイティが大学院生になり、もはや不安やうつ病は明らかに神経伝達物質――セロトニンとドーパミン――にかかわる病気だと見られる時代まで早送りしよう。プロザック、パキシル、ゾロフト、レクサプロのようなＳＳＲＩ（選択的セロトニン再取り込み阻害薬）が精神医学のスポットライトを独り占めにした。治療は、何らかの物質が不足している脳に対して適切な医薬品を選択することが中心になった。脳は、患者を治療するのに最適な薬の組み合わせを見つけるという精神科医たちの善意の実験の場と化した。必要とあらば、抗うつ薬や気分安定薬の副作用（倦怠感《けんたいかん》、体重増加、不活発、脳に霧がかかったような状態）を抑えるために、別の薬が追加された。

＊1　「ヒステリア」という用語は子宮を表すギリシャ語ヒステリカに由来する。[3] ヒポクラテスなど、古代ギリシャの医師たちは、女性が感情や興奮を過剰に呈したり、女性特有の症状や病気になったりすると、それは「子宮がさまよっている」からだと信じた。こうした女性の子宮は文字通り胴体内をさまよい、行った先で混乱とさまざまな症状を引き起こすのだと考えられた。もし子宮が上方へ移動すれば、女性は倦怠感に見舞われる（私たちがうつ病と称するものかもしれない）。胴体の下方へ移動すれば、「発話と感受性」の喪失をわずらう（私たちがパニック発作と称するものかもしれない）。なんと――この治療として、もっと夫とセックスをするよう指示することがあった。

＊2　アーサー＝コナン・ドイル卿のシャーロック・ホームズ・シリーズ全般にわたって、現在私たちが不安やうつ病とみなしているものを、彼は「脳炎」と描写している。当時、コナン・ドイルはこれが驚くべき先見性のある用語であることを知るよしもなかった。

そして二〇一三年、当時国立精神衛生研究所（ＮＩＭＨ）の所長だったトーマス・インセルが、不安、うつ病、気分障害に臨床医がどのように取り組み、治療すべきかという点について、大きな方針転換を発表した。神経科学の進歩を考慮すればメンタルヘルスの不調は脳の回路と神経の構造の変化に由来する生物学的疾患であるのは明らかだと提言したのだ。ＮＩＭＨの新たな方針によれば、精神疾患の根底にある脳の回路の変化を治す方法を見つけることが臨床医の主な治療目的であるべきなのだ。研究によれば、さまざまな脳の疾患では、特定の脳の回路が機能していなかったり本来あるべき形で連結しなかったりしたことがはっきりわかった。あるシナプスはスイッチがオフになっており、他のシナプスは恐ろしく活動的で機能しすぎていた。[*3]

当時、この変化は先見性のあるものだったが、残念ながら患者にとってさほどの助けにはならなかった。うつ病、不安、強迫性障害、双極性障害などの疾患では、そもそも脳の回路がなぜこれほど劇的に変化しているのか、誰にもわからなかったからだ。

隔離された患者

私は、ケイティがシングルマザーとして親戚たちからどんな支援を受けているかと尋ねた。「助けてくれる人はいるの？」。ケイティはほほ笑もうとしたが口角は下がったままだった。彼女は説明する。「うちの家族はメンタルヘルスの難題を抱えていることをまともには取り合ってくれない。うつ病や不安になった気持ちを話すと大げさだって思われるの」

ケイティの家族は一方で、体の不調、症状、それに最近受けた治療については話を共有する。みんな何かしら問題を持っているのだ。六〇代のケイティの母親、ジェンナは二つの自己免疫疾患と闘っている。免疫システムが関節と関節の間の結合組織を攻撃して炎症を起こす膠原病《こうげんびょう》と、免疫システムが皮膚を攻撃して痛みと痒みを生じる乾癬《かんせん》である。それからママの弟、五〇代後半のポール叔父さんは1型と2型の糖尿病を併発している。

最近亡くなったケイティの祖母、アリスは自己免疫疾患と脳に関連する問題にも直面していた。免疫システムが腸の粘膜を攻撃する自己免疫疾患のクローン病と、強迫性障害、それと六〇代のときに診断を下されたアルツハイマー病だ。

ケイティによると、親族の集まりでは、自分たちの体の自己免疫疾患を管理するためにどんなに努力をしたかということについて腹蔵なく語り合うのだという。どの先生に診てもらっているか、どの薬が効いているかなどだ。「うちの親族では体の病気はまっとうなことなの。それはあなたの身に降りかかったことだし、患者ともなればみんなの共感を得られるというものよ」と説明する。一方、精神疾患は「本人の弱さのせいであって、きちんとしていないあなたの能力のなさが原因だというわけ。精神的にちゃんとしていないのは、当人の責任なの」。さらに続ける。「私は親族のなかで最悪の脳関連の病気を持っているから、みんなのなかで一番の落伍者よ」

＊3　インセルの発言は以下のような内容にまで踏み込んだ。『精神疾患の診断・統計マニュアル』（医学書院）による精神医学のカテゴリーからＮＩＭＨは離れていくだろうし、医師たちもそうすべきである。なぜなら臨床医たちが脳の回路を見ると、こうした障害の多くには以前に考えられていたよりも多数の類似点が見つかったからだ。それらには、精神医学がつけたと思われるまったく異なる病名があるのだが。

彼女の親戚たちはあまり話題に上げたがらなかったかもしれないが、親族中でケイティただ一人が不安その他のメンタルヘルスの問題を抱えていたわけではなかった。

「私が若かった頃、ママもうつ病で苦しんだの。私と同じように抗うつ薬を飲んだり飲まなかったりしていたわ。私が子供のとき、パパはママのことでとても動揺してた。ママが髪を梳かなかったり、シャワーを浴びなかったり、私の髪を整えなかったりしたからなの。ママはどこか具合が悪いんだってパパは言ってた。私たち、このことについては話をしなくて、お互いに尋ねるだけだったの。『今日はママ、どう?』ってね」

ケイティの叔父のポールには強迫性障害があり、ケイティの「妹みたいな」六歳年下の従妹《いとこ》のカーリーは注意欠陥障害と全般性不安障害の診断を受けている。カーリーにはケイティのようなパニック発作や頭がぼうっとするほどのうつ病はないが、ほとんど何にでも不安を感じている。

ケイティの親族にはメンタルヘルスの問題が多発していたにもかかわらず、この人たちに、彼女の人生がいかにつらいものであるかを訴えるのは容易ではない。「もしも不安の感覚がヘリウムガスだったら、ママや従妹は高い声を出すでしょうよ。でも私だったら、空中に浮かんでいってしまうわ。あの人たちは私とは違う経験をしてるの。だから理解力には限界があるのよ」

ケイティは数年前に親族と一緒に過ごした思い出をみんなと共有している。「私たち、ヴァージニアの両親の家でランチを囲んで座っていたの。ほんとに太りすぎのポール叔父さんが自分の最近の糖尿病の診断と、食べていい食品といけない食品について話していたわ。それから、血糖値を測るために持たされている機械を見たいかとみんなに尋ねたの。叔父さんはポケットから装置を取り出して、格納式の針を出して指に刺す準備をしたの」

ケイティは血を見たくないとみんなに話した――彼女が針を刺すところを見ると必ず気絶することはみんなわかっていた。でも両親は彼女に気絶なんかするなと言っただけだった。ママが「まったく、なに！　ばかげた気絶なんか二度と御免だよ」と言って、叔父さんは指を刺す実演をした。「そのとき、私は自分の不安に向けられた軽蔑や非難と闘っているのに、叔父さんは、病気を管理する装置を得意げに見せびらかしていたわ。そこそこ予防可能な病気なのに」。彼女は突然、大声でぎこちなく笑いだした。「叔父さんには、自分の病気にいくらか責任があるなんて頭はなかったのよ。病気になるまでの四〇年間、高炭水化物と高糖質の食生活を続け、太りすぎの上に、運動なんかしたことがなかったというのに」

「でも私たちは家族のうつ病や不安との闘いのことを大っぴらに話しはしないの。注意欠陥障害も、強迫性障害も、アルツハイマー病も」と続ける。「だから従妹のカーリーは自分が経験していることを隠すんだと思う。彼女はそのことを話題にしたことさえないのよ」

「もしかしたら私は少しフェアじゃなかったかもしれない」。ケイティは少し落ち着きを取り戻した。「私はママと仲がいいし、ママは何でもしてくれたわ。それに両親は援助してくれている。子守りだとか、治療費の支払いだとか、食料の買い出しとかね。でも私にとって毎日がどんなにつらいか、わかっているとは思えない。だから二人は、私が自分のことをもっとできてほしいと期待する。私にはできないことまでね。そのせいで、自分で自分が嫌になってしまう。なんとなく、しくじってしまったような気になるの」

彼女の両親は祖母の世話を「できる限り、とりわけ終末期にかけては」懸命にしてもいた。「私たちはそういう点で結束の固い家族なの」と言う。しかし彼女のメンタルヘルスのことについては

「あまりオープンにはできないの。とても孤独な気持ちになるものよ」。

私は胸がいっぱいになった——ケイティ、そして彼女と同じような人たちに対する深い悲しみからだ。たくさんの読者から、精神的な苦痛や身体的な苦痛について同じような話が届いている。彼らは前に進めないほどの流れに逆らって懸命に泳ぎ、健康で楽しい生活を手に入れようとしている。私たちの社会は、誰の苦難が深刻で、誰の苦難がそうでないかを評価してきた。その不自然な評価がさらなる苦難を生むのだ。長い間、医学と精神医学はわずかな答えしか出せなかったことを思うと、胸が締め付けられる思いだ。

私はテーブル越しに手を伸ばし、ケイティの手を包んだ。そして、体の問題と心の問題を別々に扱うという点では、彼女の親戚たちは他の人たちと大差ないことを伝えた。その理由の一つは、彼女の親族をはじめ多くの人々が、身体疾患と脳由来の精神疾患とを、どちらも同じように苦痛を伴うものなのに、まったくの別物と見ていることにある。

だが、ミクログリアについての新しい知見によると、その見立てはまったく間違っている。

第三章　脳内の友軍砲火

二〇〇八年、ベス・スティーヴンスがスタンフォード大学でポストドク研究の仕上げにかかっていたとき、彼女とロブは一歳になる娘と持ち物一切合財とともにもう一度、東部へ引っ越した。ボストン小児科病院と、現在も勤めているハーヴァード大学医学部で教職に就くためである。またロブも、ボストン小児病院から通信の仕事のオファーを受けていた。同じ病院で働くことができ、二人は運の良さを噛みしめた。

これには帰郷するような感覚があったが、一方でブロックトンの子供時代の遊び場からわずか四〇分のボストンは別世界だった。ハーヴァードで自分の研究室を立ち上げるなど若き日のベスは夢にも思わなかった。

ボストン小児科病院に新しく創設された生命科学センターの自分の研究室に、初めて到着したときのことを回想する。「部屋はすごく広くて、真新しく、空っぽだった。採用した人たちはまだ来ていなかったわ。私は一人で立ち尽くし、これが私たちのものなんだと思って、ただただ呆然としていたの」。ベスは付け加える。「ここにあるものを使って何をなすべきか、考えなければならなかった」。すでにミクログリア細胞の観察に取りつかれていた彼女には、一つだけはっきりしていた。「脳内のミクログリアにどんな目的があるのか、正確に突き止めること。それは、人々の苦痛をもっと理解する助けにもなるはずよ」

ベスが雇ったポストドク研究員は、やっとの思いで口説き落としたドリ・シェイファー一人だけだった。「ハーヴァードの逸材の一人よ。あの娘を手に入れられてラッキーだったわ」。さらに、大学院生一人が加わり、実験技師一人も雇った。「私を含め、この四人だけ、それだけだったの」

実験室がスタートしたとき、ベスはミクログリアが脳の中のシナプスを食べているかどうか、はっきりとはわかっていなかった。しかし、そう考えるに足る理由はあった。なにしろミクログリアは、ただうろついてニューロンが死ぬのを待っているわけではなく、ゴミ処理作業員のようにニューロンを運び出しているのである。ミクログリアは、正常な脳の活動にちょっとでもおかしなことがないかと絶えず見張っていたのだ。

ニューロンに生じた、どんな小さな損傷や変化であっても、ミクログリアはそれを嗅ぎとって直接的な防御行動を迅速にとることが、スティーヴンスや他の研究者たちによって観察されていた。ミクログリアはクモさながらの動きでニューロンの方へ向かうと、樹状に伸びた無数の手足を引っ込め、アメーバ状の小さな塊に変形する。するとまもなく、ニューロンのシナプスが消える。フッとなくなるのだ。

この一見取るに足らない細胞が、問題のシナプスを吹き飛ばして飲み込み、消化してしまうなんて、本当にあり得るのだろうか。

「ミクログリアがとてもダイナミックだということはわかってたわ。突き出した腕が、活発にシナプスに触れて検査し、すみやかに損傷部へ向かう。でもミクログリアが発生中のシナプスと直接相互作用をしたり、それを消滅させたりするかどうかはわかっていなかった。そんな疑問を口にした人は、それまで一人もいなかったのよ」ベスは言う。

ちょうど一年前、ベスはスタンフォード大学でベン・バレスと一緒に、脳のシナプスが補体という免疫にかかわる分子でタグ付けされると、そのシナプスが消えるということを証明していた。ミクログリアは補体のタグが付いたシナプスを認識できたのか？　そして、そのシナプスを取り除いたのだろうか？

もしベスの説が正しかったなら、ミクログリアが初期の発生段階でヒトの脳の形成を担当しているということになる。しかし、ベスはスタンフォードにいたときに初めて立てた問いにまだこだわっていた。発生段階以外でも起こったら、どうなるのだろうか？「一〇代、あるいは大人になってからでも、これと同じ発生時における刈り込みが再度ぶり返したら？　そのときばかりは、良からぬことになりはしないか？」

ミクログリアが剪定すべきでないシナプスを誤って食い尽くしてしまったら、それは、免疫システムで防御の第一線を担う白血球が体に不調を引き起こす振る舞いを見せるのと同じことではないだろうか。思い出してほしいのだが、体では免疫システムが外部からの脅威――感染、環境物質、ウイルス、病原体、物理的な傷害、あるいはストレス性の神経物質の嵐を起こす慢性的な情緒不安定など――を感知すると、白血球が変形して球状のマクロファージに変わる。そうやって、さまざまな侵入者の発見・排除に備えるのである。しかし、この免疫システムが暴走状態に陥って、炎症、つまり細胞破壊をやめる時期を見失う。するとこれに付随して、損傷が広範囲に広がってしまうことがあるのだ。たとえば、ケイティの甲状腺の病気、ケイティの母親の膠原病と乾癬、ケイティの叔父、ポールの1型と2型を併発した糖尿病などである。ほかに、全身性エリテマトーデス、強皮症、多発性硬化症、私が二度闘ったギラン＝バレー症候群もこの例に入る。友軍砲火というわけだ。免疫システムが暴走するのだ。

そしてこれがベス・スティーヴンスが最も好奇心をそそられたところだ。ミクログリアが脳のマクロファージだと今では理解されているが、これが脳の回路に変更を加えているのだとしたら（おそらくそうだ）、白血球が正しく機能しないことがあるように、ミクログリアも常に正しく機能するとは限らないだろう。ミクログリアが傷んだり古くなったりしたニューロンだけを刈り取るのではなく、ときどき間違えて健全なシナプスをも飲み込んで破壊しているとしたら？

「統合失調症、アルツハイマー病、自閉症などの病気は、発症時期、遺伝的素因、影響を受ける脳の部位という点では完全に別物なの。でも、発症のメカニズムに共通点がある、つまりミクログリアがシナプス喪失を引き起こしているという共通点があるってことはないかしら」ベスが言う。うつ病から学習障害まで、脳の疾患は、その回路の疾患であることが次第にわかってきた。脳の特定のシナプス結合が、あるべき形で発火していなかったり、接続していなかったりするのだ。

「私たちが研究に乗り出そうとしていた、小さく、見向きもされていなかったグリア細胞が、そうしたことすべての中心にあったとしたらどうかしら」。説明するにつれ気持ちが高ぶり、ベスの手振りは大きくなる。「刈り込みが多すぎたり少なすぎたりするとどうなるか、想像できるでしょ。

台無しよ！　あなたにはシナプスがありすぎるかもしれないし、足りていないかもしれない。脳の仕組みを考えてみて。結合がわずかに切れていただけでも、それが認知障害をはじめ、神経精神疾患や神経発生異常につながり得ることは、想像がつくでしょ」

ミクログリアが脳の造形者にして保護者、つまり天使であり時には場違いな刺客だなどということがあり得るのだろうか？

何十年にもわたって、科学者がこれほど重大なことを見逃してきたなんて、あり得るのだろうか？

こうした疑問に、誰も答えられなかった。

ベスがこの壮大で複雑な仮説を立証できれば、私たちの脳に対する考え方は完全に変わってしまうだろう。それも、生まれる前から死ぬまでの脳について。

しかしベスがこの仮説を立証するには、まずこの小さな細胞をもっと詳細に観察しなければならなかった。

それより少し前、彼女がベン・バレスの研究室でポストドクの研究を終えた頃、スタンフォードのチームが視神経と網膜からなる視覚系を用いて、補体のタグの付いたシナプスが消えることを証明していた。網膜でのシナプスの喪失は黄斑変性、緑内障、失明などにつながることが知られていた。[1]ベスは、動物モデルの視覚系を使ってミクログリアの振る舞いを詳しく観察するという考えに夢中になった。

彼女は、ミクログリアがシナプスを食べて破壊しているならば、ミクログリアの内部にシナプスの残骸が見えるはずだと考えた。「難題だったわ。ミクログリアの内部にシナプスのかけらを見つけるなんてね。でもドリが、当時のポストドクなんだけど、実際にその通りかどうかを目で確かめられる、実に賢い方法を考えついたのよ」とベスは説明する。

現在マサチューセッツ大学医学部およびブラドニック神経生理学研究所の神経生物学助教授であるドリ（ドロシー）・シェイファーがそのときの実験を説明してくれた。今では神経科学研究の金字塔と見なされている実験だ。

ミクログリアがシナプスとどのように相互作用しているかを詳細に観察するためにドリがやったのは、マウスの目に色素を注入することだ。[*1] そうして、この色素を視神経のニューロンから脳の奥深くまで追跡した。ドリによると、この色素によって脳のシナプスは「明るい赤の蛍光色に発光する」。一方、ミクログリアは緑の蛍光色に染められている（この色によって、ミクログリアを識別することができる）。「シナプスとミクログリアとがまったく異なる蛍光色を発光しているので、両者をはっきりと見分けられるんです」

この手法を開発するのに——脳内のシナプスとミクログリアの相互作用を正確に観察する方法を見つけるためだけに——一年近くを要した。

「研究室にひとり詰めてた、ある週末のことです。ミクログリアとシナプスを何度も染色し観察していました。何万回と顕微鏡をのぞいてたんです。すると突然、目に赤い構造が飛び込んできた。——シナプスです。赤い蛍光色で発光している小さな点々。その赤い点々が緑のミクログリアのお腹の中にあったんです」。ドリは呆然となった。「私たちは正しかった！　ミクログリアはシナプスを食べている！　頭の中はそれでいっぱい。動かしようのない証拠が目の前にありました」

ドリはその発見をすぐにはベスに報告しなかった。まだ発見とは言いきれないからだ。「確認したかったんです。だからその週末、実験を数回繰り返しました。そして、毎回見つかったんです！シナプスがミクログリアの中に。ミクログリアはシナプスを粉々に嚙み砕いていました」

月曜の朝、ドリが画像を持ってオフィスに駆け込んできたのを、ベスは思い出す。「ありましたよ！」ドリはベスに言った。「シナプスが確かにミクログリアの中にあります！　ほら、見えますよね！」

ベスが回想する。「勝利を嚙みしめた瞬間だったわ。ミクログリアは脳のパックマンみたいだった――ミクログリアのお腹の中にシナプスがあったのです！　本当に素晴らしく、新しいものを引き当てた。病気に果たすミクログリアの役割を研究する上で、きわめて重要なものをね」

ベスとドリはやる気満々だった。「二人とも、とにかくハッスルしてたわ――でも一方で、きついし、ストレスも多かった」とベスは思い起こす。彼女は娘のゾーをお腹に宿しており、家にはよちよち歩きの子供がいたのだ。「大急ぎで着手しなきゃいけなかった。アドレナリンいっぱいだっ

＊1　ここでマウスたちへ、心の中で「ごめんなさい」と「ありがとう」を捧げてほしい（動物実験がからむ本書の他のエピソードでも同様に）。このような実験的研究なくしては、ヒトの脳を知ることや、苦しむ人を助ける方法を開発することはほとんどできない。生きている人間の脳を切開し、リアルタイムで現象を観察することは、倫理的に許されないのだから。

たけれど、うんと厳密にやりたかった。対照実験とデータ解析に十分時間をかけたかったの。正確に研究を行ない、かつ誰よりも早く発表したかったの」

難しい注文だった。

その後のベスの数週間から数カ月は、駆け出し科学者としてダグ・フィールズの研究室で過ごした日々そのものだった。時計を見ると真夜中近いという日が続いた。「家へ帰ったって、なんの意味もなかったわ」と言う。しかし実験技師だった昔とは違うことが一つあった。会議用テーブルの下に重ねた衣類の上で寝る必要はもはやなかった。「ドリが、空気を入れて膨らませるマットレスをプレゼントしてくれたの。机の下に置いておいて、本当に夜遅くなったらそこで寝ちゃったものよ」と笑いながら言う。

夫のロブが「助けてくれたおかげで、みんなうまくいったわ。私たちの仕事の重要性をわかってくれたの。ライリーが眠るときに私がいないことがあるのは、私がたくさんの人々を助けようとがんばっているからだと、あの子に言い聞かせてくれた」。

二〇一一年、ベスとドリは、自分たちの発見をまとめた論文を提出し、審査を受けた。その頃、ベスは二番目の娘ゾーを出産し、二児の母となった。そしてドリは結婚した。

二〇一二年は転機の年だった。二人の独創的な論文が「ニューロン」誌に掲載された。これは、補体が「私を食べて」という信号をミクログリアに送り、ミクログリアが発生過程のシナプスを剪定してどんどん食べている証拠を提示した初めての研究だった[2]。ミクログリアには、健全なシナプスを飲み込み、変更を加えるパワーがあることを、疑いの余地なく証明したのだ。

科学界がこのニュースに沸きかえったのも当然だった。二人の研究は「ニューロン」誌の、その年で最も影響力のある論文と称された。

一方、イタリアの欧州分子生物学研究所は、ミクログリアが脳の海馬（気分と記憶にとって重要な領域）で活動が過剰になり得ることを示した[3]。ミクログリアは海馬内の健全なシナプスを飲み込んで取り除き、うつや不安障害、自閉症、強迫性障害、アルツハイマー病と関連が深いとされる部位の減少を引き起こしていた。それらの患者では、ＰＥＴ（陽電子放射断層撮影）で撮られた画像から、海馬が萎縮しているのが見られた。

こうした新事実によって積年の謎が解明された。さまざまな脳の神経精神疾患や神経変性疾患で、健全なシナプスの喪失、さらにはニューロンの大量死が確認されていたが、その理由は誰にもわかっていなかった。

突然そのすべてに納得がいったのだ。

たとえミクログリアが体をめぐる白血球のように、脳を保護し、脳を健全に保とうとしていても、ストレスホルモンが過剰に流入してきたり、ウイルスや化学物質、アレルゲン、病原体が入り込んできたりするなど、異常を感知すると、ミクログリアは過剰に反応してしまうことが多々ある。そうすると、近くにあるシナプスを一掃してしまうのだ。

新しい考え――退屈で目立たない小さな細胞が実は非常に活発で、ときに活動過剰な免疫細胞になるという考え――は、すべてを変えてしまった。

二〇一五年、スティーヴンスは発生中および疾患時におけるシナプス剪定に対するミクログリア細胞の機能を発見したことで、マッカーサー基金から「天才助成金」を授与された。

いくつもの顔を持つ細胞

ここまでのところ、主にミクログリアの裏の顔に焦点を当ててきた。

しかしこの小さな細胞には明るい面もある。脳が恒常性を維持しているとき――言い方を変えると、ミクログリアは暴走していないとき、まったく違った意味で活性化する。つまり、建設的に活性化するのだ。健康な脳では、ミクログリアは脳の修復に動員されれば、養分を分泌して新しい健康なニューロンの成長や、新規のシナプスの発生を促す。さらには病変したニューロンの修復にかかわる神経保護因子も放出する。[4]

実際、ミクログリアは、ニューロンが新たな神経突起――触手のようなもの――を形成するのを直接助けることもある。新しくできた神経突起は他のニューロンとつながり、そのおかげで脳内の接続性が増し、強化される。[5]

ミクログリアは他のタイプのグリア細胞とともに、ミエリン鞘を増やすことにもかかわる。ミエリン鞘とは、ニューロンの軸索に巻きついている絶縁組織のことで、軸索を流れる活動電位の伝達スピードをアップさせる。こうしたミクログリアの修復作業が最も活発な領域として挙げられるのが、脳にある海馬である。

「ミクログリアは活動のバランスがとれているとき、とても多くの役割を担っているの」とベスは強調する。「そういうときは、保護作用を持つさまざまなタンパク質やその他の物質をつくらせるシグナルを出す。実はシナプス喪失を止めようとしているのよ」

しかし、些細な狂いでも大きな異常でも、何か変化を感知した瞬間、ミクログリアは保護を促すシグナル物質の放出をやめ、脳に損傷をもたらす神経炎症性の物質を吐き出すことがある。すると、シナプスの喪失のほかにも、別の悪影響が及ぶ可能性がある。炎症の暴走である。「スイッチが入ると、ミクログリアは炎症を誘発する状態に切り替わって、大量のサイトカインを放出し始める。炎症性の物質を生産する、脳の一大工場になってしまう」とベスは説明する。

たとえば、脳に外傷性の損傷があると、「ミクログリアは怒り狂う」のだと彼女は言う。「炎症のシグナル物質をじゃんじゃんつくり出すの。これは初めのうちは脳の保護に役立つかもしれないけれど、そのうち反対に作用するようになる。さらにミクログリアは、アストロサイトのような別のグリア細胞を活性化するシグナル物質を出し始める。その結果、そうした細胞は有害な因子を放出してニューロンに損傷を与えるの」

メリーランド大学医学部の神経科学教授マーガレット・マッカーシーはベス・スティーヴンスの研究対象よりもずっと若い人の脳内のミクログリアに焦点を当てている。マッカーシーは、ミクログリアが若齢の頃の経験（ホルモンや感染症や炎症に曝露されることなど）によってプログラムされることを見出した。そうして、将来起こる損傷やストレス因子、感染症などにミクログリアがうまく応答できるようにするのだ。

今、科学者が考える仮説はこうだ。いったん脳内のミクログリアが過剰に活性化されると、ミクログリアの振る舞いを決めている遺伝子に長期にわたって変化が引き起こされ、その結果ミクログリアは超警戒態勢になるようにプログラムしなおされる。するとその後は、わずかな刺激でシナプスを過剰に刈り込んだり有害な振る舞いを起こしたりしがちになる。[6]

ヒートアップしたミクログリアは、脅威が過ぎ去っても、シナプス結合の刈り込みをやめない。

ストレス因子や病原体がなくなっても、炎症性の物質を吐き出し続け、シナプスの破壊を続ける。神経の炎症が自己増殖する暴走プロセスとなる。このプロセスは脳における変化とみることができ、それはもとの炎症プロセスの後、何年も続く。幼い頃に脳内のミクログリアの振る舞いに影響を及ぼした何かが、ティーンエイジャーになって不安や行動障害、うつ病、統合失調症として現れるかもしれないし、高齢になってからアルツハイマー病として現れるかもしれない。

ベス・スティーヴンスの考えでは、それは最初は、脳を変える環境からの小さな刺激にすぎないのかもしれないという。たとえば、何らかの感染や環境毒素、外傷、身体的もしくは精神的な虐待、慢性的なストレスなど。脳はこれにうまく対処する。「でも、そこにもう一つ重なる。すると、両者が相まって完全な嵐が生まれ、突然由々しき事態に陥る」

精神医学では、精神疾患が人によって治療困難だったりそうでなかったりする理由がまだわかっていない。環境原因によるミクログリアの暴走に由来する炎症や、経験、遺伝が人それぞれで異なることが、その手がかりになるのかもしれない。ミクログリアは全力で攻撃をしているとき、思考や、複雑な感情の処理、適切な意思決定に必要な脳内の重要なシナプスを消し去ってしまう。私たちはそれを敏感に感じるのだろう。重要な脳の部位同士の伝達がうまくできなくなる。すると身の回りの世界を理解するのが難しくなる。一見ささやかな出来事に対して過剰に反応するかもしれない。絶望する。集中できない。感情を抑えられない。気分の高揚と落ち込みを繰り返す。ものごとを思い出せなくなる。常に不安を感じる。あるいは、それらが組み合わさる。それも人によって、少しずつ違った組み合わせで。そのせいで、私たちはこれに百もの名前をつけているのだ。学習障害、OCD（強迫性障害）、ADHD（注意欠如・多動症）、不安、うつ病、双極性障害、脳震盪《のうしんとう》後症候群などなど。

でも、もう少し違った見方で世の中を見ることができたらどうだろう。「どうしてこんなふうに感じるのだろう」とか「どうして冷静になれないのだろう」、「どうして物忘れするのだろう」と問うのではなく、「どうしてミクログリアがシナプスを取り去り、こんな気持ちにさせるのだろうか」と考えるようにするのだ。そして、それをやめさせるために何ができるのだろうか。

ベス・スティーヴンスが解明しようとしているのは、何がきっかけでミクログリアがシナプスを食べ、炎症性物質を吐き出すようになるのか、ということである。善玉ミクログリアを悪玉ミクログリアに変える生化学反応の連鎖を見つけ出せれば、もとの状態へ戻す方法も見つけられるかもしれない。

しかしスティーヴンスは、まず科学的な正確さを期して、さまざまな脳関連の疾患でミクログリアがシナプスの喪失を引き起こしているという仮説を検証したいと思った。これは、ミクログリアがシナプスを食べていることを明らかにするという広い意味を持つと同時に、アルツハイマー病や統合失調症や自閉症のような特定の疾患を引き起こす脳内の変化がミクログリアによるものであることを証明するものでもあった。

二〇一六年、潤沢な資金援助を得て、スティーヴンスのチームはスタンフォード大学のベン・バレス研究室との共同研究によって、過度に飢餓状態のミクログリアが初期段階のシナプス喪失の一因であることを、アルツハイマー病の動物モデルを用いて実証した(7)。アルツハイマー病では、補体分子の濃度が異常に高くなっており、そのせいで多くのシナプスにタグが付いていた。その結果、ミクログリアが破壊モードに切り替わり、脳の回路に本来備わるはずの機能が失われていたのだ。[8]

そして、アルツハイマー病におけるこのシナプスの喪失は、疾患のかなり初期の段階で始まっていることがわかった。スティーヴンスたちは、アミロイドプラークの形成や神経炎症が起こるずっと前に、海馬も含めた健全な脳のシナプスをミクログリアが破壊していることを示した。

アルツハイマー病の主な症状に先立って異常なシナプス喪失が起きるという思いがけない事実によって、ベスはさらに二つの可能性を検討することになった。

まず、シナプスの変化が疾患のそんなに早期に起こっているとしたら、ミクログリアが活性の低いシナプス——たとえば理想的な活性を下回る神経回路を飲み込んで破壊していると考えられるのだろうか？　つまり、ミクログリアが活性の低い神経回路を排除しているのは、それがあまり発火していないからなのだろうか？

さらにベスは、統合失調症やその他の神経精神疾患でも、やはり症状が現れる何年も前にシナプスの剪定が起こっているかもしれないと考えた。こうしたシナプスは、ストレス物質や病原体、異物があったり、あるいは単に活性が低いなどの理由で標的にされるのかもしれない。

そこでベスは精神疾患を研究対象にすることに関心を持った。思春期などの発達の臨界期に、ミクログリアが脳の前頭前皮質にあるシナプスを不適切に刈り込んでいるのではないかという疑問を検証したいと考えた。これと近い研究を行なった研究者がほかにいた。彼らは、統合失調症の人では、そうでない人々よりも前頭前皮質の神経結合の数が少ないように見えることを示していた。[9][*2]

ところが、この考えを検証するのにふさわしい動物モデルがなかった。

二〇一六年、ベスの共同研究者の一人、遺伝学者のスティーヴン・マッキャロルは、遺伝的に補体の濃度が高い人では、不適切なシナプスの刈り込みと統合失調症のリスクも高いという関連を発見した。[10]これが後押しとなり、スティーヴンスとマッキャロル、さらに彼らの仲間であるハーヴァード大学の免疫学者、マイケル・キャロルたちは、この遺伝学の発見と、スティーヴンスがマウスで研究していたシナプス剪定のメカニズムとの間をつなぐ共同研究を始めた。

やはりミクログリアが補体でタグ付けされたシナプスをむさぼり食う犯人だったのか？　これは大いにありそうに思える。「精神疾患におけるシナプス喪失がとても早い時期に起こることを証明できたら、と考えてみて。そして、最初にシナプス喪失が始まる時期を知ることができたら？」ベスの声は自信満々だ。

彼女は続ける。私たちは「見たところ健全な思春期の子の脳の内部を見ることができて、一〇歳や一二歳の段階で、シナプスの喪失が過剰になっているのを見つけて、精神疾患の症状がはっきりしてくる何年も前に助けてあげられるかもしれない」。ひょっとしたら、発症を未然に防ぐことまでできるかもしれない。

さらに続ける。「たとえばアルツハイマー病なんだけどね。自分のシナプスが失われていないか、症状が現れる二〇年前に知りたいと思わない？」

「確かに。知りたいわ」と私。

＊2　「刈り込み仮説」として知られるこの理論では、統合失調症や関係する疾患（双極性障害など）の症状の原因は、脳の発達段階における脆弱な時期（青春期や青年期など）にシナプスの過剰な刈り込みが起こることであると考える。

「自分のシナプスが消えていっていないか、私だって知りたいわ。そうすれば、シナプスが消えてしまわないように、あれこれ手を打つことができるわ！」ベスは興奮気味だ。「シナプス喪失のかなり早い時期に、それを察知できたらどうかしら？　カギを置いた場所を忘れてしまうという段階よ。自分の母親が誰だか忘れてしまうずっと前の段階よ」

私はケイティのような患者たちのことに思いをはせる。彼女はいつもさまざまな精神障害に苦しんでいるし、彼女の祖母のアリスはアルツハイマー病の初期段階にあった。

二〇一八年、ベスはハワード・ヒューズ医学研究所の研究者に任命された。科学界でも有数の栄誉ある職である。また、人生をぶち壊してしまうさまざまな病気に対するミクログリアの関与や、発症の予防法を追求し、知識を深めていくための資金として二〇〇〇万ドルが授与された。

ベスのデスクの後ろにある棚には、写真やコーヒーマグや表彰盾などに囲まれて、手製のビアグラスが四個セットで置かれている。これは研究室のチームが彼女のためにこしらえたもので、研究室のみんなが醸造した「ミクログリエール」ビールをより楽しむためのものだ。グラスの側面には優雅な筆記体で「ミクログリエール　責任をもって飲み込むこと」、と刻まれている。

ひとつ大きな疑問がある。ミクログリアが脳の中の不要なシナプスと回路だけを飲み込むようにする方法を、科学者や臨床家は見つけることができるのか？　人生の多彩な春秋を健康で幸せに過ごすために必要なシナプスをすべて保持する方法をだ。

第四章　ミクログリアはいたるところに

友人のライラ・シェンは、前に一度、上の息子を幼稚園へ送って行ったときに、よちよち歩きの下の子を教室に置いてけぼりにしたことがある。私は近所の公園で散歩しながら話そうと彼女を連れ出した。ライラは五〇代の初めで、黒髪の中にひとすじ、優雅な銀色のものが左のこめかみから肩にかけてくっきりと垂れ落ちている。クローン病、注意欠陥障害、強迫性障害を抱えて一〇年を過ごした今でも、ライラは現状を維持するだけで精一杯という状況だ。ときに訪れる突然の入院で生活リズムは中断されるし、気が散ったり忘れっぽくなったりする日がときどきあって、彼女に言わせると「ちょっと怖くなってきている」。

「まあ、何とかやってるわ」と彼女が言う。かたわらを、ジョギングをしている一団が通り過ぎる――自己免疫疾患をわずらっている私たち二人には、とてもできない芸当をやっている人たち。「でも、この先一〇年で物忘れがひどくなったらどうなるのかしら」。そんなことが日ごと彼女の心に去来する――四六時中、何か大事なことを思い出せないでいるのだ。

しかし、これがライラの当面の心配事ではない。目下のところ本当に彼女を悩ませているのは「私が抱えているいろいろな問題のせいで、息子たちが犠牲を強いられていること」。自分の長引く健康問題が子供たちから幼少時代を奪い、彼らの幸せをむしばんではいないかと、気が気ではないのだ。

下の息子、ジェイソンは今一一歳だ。母親が炎症性の腸疾患の治療でいく晩も入院し、家を空けるのを、よちよち歩きの頃から何度となく見てきた。ライラはカレンダーに書いてある行事をしょっちゅう忘れ、そのせいでジェイソンは野球の練習に行けなかったり、学校へ提出する書類の期限に遅れたりした。運転をすれば、何度も道に迷う。彼女は言う。「私、取りつかれたように何度も、調理台の上を掃除したり、手を洗ったりするの」。ライラはレストランでは食事をしない。というのは、「食中毒に一度かかれば人生の数週間を失うことになりかねないから。子供たちは悩み満載の家で育ってきたのよ」。

ママの健康問題が差し迫ったとき、ジェイソンはお兄ちゃんのリアムよりずっと幼かった。だから、ジェイソンはママの病気により大きな影響を受けているとライラは考えている。ママと一緒にいろんなことができなかったときに、その理由を彼は理解できなかったのだから。

今ジェイソンにも不安障害の徴候がはっきりと表れている。それにライラは気づいた。ほんの数カ月前のこと、泳いだりヨットに乗ったりする例年の湾岸キャンプに付き添ったとき、ジェイソンをよく知っているキャンプの指導員から、何か問題が起きていないか尋ねられた。「その指導員はジェイソンが水に入ろうとしないと言ったの。フナムシがいるかもしれないし、カニに挟まれるかもしれないからだって」。それは理解できなくもないとライラは言う――チェサピーク湾は元気な生き物でいっぱいだから。しかしフナムシは稀《まれ》にしかいないし、カニは人が近寄れたとしても大急ぎで逃げてしまうものだ。「去年までは毎年、問題なくキャンプできてたのよ！」とライラは言う。「あの子は波とたわむれるのが大好きなの。チェサピーク湾の浜辺で大きくなったのよ！」

その後、新学期が始まった頃にジェイソンがたちの悪い新たな不安の徴候を見せた。ある日の午後、学校から帰ってくると、明日は学校へ行きたくないと言いだした。ライラは、授業で有名な作家について発表をするのが間近に迫っているのを知っていた。「あの子は『ギヴァー——記憶を注ぐ者』（新評論）を書いたロイス・ローリーについてのレポートを書き上げていて、しかもそれは立派に考え抜かれたものだったの」とライラは言う。「あの子は夫と私の前で五、六回、発表の練習をしたの。上出来だったわ！」

ライラは小学校に電話して、不安を感じているジェイソンの力になってもらえないかと先生に頼み、深呼吸で対処する方法を夫と二人でジェイソンに伝授した。それから学校へ送った。

ほどなく学校看護師から、ジェイソンが保健室にいるという電話が入った。彼は発表を始めたのだが、半分話したところでやめてしまったのだ。不安のあまり、言葉がなかなか出てこなくなったからだ。目には涙がにじんでいた。先生が二人きりで話せるようにジェイソンを教室から連れ出すと、彼はこう言った。「気分が悪い。お腹が痛い。うちへ帰りたい！」

ライラがセラピストのもとへジェイソンを連れて行くと、セラピストから彼は不安に苦しんでいるのだと言われた。ライラが心配になるのは当然だ。「私自身の問題を振り返れば、息子がこの幼さでこんな問題と闘っているのを見ると、もちろん不安になる」。それに十分わかってもいる。「不安を持った親からは不安を持った子供が育つのよ。私の健康上の問題を目にしたジェイソンが、この世界に対して、どれほど不安を感じてしまうことか。そんなことも理解できないほど、私はまぬけじゃない」

その結果、ライラはさらに大きな疑問を持つことになった。「私を心配しているせいで、ジェイソンにいろんなことが起こっているのだとしたら、それが心配による心理的なものにすぎないのか、それとも脳の中の何かが変化しているからなのか、どうしたらわかるのかしら」

ライラは、自分がジェイソンにとって問題だということをいろいろな面から感じている。もし家でジェイソンの感じる不安が少なかったら——ライラいわく、自分にこんなに多くの健康や認知の問題がなく、これほど四六時中不安になっていなかったとしたら——、彼も今ほど不安に苦しまなかったのではないか？「もし私自身を治療する良い方法が見つかり、頭がぼーっとなったり、忘れっぽくなったり、不安になったりしなくなれば、ジェイソンも穏やかに過ごせるようになるのかしら？」彼女は尋ねる。「それとも、私の不安定な病気を見て育ったせいで、彼の脳の働きは変わってしまったのかしら？」

ライラには懸念もあったが好奇心もあった。そこでこのような重要な疑問を口にしたのだ——これはケイティ・ハリソンが感じた疑問でもある。実際、私はライラと散歩した数週間後にケイティとスカイプを使って同じような会話をしたのだ。シングルマザーとしてのケイティは、とりわけ自分のうつ病とパニック障害が二人の子供たち、ミンディとアンドリューに影を落としてきたことを気に病んでいる。

「私が恐怖や不安を感じるせいで、あの子たちの恐怖や不安をあおってきたことが気になるの」。

ケイティは言う。「それとも、私の調子が良くないことに、あの子たちが責任を感じていないか、自分たちのやったことのせいで――元気すぎたり、騒ぎすぎたりしたせいで――私が病気になったと思っているんじゃないかとね」

精神疾患や認知障害を理解する上で、環境要因と生物学的要因――たとえばストレスの多い状況と、活動過剰のミクログリアが発達中の脳でシナプスに変更を加え始めること――とをどうやって区別すればよいのだろうか。そしてこの二つ――家庭の慢性的なストレス環境と脳の変化――に相互関係があるとわかったとして、この情報をどう利用すれば、ライラやケイティのような家族をより適切に支援できるのだろうか？

傷ついたミクログリア

数十年に及ぶ研究によれば、脳には高度な可塑性《かそせい》があり、環境と相互にかかわりながら絶えず変化していることがわかった。ベス・スティーヴンスが説明したように、日々の生活の中でさまざまな因子が脳内のミクログリアの活性に生物学的レベルで影響を及ぼし得るのだ。

こうした環境因子の一つが慢性のストレス、つまりトラウマである。子供たちが予測不能なストレスに慢性的にさらされ、高いレベルのストレス応答が日常的に引き起こされると、免疫システムは炎症性ストレス物質を大量につくる（そうした物質が引き起こす変化によって、免疫システムは機能を発揮する[1]）。

炎症性ストレス物質が小児の発達中の体や脳に日常的に放出されると、ストレス応答を統括する遺伝子にも警報が伝わる。すると遺伝子はストレス応答のレベルを高め、ここで適切な介入がなければ、ストレス応答が「闘争・逃走」モードに固定されるようになる。[2] 実際、イェール大学の研究者たちによる最近の報告では、長期にわたって逆境を経験していた子供たちでは二三個の染色体すべてでストレス応答を統括する遺伝子に変化が見られた。[3] こうして増強されたストレス応答によって、今度は高レベルの炎症性物質がさらに増産される。

そうしたことから、子供の頃に予測不能なストレスを慢性的に受けて育った人は、大人になって自己免疫疾患や心臓疾患、がんなどの体の病気になるリスクが、そうでない人に比べ何倍も高い。[4] また、幼少期にストレスをたくさん経験した人は、大人になってからうつ病その他の精神疾患を発症するリスクが三倍高いこともわかっている。[5]

また慢性的にストレスを受けた子供では、脳の構造にかなりの変化が見られる。慢性的な健康問題のある親や、精神疾患のある親のもとで育つというストレスを含めて、幼少期に多様なタイプのストレス（しばしば小児期逆境体験［ＡＣＥ］と言われる）を受けた成人の脳をスキャンすると、幼少期に不幸な目に合わなかった人に比べて海馬が小さく、若干萎縮していることが多かった。[6]

持続性抑うつ障害と診断されたティーンエイジャーでは、思春期という早い時期に海馬がすでに萎縮の徴候を見せる。これは海馬のニューロンが死につつあるということだ。海馬は、記憶や解釈、認知に基づいて、情動的かつ適切な形で、私たちを取り巻く世界に反応する脳の領域だ。そこは脳の他の領域とさまざまに連携することで、自己の感覚が宿る場所、つまりこの世界の中にあって自分が何者であるかを理解する場所なのだ。海馬の回路へのダメージが大きくなりすぎると、記憶や感情を処理する能力に影響があるだけでなく、あらゆる種類の行動にも影響が及ぶ。[7]

脳スキャンをすると、同様に慢性的にストレスを受けていた小児やティーンエイジャーでは、海馬と扁桃体（危険に対する警報を発する脳の領域）、前頭前皮質（外界に対する適切な応答を決断する領域）、それにデフォルトモードネットワーク（他の領域全部を相互連結させ、また自己に関連する領域）との間の連絡が少ないのが見られる。

このことから次のように言える。ジェイソンのような子供は、置かれた状況で安全だと感じられるか否かを決める脳の諸領域でシナプス結合の変化が起きている可能性があるのであって、単に本来の機能をなさない回路があるという理由で症状が出ているのではない(8)。だから、ストレス因子は、実際には情緒や状況に関連するのかもしれないが、脳の構造の変化と、体と脳の双方における免疫応答の増強を引き起こし得るのだ。

また、体の免疫応答が強いことと、脳関連疾患を発病するリスクがきわめて高いことは直接関連していることもわかっている。ベス・スティーヴンスがハーヴァード大学で研究室を立ち上げていた同じ頃、免疫精神学の研究によって、体の炎症性バイオマーカーの値が高い人と、うつ病、学習障害、自閉症、アルツハイマー病、強迫性障害、気分障害などの脳に起因する疾患を持つ人との間にはっきりとした関連があることが明らかになり始めていた。

ケイティのように大うつ病性障害に苦しむ患者たちは、インターロイキン－6やC反応性タンパクとして知られる炎症性サイトカインの値がきわめて高い――うつ病の症状のない人より三一パーセント高い(9)。そして体内の炎症性物質の異常な上昇はしばしば精神症状より何年も先に起こる。たとえば、二〇〇八年にC反応性タンパクの値が異常に高かった女性たちは、炎症性バイオマーカーの値の低い女性たちに比べて、二〇一二年にうつ病を発症する割合が三倍多かった(10)。そしてインターロイキン－6とC反応性タンパクの値が高かった一〇歳の子供たち（ライラの息子、ジェイソンよりわずか一歳だけ若い）は、一八歳までにうつ病を発症する可能性が有意に高かった。(11)

二〇一五年、大うつ病性障害をわずらう患者たちの海馬には腫瘍壊死因子（TNF）として知られるサイトカインの値が高いことがわかった――またこの患者たちには慢性疼痛《とうつう》をわずらう人も多かった。(12)

双極性障害の患者では、炎症性バイオマーカーはうつ症状が悪化するときに急上昇し、寛解するときにはかなり低下する。(13) また、体の炎症性バイオマーカーは（ケイティの症例のような）うつ病との関連はもとより、（たとえばケイティの従妹のカーリーの）全般性不安障害との関連も見出された。炎症性バイオマーカーが高ければ高いほど、精神症状がより現れやすい傾向がある。(14) 統合失調症の場合も同様である。(15) さらに、身体疾患や炎症の徴候が見られないときでも同じであることが明らかになった。(16)

おそらく最も驚くべきは、二〇一七年にジョンズ・ホプキンズ大学医学部の研究者たちが、自殺の試みを予想するのに体の炎症性バイオマーカーを用いることができると明らかにしたことだ。(17) ウイルス感染を撃退しているときのように、炎症性免疫応答が活性化するだけで、深い絶望や自殺念慮までもが誘発されるのだ。(18)*1

確実に言えることはこうだ。慢性ストレスや感染症、有害な物質への曝露などによって、体の炎症性免疫応答が日常的に高められると、シナプス結合が減少し脳内の炎症が引き起こされる。その結果、精神医学的、発育的、認知的な障害や疾患が生じ得る。

そうすると、当然、疑問が噴出する。異常に高い炎症性免疫バイオマーカーの値と、ミクログリアの活性化、神経の炎症、精神疾患との間の関連とは、厳密にはどのようなものか？

その答えは驚くべきものだった。

ミクログリア・コネクション

二〇一七年、マウスが予測できない慢性的なストレス（ジェイソンのような小児が、母親の調子が日によってどうなるかわからないために感じるような種類のストレス）を受けてからわずか五週間後に、海馬にあるミクログリアが機能不全の徴候を見せ始めたことが報告された。その後まもなく、うつ病の著しい症状が現れた。もちろんヒトでは、このような変化にはずっと長い時間がかかる。[20] マウスよりはるかに寿命が長いからだ。しかしこうした証拠から、人間も予測できない慢性的なストレスを受けると、数年あるいは数十年を経たあとに脳に同様の変化が起こることが示唆される。

実は科学者たちは現在、うつ病に至る生化学的な経路のほとんどがミクログリア由来の炎症と関連があると確信している。[21] また、不安やうつ病の症状が悪化する時期と、脳内のミクログリアの機能不全の度合いが相関しているという。[22]「JAMA（アメリカ医師会雑誌）サイキアトリー」誌に発表された最近の研究によると、大うつ病性障害の症状が現れた患者には活性化したミクログリアが大量に存在する。[23] さらに、ライラのような強迫性障害の患者では、強迫性障害にかかわる神経回路に

＊1　自閉症の人では炎症性免疫バイオマーカーも上昇していた。[19]

ミクログリア由来の炎症が見られる[24]。

同様の発見が二〇一七年にも発表された。ベス・スティーヴンスと共同研究をしている統合失調症の研究者、マイケル・キャロルの成果だ。自己免疫疾患である全身性エリテマトーデスの患者では、ミクログリアが「活発になり、ニューロンやシナプスをつくる原料を飲み込み」、その結果「ミクログリアに起因するシナプスの喪失」が起こる。これが精神医学的な気分障害の症状として現れるのだ。全身性エリテマトーデスでは、ミクログリアによるシナプス剪定が過剰になり、精神症状が引き起こされる[25]。

全身性エリテマトーデスの患者はそうでない人に比べ、うつ病や不安、認知障害、ときには重度の精神疾患に七五パーセントもかかりやすいことが繰り返し示されてきた。この一五年来の謎とされてきたデータに、突然完璧な科学的説明がついたのだ。

同様に、認知と記憶にトラブルを訴える多発性硬化症の患者でも、灰白質の病変に大量のミクログリアが浸潤している（そして破壊をもたらしているようである）のが見られる[26]。

一方、ライラのようなクローン病の患者では、症状の激化する時期に簡単な計算といった認知的課題を解くのに（クローン病にかかっていない人に比べて）時間がかかることが長らく認められていた。その理由は、症状が激化している時期の脳内のミクログリアの活性レベルが（寛解期に比べて）非常に高いからである[27]。どうやら、過剰に活性化した体の免疫システムがミクログリアに警告を発し、そのせいでミクログリアも過剰に活性化するようだ――ちょうど、すぐ下の体の白血球と同じように[28]。

自閉症患者の脳をＰＥＴスキャンすると、活性化したミクログリアが小脳（感覚情報の処理や運動、学習と関連のある領域）でとりわけ豊富に見られる。[29] 自閉症患者のミクログリアは常に活性が高い上に数も多く、より多くの炎症を引き起こす。[30]
ミクログリアは、パーキンソン病の悪化をも促す。[31] また西ナイルウイルスに感染した患者でも、ミクログリアが危険な速さでシナプスを飲み込むことが認められている。西ナイルウイルスに感染した人々の半数以上が慢性的な記憶障害を訴えるのは、おそらくそのせいだ。[32] そして、私がギラン＝バレー症候群にかかったあとに著しい気分の落ち込みと記憶異常を経験したわけも、これで説明できる。
まったく圧巻である。私たちの脳が刺激にこれほど敏感なのだと思うと、恐ろしくさえある。
しかし、同じくらい良いニュース――それどころか素晴らしいニュース――もある。

健康に対する新しい視点

いずれにしても、ミクログリアが慢性のストレス因子に反応し、脳の免疫応答を引き起こすことを理解すると、いかにストレスやトラウマが脳を変え、ひいては気分や行動を変え得るのかがいっそう深く理解できる。

ミクログリアの調子を狂わせてシナプスの刈り込みを過剰にし、必要な神経結合の喪失を起こすことに関して、慢性のストレスは数ある環境要因の一つにすぎない。ライラやケイティの子供たちがママの長引く症状や不自由を目にすることで経験したであろうストレスに、関連する遺伝的要因と、その他の環境からのストレス因子とが相まって、ミクログリアは発育中の脳のさまざまな領域でシナプスを削り取るようになるのかもしれない。その結果、時を経て（そして注意してほしいのは、治療処置がなければ）、彼らはこの世界を暗く恐ろしいところだと考えるようになるのではないか。

とはいえ、次にライラやケイティと話をするときに、こうした変化が元に戻らないわけではないということを私は二人に伝える。知られているように、脳は大人になってからもずっと素晴らしい柔軟性を維持しているのだ。そして、幼少期はとりわけ柔軟性が高い。

要するに重要なのは、健康のためにできることはなんでもするライラとケイティの努力であり、ジェイソンとミンディとアンドリューのために、たとえば早くから話し合い療法を始めるなど手を尽くすということである。

「脳とミクログリアは、ストレス因子からも、環境のプラスの要因からも、うんと影響を受けるの」。そう言って、私はライラとケイティを安心させる。「だから、ストレス因子を緩和するためにやっていることはすべて、あなたたちの脳にとっても、子供たちの脳にとってもいい影響があるのよ」

簡単に言うと、ミクログリアは脳に変更を加える。そして、私たちはミクログリアの働きを抑え、さらには再起動させることさえでき、そうすることで炎症の誘発やシナプスの刈り込みを止めて、灰白質を保護できるかもしれない。こうした発見のおかげで、ライラやケイティのような患者に新しい治療方法を提供できると期待されているのだ。

そう思うと本当に胸が躍る。

「心の病気」と「体の病気」との境界線を取り払う

さまざまな心身の疾患を抱えているケイティ一家のような家族を脳内の免疫細胞、ミクログリアというレンズを通して見ると、彼女たちの心身の疾患には総じて同様の起源物語があることがわかる。たとえばケイティ、母親のジェンナ、ポール叔父さん、それに祖母のアリスといった家族のいく人かは、いくつかの炎症を誘発する因子に遺伝的素因が組み合わさって、体における自己免疫反応が起こっている——ケイティの甲状腺（橋本病）、ジェンナの関節組織（膠原病）、ジェンナの皮膚（乾癬）、ポールの膵臓のベータ細胞（糖尿病）、アリスの腸の内壁（クローン病）がこのことを物語っている。

ケイティの大うつ病性障害と不安、従妹のカーリーの不安、母親のうつ病、叔父の強迫性障害、祖母のアルツハイマー病の例では、免疫に起因する炎症が脳の奥深くでくすぶっていて、ミクログリアがシナプスを攻撃し、炎症性物質を吐き出し、神経の結合を破壊している。そして、彼女たちが理解することも、それについて語ることも、数値化することも、治療することも困難だと思い込んでいた病気を引き起こした。

そしてこうした病気は、彼らの体における炎症の程度と関連している可能性が高い。

でも私は、いつもこうだとは限らないとケイティに注意を促す。グリア細胞の研究からは、従妹のカーリーのように、炎症や病気が体にまったく現れない人がいることがわかっている——現れるのは脳内だけだ。つまり、体の一つの器官や場所（たとえば、膵臓や関節の組織）に炎症を引き起こすことのある同じ因子が、脳内の炎症だけを引き起こす場合があるのだ。

しかし、そこには重大な違いが一つある。

ベス・スティーヴンスの研究から、脳の炎症と体の炎症とは様相が異なることがわかっている。脳に炎症が起こっても赤くなったり、熱くなったり、痛みがあったり、腫れあがったりしない。そうではなく、ミクログリアが、大切な神経の構造に損傷を引き起こす炎症性物質を吐き出したり、シナプスを飲み込んで破壊し、台無しにしたりして、炎症が進むのだ。

ちょうど白血球が体の一部に集まって炎症を起こすように、ミクログリアが脳の一部に集まる――そして脳の回路を破壊する。科学者たちは今、ニューロンに対するグリア細胞の過剰な攻撃とシナプスの過剰な剪定を「神経炎症」と呼んでいる（また、アルツハイマー病やパーキンソン病などでは、「神経変性」と呼ばれる）。自閉症、強迫性障害、気分障害などでは、「神経発達変性」と呼ばれる。

しかしこの脳の変化を何と呼ぼうと、すべて同じことを意味する。つまり小さなミクログリアがシナプスを飲み込んで破壊しているのだ。このことが重大な変化となって、精神医学と神経学のブラックボックスに長い間取り残されていた、何百というさまざまな障害となるのである。

長い間、心の健康と体の健康との間にあるとされてきた境界線は、存在しなかった。免疫システムが酷使されると、病気が脳に現れる人がいる一方で、体に現れる人もいるのだ。関節か精神か――あるいは両方が炎症を起すかもしれない。

増加の一歩をたどっている、治療困難でやっかいな脳関連の疾患には、すべてに共通する特徴がある。免疫によって活性化したミクログリアが脳に大混乱を引き起こしているのだ。そしてそれには、体に炎症を起こすのと同じ因子にミクログリアが応答している場合が多々ある。
この新しい分野――免疫システムの異常と精神の異常との関係を研究する――は、「神経免疫学」と呼ばれる。神経免疫学は、人体や、心の苦痛や、人間という存在そのものについての見方を変えつつある。

神経免疫学の研究から、なぜケイティ・ハリソン一家のような家族がメンタルヘルスや自己免疫の問題を抱えやすいのか、またなぜ気分障害や認知障害を抱える人々と、その近親者は、自己免疫疾患を抱えることが統計的に多いのかがよくわかる[33]。

研究者たちは以前から、そこには遺伝的な関連があるに違いないと思い込んでいた。すなわち、重篤な感染や自己免疫疾患にかかりやすい人は、うつ病や双極性障害やアルツハイマー病にもかかりやすい遺伝的素因を持っているに違いない。そしてその逆もまた同じだと。

しかし、そうした研究はさっぱりうまくいかなかった。この統計上の相関は遺伝的に説明できないことがわかっている。八〇〇〇人以上を対象にした研究では、自己免疫疾患の患者はうつ病のリスクが高かったが、うつ病の遺伝的リスクとは関連がなかった。一方、うつ病の患者は自己免疫疾患をより発症しやすかったが、自己免疫病の遺伝的リスクとは関連がなかった[34]。

脳と体の免疫システムは複雑に絡み合ったもの――そして本書の中心にいるミクログリアと絡み合ったもの――だと見れば、少なくともケイティ一家のような家族にそれが当てはまる理由を理解しやすくなる。

しかし、ケイティの家族は自分たちの情緒やメンタルヘルスの問題を、体や自己免疫の疾患とつなげて見ることはただの一度もなかったという。「脳と体のつながりについて、うちの家族が理解していることといえば、膠原病で母の生活が大変になり、そのせいでふさぎ込んでたというのがせいぜいのところかしら」

ケイティ一家だけがこうなのではない。脳関連の病気をわずらっているほとんどの人は、自分たちの症状が脳の免疫細胞の状態に関係があるなどとは考えていない。その存在すら知らないのだ。そして自分たちの脳の免疫システムが、ちょうど体の免疫システムと同じように、活性化されて病気を引き起こしてしまうということを知らないので、脳の健康状態と人生を上向きにする手立てを考えられないのだ。

次にスカイプを通じてケイティともう一度話し合ったとき、彼女はこう打ち明けた。「こんな情報はどれ一つとっても不安にしてくれるだけだわ」と言う。そう聞いても驚かない。なにしろ内容がもりだくさんなのだ。それは私にとっても同じだ。それでもなお、そうした科学の成果は、数々の厄介な精神疾患をもっとよく理解するための有望な手がかりだ。理解が深まれば、大勢の人々の苦痛を和らげたり治したりする新たな方法を追求することができる。

最近ケイティは、炎症性バイオマーカーであるC反応性タンパクの値が「高い」と、統合医療医に言われたと言う。「それでも、炎症性マーカーの値が高いことと精神疾患になりやすいことに関連があると言った医者はいなかったわ」。ケイティに言わせると、彼女の家系は、体の免疫機能と脳の免疫機能との間のフィードバックループのわかりやすい見本だ。「何年たってもいまだに、どの医者も『ミクログリア』とか『神経炎症』とかいう言葉を口にすらしなかったし、脳の回路について話すことさえしなかったのよ！」

もしこの新見解に照らして脳を見ることができれば、とケイティは考える。「研究者たちはミクログリアと神経炎症に研究の焦点を合わせるでしょうし、うちのような家族は新たな治療方法の恩恵を受けることでしょう。だって、医学は私たちの体の免疫システムと体の健康を良くするためのものよ。私の脳の免疫システムも良くしたいし、もっと健康なミクログリアがほしいものだわ」

科学の行なわれる場所と患者たちのいる場所との間に、時間のずれがあっても驚くことはない。科学哲学者のトーマス・クーンが言ったように、（大ざっぱに言って）新しいパラダイムシフトが研究室から診療室に伝わるのには、およそ二〇年かかるのだ(35)。

私はケイティにこう請け合った。精神医学が神経免疫学に対し沈黙を続けている間だって、研究室ではいろんなことが起きていて、新しい手法が見つかって理解が深まったりする。そして、それが治療法につながることもあるのだと。

しかし、ミクログリアの良い面を最大限に利用する方法を科学的に突き止めるためには、そもそもミクログリアと体の免疫システムとがどのように相互作用しているのかについても理解しなければならない。もし全身性エリテマトーデス、歯周病、細菌感染、クローン病といった体に起きる病気や炎症――あるいは、体に病気の徴候がまるでなくて、単に慢性のストレスに対する強い炎症応答があること――が脳内の炎症も引き起こし、それをきっかけにミクログリアが過剰にシナプスを刈り込むのだとしたら、体の免疫システムはどのようにして脳と直接やり取りをしているのだろうか？

体の白血球と脳のミクログリアとは、一体全体どのようにしてメッセージを送り合うのだろうか？

第五章　脳に架ける橋

　私たちは木星の月や土星の環ほども自分たちの頭の中身のことを知らない、と言われたりする。(1)ヨナタン・キプニス――友人たちにはヨニーで通っていた――は若き大学院生の頃から、この事実を変えてやりたいと思っていた。二〇〇三年という早い段階で――脳－免疫革命が科学の現場に起こる一〇年近く前――、当時学位取得のための研究を続けて三年目だったキプニスは、精神疾患と神経の自己免疫疾患では体の免疫システムが何らかの役割を担っているに違いないという確信を持った。

　現在キプニスは四〇代になり、暗褐色の髪を短めに刈り込み、短い無精ひげには最近白いものが混じり始めた。若々しくイケてるその外見は、科学者というよりも哲学の教授にぴったりだが、彼は「脳免疫グリアセンター（ＢＩＧ）」のセンター長とヴァージニア大学の神経科学科長を兼任する。しかしキプニスがイスラエル、レホヴォトのワイツマン科学研究所で博士論文をまとめ上げていた二〇〇三年、彼の教授たちの多くはこの若い教え子に懐疑的な目を向けていた。

キプニスは大学院生としての最初の実験の一つで、マウスからT細胞を除いて体の免疫システムを変化させる実験を行なった。T細胞はいわば免疫システムの軍曹で、免疫システムの兵士である白血球に、感染症つまり侵入している病原体に攻撃を開始する時期と場所を指示する。キプニスがT細胞を除いてみると驚くべき発見があった。脳の機能が劇的に変化したのだ。T細胞を除かれたマウスは突如として、正常マウスと同じように学習できなくなったのだ。そして反対に、T細胞を戻してやると、これらのマウスは再び正常に学習した。(2)

若きキプニスには、これが前人未踏の重要な研究領域に見えた。しかしT細胞とマウスの認知機能とのつながりを立証する、彼にとって最初の論文を他の研究者たちに見せると、「誰一人認めてくれなかった」。そう彼は言う。「教授たちは僕が間違っていると言い張ったんだ。そんなことはあり得ないとね」。ある研究者などは、皮肉でもなんでもなく、こんなことまで言った。「将来もしどこかの会議で秘密の奥義について講演する人を呼ばなきゃならなかったら、君を呼ぶよ」

キプニスはひるまず、自説を曲げなかった。二〇〇四年に博士号を取得して卒業したときには、謎が多かったが、脳と免疫の間につながりがありそうな事象に関する七編の論文の共同執筆者になっていた。彼は先見性のある論文の中でこんな疑問を挙げた。中枢神経系が損傷したことをきっかけに、脳内の謎のハウスキーピング細胞であるミクログリアが何らかの形で神経変性にかかわるのではないか。また、体のT細胞はミクログリアとコミュニケーションまで取っていて、神経の自己免疫疾患や精神疾患に影響を及ぼすのではないか。(3)

「一五年前には、脳と免疫という二つのシステムの間にはつながりがないという考えがまだあったけれど、僕には、そうじゃないってわかってたんだ。つまり、免疫システムは何らかの方法で脳に影響を与えるって」。キプニスのロシア系イスラエル訛《なまり》に熱がこもる（彼はジョージア共和国で育ったあと、一九九〇年、一〇代の時に一家でソ連崩壊から逃れてイスラエルに移った）。そして、医学が長い間「疾病行動」と呼んでいたものを指摘する。それは、うつ病になったときに「体も不調を感じる。食欲をなくす。疲れきって動くこともできなくなる」ことだ。脳と体をつなぐリンクが存在するに違いないと感じたという。

二〇〇五年、学位取得とワイツマン科学研究所における短期間のポストドクを終えたあと、キプニスはアメリカへ向かった。二〇一〇年には、マウスの体のT細胞が特定の物質を放出すると認知障害が引き起こされることを発表した[4]。T細胞は脳に対して、明らかにある種の影響を直接与えているのだ。

その頃までには、ミクログリアと、脳の健康を支配するその役割――新たにわかった免疫細胞としての役割――について関心が高まっていた。ひょっとして、体の免疫システムと脳の免疫細胞とがコミュニケーションを取っているのか？　それにしても一体全体、過剰な体の免疫応答がどうミクログリアにメッセージを送り、その振る舞いに影響を与えるのだろうか？　キプニスはこう言う。二〇一五年ごろの「神経学者に尋ねるといい。そしたら、その人はこんなことを言った初めての人間になるだろうね。神経疾患には必ず免疫システムの不調がある程度関連しているということが、だんだんわかってきたんだってね」

たとえ研究者たちがこの関連が存在することをきちんと受け入れるようになっても、「脳－免疫相互関係をメカニズムのレベルで研究できなかったんだ」。キプニスは続ける。「僕たちにはわかっていたんだ。自分たちの知識にはかなり重大なものが欠落しているって」

それは大きな科学的な欠落だった。

髄膜に存在しないはずのもの

偉大な科学者の多くは偉大なポストドクを雇って指導するコツを知っているようで、ヨニー・キプニスがその例外でなかったことは間違いない。

ヴァージニア大学脳免疫グリアセンターのキプニスの研究室で仕事をしていたポストドクのアントワーヌ・ルーボーは、他の科学者と同様、脳が体の免疫システムと直接にかかわらない唯一の器官だとしっかり教わってきた。

しかし、このドグマに反する証拠が次々と出てきた。たとえば、ちょうどその頃、別の研究者たちが（動物実験で）脳にT細胞を注入したところ、T細胞はどうにかして体へ降りるルートを見つけ、とうとう頸部リンパ節に現れたことを明らかにした。

これにはまったく意味がわからなかった。もし体と脳の免疫システムとの間をつなぐ解剖学的な「橋渡し」がないのなら、一体全体どうして脳に注入されたT細胞が体の別の部位に現れたのか？「脳に注入された細胞がすべて体へ入り込むわけではないけれど、なかには入るものがあるんだよ」とキプニスは言う。「だから、疑問はどうやって体に入るか、つまりどうやって脳から出るか、だね」

キプニスとルーボーは「髄膜スペース」として知られる脳のすぐ外側の領域に強く好奇心をそそられるようになった。髄膜スペースとは、頭蓋骨のすぐ内側で脳を包む膜の層のことで、薄いヘルメットのようなものだ。当時、髄膜の主な機能は脳を浮かべる髄液を収容することだと考えられていた。

キプニスとルーボーはこの髄膜スペースをもっと詳しく調べたいと考えた。そこでルーボーは、マウスの脳の髄膜を頭蓋冠にしっかりとくっつけて、髄膜を剝がす方法を開発した。そうして自然の状態で観察したところ、まったく無傷の広大なネットワークを見ることができた（普通は、組織を切除してからスライドグラスに載せていた）。そのあと解剖した。

それまでこの方法で観察した者は一人もいなかった。

ルーボーは顕微鏡で脳の組織をのぞき、目にしたものに衝撃を受けた。あるはずのないものがスライドグラス上に見えていた。髄膜スペースの内側に隠れてリンパ管が見えてきたのだ。

ルーボーは自分の見ているものの重要さを即座に悟った。

循環系の一部であるリンパ系は免疫細胞――白血球の軍隊――を全身に輸送する。これらリンパ管は、地下水脈が地面の下を走り抜けているように、体中を走っている。

たとえば、仮にあなたがジョギング中に泥道でつまずいて膝をすりむいたとする。T細胞は、泥の中や転んだ石の上の細菌、真菌、微生物などからあなたの体を守るために白血球の軍隊を送って膝の辺りに進軍させる。この免疫の旅団は複雑な水路のようなリンパ管網を通って適切に傷口の現場へよどみなく流れる。

医学の教科書には、解剖学的にこれらリンパ管は脳の中に存在し得ないし、実際存在しないのだと何百年にもわたって書かれてきた。リンパ管が脳内に見つからなかったという事実は、循環する免疫システムが精神に影響を及ぼさないことの根拠の一つだとされた。

しかし、ルーボーは脳を取り囲む髄膜の内側に広がるリンパ管を見つめていた——存在しないと思われていた、まさにその場所で(5)。

「こっちへ来て顕微鏡をのぞいてみてと、ヨニーを呼んだんです」。ルーボーは思い出す。それからキプニスに静かにこう言った。「すごいものを見つけたと思いますよ」

ヨニーはその発見の意味をただちに理解した。しかしそれが間違いである可能性も考えられた。答えを濁すような人ではなかったヨニーは、ルーボーに言った。「僕たちが正しいかどうか、確かめよう」

キプニスは思い起こす。「僕は初めのうちは疑ったんだよ。人体にまだ知られていない構造があるなんてまったく信じられなかった。人体は調べ尽くされていて、大きな発見は前世紀の中頃にすべてなされてしまったと思っていたんだ」

キプニスはただちに行動した。「同僚のところへ行って、この管を標識してこれが免疫にかかわる管だと確認したいんだけど、君、標識用のマーカー持ってる?って聞いたんだ」(ある器官やシステム——この場合はリンパ管——を可視化したいとき、それらに特有のタンパク質分子に蛍光マーカーを付け、特定の波長の光を当てる。するとマーカーが蛍光を発して、対象物を観察できるようになる(6))。

同僚はマーカーを持っていた。だがこう言った。「君は僕のマーカーを無駄使いすることになるよ」

キプニスとルーボーは、同僚に融通してもらったマーカーを加えた。するとそれはやはりそこにあった。マウスの脳の頭蓋冠の内側にあるリンパ管がはっきりと明るい蛍光色に光っていたのだ。そこにリンパ管が存在することは否定しようがなかった。「強烈な体験だった」とキプニスはかなり控えめに言う。(7)

以前には見えていなかった免疫システムの管が存在することがわかると、さらに疑問が浮かんでくる。この管が関与して、脳から免疫システムへ信号が伝わることはあるのだろうか？

まず、キプニスとルーボーにはこの実験を再現する必要があった。その後六カ月をかけ、二人はリンパ管を研究する専門家と共同研究をした。実験を繰り返すたびに同じ結果が得られた。「私たちが正しいということを、私たち自身が完全に納得するまで発表できなかった」とキプニスは言う。キプニスが自分たちの結果を同じ学科の同僚たちに見せると、「みんなは教科書を書き直さなくては、と言ったんだよ」とキプニスは振り返る。二〇年かけて脳と免疫システムとの架け橋を探し続けた末、キプニスの研究室はそのミッシングリンクを見つけたのだ。

二〇一五年に彼らはその発見を公表した。科学界は度肝を抜かれた。キプニスと共同研究者たちは論文の結論のところで、こう締めくくった。「脳に免疫特権があると見なす現行のドグマは再考すべきである」

それでも、懐疑的な意見は根強かった。これはマウスの脳の話であって、ヒトの脳では違うのではないか、というわけだ。翌年、キプニスのチームはＮＩＨ（国立衛生研究所）の研究者グループとの共同研究で、こうしたリンパ管がマウスの脳だけでなくヒトの脳にも存在することを証明した。(8)

キプニスらは五人の健康なボランティア——男性二人、女性三人——の脳を無害な色素で染色した上で、脳をMRIでスキャンした。その後、得られた3D画像を拡大すると、マウスで見たのと同じリンパ管が見えた。キプニスらは世界で初めて、ヒトの脳内にある髄膜リンパ網の分布図をつくった。これによって、ヒトの神経疾患と免疫疾患についての理解を深め、それらの治療を向上させる、まったく新しい方法がもたらされた。

キプニスらが行なった、たった一つの実験が、脳と体の免疫システムは物理的につながっていないという従来の考えをひっくり返したのだ。その後、世界中の研究者たちが彼らの発見を再現し、裏付けた。二〇一六年、キプニスによる発見は、「サイエンス」誌によって過去一〇年で最も重要な科学のブレークスルー一〇選のうちの一つに選ばれた。

しかし、キプニスは言う。「僕たちがこの表彰に値するとはまったく思っていなかったよ。脳の働きだけでなく、脳に起因する病気をより良く理解するにあたって、この発見がどのような意味を持つのかを明らかにしなければならないと感じていたんだ」

脳へ続くパイプライン

脳と体の橋渡しをするリンパ管の発見によって、研究者たちは疑問を立てる際に病気との関連性という観点を利用できるようになった。たとえば、体のリンパ系は外からの侵入者を撃退するために免疫細胞を感染部位へ輸送するだけでなく、その結果生じた細胞の残骸をそこから運び去って始末する。非常に重要な防御の各段階がきわめて整然と設計されているのだ。

しかし、関節リウマチ、全身性エリテマトーデス、多発性硬化症（あるいは私がかかったギラン

＝バレー症候群のような病気）などの自己免疫疾患では、免疫システムが過剰に活発になって間違ったメッセージを送る。免疫細胞が健全な組織を攻撃し、ダメージを拡大する。

キプニスは言う。「僕たちは脳に生じるこのプロセスについて、メカニズムに基づいて疑問を立てることができる。今では、他のあらゆる組織と同じように、脳が髄膜リンパ管を通して末梢の免疫システムとつながっていることがわかっているんだ」

リンパ系が何らかの方法で脳内の免疫細胞――ミクログリア――に過剰な免疫応答を誘発させて神経炎症を引き起こしたり、ミクログリアがシナプスを食べるように仕向けたりするということはあるのだろうか？

今のところ、わからない。キプニスいわく、わかっているのは、髄膜スペースに体由来の免疫細胞が存在すること、そしてそれがサイトカインを放出することがあり、すると脳の回路に影響が及ぶということだ。

キプニスの成果によって、想定外の疑問も浮かんできた。リンパ管が脳の浄化にかかわるというのなら、場合によっては脳が適切に浄化されないことがあるのではないか？

キプニスは興奮気味に話す。「免疫のかかわる神経疾患にはすべて、このリンパ管が重要な役割を果たしているのだと思う」。たとえばアルツハイマー病だ。「アルツハイマー病では脳内に大きなタンパク質の塊が蓄積していることがわかっている。そんなふうに蓄積するのは、リンパ管が効率的にそれを排除できていないからだと考えられる」

「この下水システムが稼動する」ことが必要だと彼は言う。「［アルツハイマー病では］老化に伴ってこのリンパ管のサイズが縮小する。ある程度は配管の問題だ。このリンパ管の健康状態で、アルツハイマー病の発症する時期が決まる可能性がある。だったら、この管の詰まりを予防したり、詰まったものを取り除いたりしたらどうだろう？」

それとも、とキプニスは笑いかける。「アルツハイマー病が進行する年齢をうんと先の年齢まで押しやったとしたらどうだろう？　たとえば一六〇歳くらいまで！」。キプニスは自分の九三歳になる祖母について言う。「アルツハイマー病の徴候が始まったところなんだ。でもアルツハイマー病が始まる年齢をずっと先へ押しやれたら、ずいぶん違った病気になるだろうね。アルツハイマー病にかかっているかなんて誰も気にしなくなるわけだから」

キプニスはこんなアナロジーを使う。ガラクタを掃除するこのリンパ系を「自分の家のゴミ収集」だとする。「僕が常日頃あなたが出すゴミに目を通していれば、あなたの体にどんな食品や物質が入ったのかがわかる。これと同じことが免疫システムにも言えるんだ。免疫システムの仕事は四六時中しっかり観察することだ。何かまずいことがあればそれを治すのが仕事だからね」。だから、と続ける。「もし細菌その他の侵入者を見つけると、免疫システムはそこへ急行して処理しようとする。でも感染が起こった場所で体が間違ったメッセージを免疫細胞に送ったり、免疫細胞がメッセージを正しく理解せず間違った応答をしたりすると、厄介なことが起きる」

さて、ちょっと想像してほしいんだが、と彼は続ける。「もし脳へやって来る、あるいは脳からリンパ管系へ出て行く間違ったメッセージをブロックする方法を見つけることができたら、とね。間違ったメッセージを遮断して、代わりに正しいメッセージを免疫システムに伝えることができるとしたらどうだろう？」

ヨナタン・キプニスとベス・スティーヴンスのチームは、二つのすばらしい事実を明らかにした。一つは、脳が複雑で敏感な免疫機能を持ち、暴走することもある小さな免疫細胞を大量に抱えていて、それがシナプスの健康状態に影響すること。もう一つは、脳が体の免疫システムと物理的につながり、常に対話をしてもいるということだ。

T細胞と白血球、そしてミクログリアが――まだわかっていない何らかの方法で――やり取りをしている。そして、それは体のリンパ管から髄膜スペースへとひと続きになった管を介して行なわれている。[*1]

簡単に言えば、体に病気があると、白血球は炎症物質を放出してミクログリアに警告信号を発する。「おい！　ここに問題が見つかったぞ。どんどん攻撃した方がいいぜ！」。炎症物質がミクログリアに届くと、その攻撃性が増強される。そうして、研究者たちの言う、脳への「直接毒性」が発揮されるのである。

彼ら少数の研究者たちによる研究とミクログリアの能力の発見によって、脳関連疾患に対してまったく新しい統一的な仮説がもたらされた。

＊1　脳と体は、これ以外の経路を介したメッセージのやり取りもしているかもしれない[9]。ミクログリアは血液脳関門の維持におけるキープレイヤーだと思われる。ミクログリアは血液脳関門が損傷を受けたと感じたら、そこに急行して、死んだ細胞や損傷を受けた細胞の残骸を掃除し、損傷を受けた部位をふさぐ。このとき、ミクログリアは免疫システムからメッセージを受け取ってもいるのだろうか？　それはまだわかっていない。

A（ミクログリアは脳の白血球である）
＋B（体の免疫細胞は、体と脳を橋渡しする小さな管を通して脳と直接やり取りする）
＝C（体に病気を引き起こすものは、脳内の免疫システムに容易に影響し、脳にも病気を引き起こし得る）

もちろん、髄膜下のリンパ管から脳内に入っていく免疫のシグナルとミクログリアとの相互作用について、答えるべき疑問が多々ある。(10)＊2

私はそうした疑問の一つをキプニスにぶつける。「脳の免疫のシグナルがリンパ管を通って体や免疫システムに到達することがわかった。そして、うつ病からアルツハイマー病まで、脳の疾患が、ミクログリアがニューロンの損傷とシナプスの破壊を促す炎症物質を吐き出すことや、ミクログリアがゴミを適切に処理できないことに起因するとわかっている。だったら、ミクログリアが間違ったシグナルを送ったり受け取ったりしないようにするには、どうしたらいいのだろうか？」

キプニスは言う。「これは二億ドルの質問だね。でも、僕たちは脳の回路がどのように影響を受けるかという疑問に免疫システムも絡めて考えているので、いずれ何もかもがもっとはっきりするよ」

一方でキプニスの発見は、体の免疫システムと脳が直接つながっていることを反論の余地なく示している。

そしてベス・スティーヴンスの発見が示しているのは、ミクログリアが体から「悪い報《しら》せ」を受け取ると神経の回路を誤って破壊し始めるということだ。

これを私は、ミクログリア共通病因説と呼んでいる。

＊2　脳の髄膜リンパ管を体のグリンパティック系と間違えないように、とキプニスは指摘する。グリンパティック系とは、脊椎と頭蓋骨を取り囲んで、体の脳脊髄液を脳組織に通して脳からゴミを「洗い」流す働きを持つもので、グリンパティック系は「髄膜リンパ管に直接コントロールされる」とキプニスは言う。

第六章　「新しい解決策なんかありそうもない」

コネティカット州コスコブ地区の、八月の終わりの爽やかな土曜日。沖から吹いて来る風がヨットの帆綱の間を通り抜けて歌うように音を立てる――海辺の町ではおなじみの響き。そんな朝だ。空は晴れわたっていて、湿度はほどほど、快適な夏の日。ヘザー・サマーズの一九歳になる双子――娘と息子――は大学二年生になって、もうすぐ学校へ戻ってしまう。ヘザーはなんとかして家族一緒の時間をつくるべきだと思っている――ブルーベリーパンケーキを作ったり、舟に乗って一日出かけたり、少しばかり母親らしい穏やかで安心できる時間をつくってやりたかった。なにしろ、二、三日ほど面倒な目に遭った後だったから――正直に言えば、地獄のひと夏だったから。それでもいつものように、娘や息子や夫――そして自分自身――の面倒を見るためどんなに苦労しても、なんとかやり過ごしてきた。

ヘザーは問題に取り組み、世話を焼き、戦略を練り、解決できそうもない家族の危機を修復することにかけては女王様と言っていい。しかし今日は、ママの魔法を起こせそうにない。魔法は使いきってしまったのだ。自分のことを、幼い頃の双子の子供たちによく読んであげていた童話の『おおきな木』みたいだと思っている。自分の生きるエネルギーを愛する者たちに与えすぎてしまった。彼女には、これ以上あげられるものは残っていない。

だから、五五歳の高校教師であるヘザーは家族を避け、裏庭にある崩れかかった木製のツリーハウスにこもり、裂けた壁板に背をもたせている。彼女は子供たちが小さい頃、その壁にコマドリの卵を青色で描いてやった。彼女の姿や声は家からは見えも聞こえもしない。

ヘザーは内側から湧き上がる「それ」に身を任せた――名状しがたい「暗くてよじれた」何かに。見苦しいすすり泣きがもれる。声を上げて泣くうちに、唾液と鼻水で青いTシャツにしみが広がる。しばらくすると、泣き疲れてうとうとし始める。

誰かの声がして、彼女は現実に引き戻される。

夫と娘と息子が庭中を歩きまわって、彼女を呼んでいるのだ。「ママ」娘が呼ぶ。「ママ」息子が呼ぶ。「ヘザー」夫が呼ぶ。

ヘザーは返事をしない。別に隠れようとしているわけではない。このありさまを子供たちに見せたくなかったのだ。子供たちはこんな自分を見てはいけない。

そのとき、娘のジェーンの声が梯子《はしご》の方から聞こえた。ジェーンはツリーハウスの小さな扉を頭で押し開ける。「ママ?」声をかける。「ママ、ここで何してるの? だいじょうぶ? 今までどこにいたの? あちこち捜したんだから!」。それからママの顔をのぞき込み、「たいへん、ママ、何があったの?」。

数週間後、ヘザーは私の家のキッチンテーブルのそばに腰掛け、自分で持ってきたグリーンスムージーを少しずつ飲んでいる。私はいつものアールグレイをマグからちびりちびりと飲む。私たちは共通の友人を通して知り合った。ジェーンを大学へ送り届けたあと、ヘザーが私の近所に住むその友人を訪ねたのがきっかけだ。

自宅で経験したあのひどい朝は、初めはまるでなんともなかったのだという。ヨガの練習をし、パレオダイエットのトーストを二枚食べた。犬と猫に餌をやり、冷蔵庫を整理し、中庭を掃除しに部屋を出た。

「双子たちは自分の物をそこらじゅうに放り出してたのよ。汚れた服やら靴やらの山。それと、二、三週間後に学校へ持って帰る物を、忘れないようにと積み上げていたの」とヘザーは言う。「その上、食べかけのスナックの袋を調理台いっぱいにほっぽり出したままにしていたの」。そう言って、背筋を伸ばす。「気晴らしが必要ね」

ヘザーは疲れていた。前の日にジェーンがパニックになって、彼女に電話してきたからだ。ジェーンは二週間に及ぶニューヨーク市でのインターンシップを終えようとしていた。彼女は電話口でいやな気持ちだと言った。完全に取り乱していた——息ができないほど支離滅裂にしゃべり、泣いていた。ヘザーはジェーンに、ニューヨークまで会いに行くと伝えた。わずか一時間の距離だ。

すべてを放り出して娘の面倒を見るというのは、これが初めてではなかった。「高校時代にも、ジェーンはひどいパニック発作を起していたの」ヘザーは言う。「あの子は抗うつ薬のプロザックを常用していて、私たちは彼女のために何でもしたわ。あの子がもがき苦しんでいたり、どうしようもない不安に襲われたりしたときには、いっしょに高校の運動場を歩いて、深呼吸するように促してあげたの」。ヘザーは回想する。ジェーンには一〇代らしい勝ち気なところもあった。「母親になぐさてもらう必要のないときには、悪態をつかれたものよ。それも、矢継ぎ早によ」

ヘザーはジェーンを迎えにニューヨーク行きの急行列車に飛び乗った。「この夏三回目のジェーンの危機だったわ。あの子が実家にいる必要があることはわかっていたの。かかりつけのセラピストや精神科の先生に診てもらえるからね」

「ジェーンはインターンシップを完了できなかったらどうなるのか心配のあまり、帰りの列車に乗っている間じゅうパニックになっていたわ。私は論理的に話をした。けれど、何を言っても――気持ちはわかるとたしなめてみたり、きっとやり通せるよと元気づけたりしても、私に怒りぶつけてくるの。あの子がフラストレーションをぶちまけられるのは私一人だから、そんなふうにあたるんだって、わかってる。それでも、イラっとするの。私は深呼吸して、自分の感情をやり過ごすしかないわ。だって、あの子は落ち込んでるんだから。それに私は大人なんだから」

子供たちが朝寝坊した、あの日の朝。ヘザーは中庭を掃除しながら、子供たちが小さいときに夫のデイヴィッドが建てたツリーハウスを見上げた。「八月の朝にしては涼しかったわ」彼女は言う。「風の中で何かを感じたの。ひょっとしたら秋がやって来るにおいだったかもしれない。そのせいで、ツリーハウスで子供たちにおやつを食べさせた朝のことや、あの子たちが海賊ごっこをしたり、山のような図書館の本を読みふけったりした数えきれないほどの午後のことを思い出したの。赤いチェックのテーブルクロスを敷いて、ジェーンやあの子の友だちにお茶とシナモントーストをご馳走したのをまだ覚えているわ」。そしてヘザーは続けた。「涙が頬をつたっていくのがわかった」

ヘザー自身もいくつか健康上の危機に見舞われている。まず、自己免疫疾患の関節リウマチだ。

体の免疫システムが誤って関節を攻撃して痛みと炎症を引き起こす。彼女は一五年来、この症状となんとか付き合ってきた。「両手と両肩の大部分が完全に固まるの」と言う。最近では、シェーグレン症候群という、別の自己免疫疾患の診断も受けた。免疫システムが唾液を産生する腺を攻撃し、関節の軟骨とその下にある骨が変質する骨関節炎に加え、ドライアイやドライマウスを引き起こす病気だ。

ヘザーは、ジェーンのパニック発作の面倒を見ることに加えて、夫のデイヴィッドの心配もしている。一〇年前、軍医だったデイヴィッドは、アフガニスタンで乗っていたジープが簡易爆発物を轢《ひ》き、その衝撃でフロントガラスを突き破るほど吹き飛ばされ、外傷性脳損傷を負った。今では杖を使えば歩けるが、いまだに脳震盪《のうしんとう》後症候群に苦しんでいる。

ヘザーは振り返る。「あの人が戦地に派遣されたときは、子供たちは私といっしょに寝てたわ。それが二年間続いたの。あの人に何が起こるかと思うととても怖くて、気が変になりそうだった。それからあの人が事故のあと家に帰ってからは、夜中にあの人を起こして、将来何が起こるか考えるととても怖くて眠れないと言ったりしたものよ」

デイヴィッドは多くの退役軍人と同様、退役軍人局のカウンセリングや薬物治療を受けた。しかしヘザーは、退役軍人の妻によくあるように、すべての家事とほとんどの育児をこなして、夫が抜けた穴を一人で埋め合わせた。なにしろ、その間デイヴィッドは、再び歩いたり運転したりするための訓練にひたすら集中していたのだ。「あの人は父親としても夫としても最高なの」とヘザーは釘を刺す。「とても我慢強く、とても思いやりがあって、頭も切れるの。でも、いっぱいいっぱいよ。それに、ときどき心配になる。あの人がいつか退役軍人用ケアハウスに住まなければならなくなるんじゃないかって。年を取ってからあの人の具合がどうなるか、それに私の関節リウマチの状況次第では、七〇歳過ぎにはあの人の面倒を見られなくなるのかもしれないのよ」

こうしたことを抱えたヘザーの不安は、つらい年を重ねるごとに増す一方だ。「高校時代でさえ軽度の不安があった。たぶん一四歳のときだと思うけど、学校の図書館の辞書で『神経衰弱』という単語を調べたのを覚えているわ」。それでも、手の施しようがないと感じることはなく、ヘザーは自分一人で乗り切ることができた。

二〇代の頃、最初の就職でニューヨーク市に移ったときのこと。「あるパーティに、あざやかな赤紫色のドレスで出たんだけど、まるで場違いな服装だったの。みんな黒のドレスを着ていたのよ」と、ヘザーは回想する。これはありふれたタイプの不安だ――場違いな服装で人前に出て、悪目立ちしていないか心配になる。しかしヘザーはそのせいで、「徹底的な不安と自己嫌悪」に陥ってしまった。「とても無防備に感じたし、自信をなくしたの。みんなのことが怖かった」。その頃、あることに気がついたのだと言う。それは忘れもしない。「私の年齢の人たちは、ありのままの姿でくつろいでいられるのだとわかったの。私は違った。ありのままでは、くつろいでいられなかった」

ヘザーは長年、それに耐えた。バックグラウンドミュージックのように鳴り止まない、心をかき乱す一方の不安の「雑音《ホワイトノイズ》」を無視しようと努めた。そしてその後、三〇代半ばに――今から一五年前、デイヴィッドの事故よりも前に――全般性不安障害のほか、気分変調症と診断された。生活に対する興味の消失を特徴とするうつ病の一種である。さらに一年後、関節リウマチと診断された。「何かを変えるべきだとわかっていた」と言う。そこでヘザーは、本格的なヨガの実践法を考え出し、それで心身を落ち着かせることができた。さらに、マインドフルネスを基礎とするストレス緩和法の講師にまでなった。自分の学校の生徒のために、マインドフルネス健康増進コースのプログラムも考案した。「ヨガやマインドフルネスや菜食がなかったら、ここまでやってこられなかったはずよ。私が抱えていたことを考えるとね」

彼女は自己憐憫《れんびん》の片鱗も見せず、服用中の薬のリストを暗唱する。関節リウマチのために飲んでいるNSAID（非ステロイド性抗炎症薬）とペプシドとプラケニル、不眠症用のトラゾドン、うつ病と不安のためのゾロフト。「これまで私と夫の健康は何度も危機に見舞われたけど、今度は娘よ。おかげで緊急事態を念頭に置くようになったわ。おまけに息子のイアンまで、高校を卒業するまでたっぷりトラブルを抱えていた。あの子は学習障害と書字障害とADHD（注意欠如・多動症）の診断を受けてるし、長いこと偏頭痛がある。でもあの子は、非凡なピアニストでもあるわ」。

彼女はほほ笑む。「みんなの世話は本当に大変」と打ち明ける。

彼女の考えはこうだ。一連の問題のいくつかは「家族性の遺伝だけによるもの。でもそれ以外は、私たちに降りかかってきた厄介ごと全部よ。加えて、それにかかわるトラウマと耐えがたいストレスもね。遺伝からくるものと環境からくるものとの二重の打撃なの」。

ヘザーは私の家のキッチンで腰掛けながら、この話をしただけで、「少し具合が悪く」なったと言う。寒気が襲ってきたときのように、自分を抱きしめるようにして両腕をさすっている。気温は二七度もあるというのに。「腕はいつもチクチク痛むの。緊張で食べられないし、夕食の用意をする気にもなれない。正直に言うと、ただ横になってネットフリックスに没頭したいの。自分をうまくコントロールできない。記憶もやられたみたい。何も覚えられない。ときには、会話をすることさえ手に余るの」とヘザー。ときどき、「みぞおちにパンチをされたみたいに胃がねじれるような感じになって、トイレへ駆け込まなければならない。もう何一つ良くならないように思えてしまう。ひどい気分よ」。

それにもかかわらず、と続ける。「どんな気分のときでも、私は常に目の前の問題をこなしてきたわ。何年も何年も『いつか壊れてしまう』とひそかに思ってきた。多分それは今なんだと思うわ」

そうして、私たちはツリーハウス事件のあった朝に立ち帰った。

中庭を掃除していたあの朝、とヘザーは言う。「もう限界だった」。体中が痛み、あろうことか、脳全体も痛んだのだ。「自己免疫疾患に伴うどうしようもない不安と、娘の問題を処理すること――いつ終わるとも知れない世話――に伴ういやな心配と困惑に圧倒されてしまった。それで私は隠れたの」。ヘザーはケールとニンジンとショウガのスープを少しずつ飲む。「ツリーハウスの中にね。何時間も。家族が私を捜している間も。これが私よ。バカな大人、五五歳の女よ」

ツリーハウスで過ごした数時間に、何度目かのこんな思いが心をよぎった。「女性はあくせく働きながら、みんなの世話をして、平気な顔をしている。たとえ平気でなくてもよ。自分のことはずっと脇に押しやって、すばらしい子供たちを育てている」。ぽつりぽつりと言葉を紡ぎながら、彼女はこめかみにかかった短い黒髪を手櫛《てぐし》でかき上げた。「一方で、こうも考えたわ。みんな良くなるはずだろうって。私たちは幸せな家族になれる。子供たちは健康で、準備万端整えて大学へ旅立つし、ママは彼らを一〇〇パーセントの力で支えるの。でも突然、あの子たちは問題を抱える。そして私も。そうした問題のまわりには、根本にかかわる傷があるのよ。いま娘はとても苦しんでいて、私がどんなにがんばっても、あの子を助けてやれない。あの子はいつも私に機嫌よく接するわけじゃないわ。私を抱きしめることもあれば、口汚く罵《ののし》ることもあるの。うちの家族は私に不満をぶつけるのよ。何十年も世話してきた結果がそれ。その間、私はあの人たちの恐怖や疲れや苦しみを和らげるために、自分のつらさを隠してきた——彼らに良くなってほしくてやったことなんだけど。でも、とにかく私たちはみんな苦しんでいる。こんなはずじゃなかったのよ」

そしてあの日の朝、こうしたことすべてが、かび臭い古いツリーハウスの中で彼女を襲った。すすり泣きが彼女の口からこぼれた。

「私たちは人さまに取り繕っている家族なの」とヘザーは説明する。「私に関節リウマチがあり、息子に注意欠陥障害があることは言うわ。でも、デイヴィッドの苦闘や私がゾロフトを服用していることや、ジェーンがプロザックを飲んでいて、一年生のときにパニック発作で数週間大学を休まなければならなかったことは言わない」

「私たちはこうしたことを全部抱えて、SNSで理想を演じる時代に生きてるの。人々が自分たちの完全な生活や、完全な休暇や、華々しい賞の写真をネットにアップする社会的繭《まゆ》の中にね。私たちは自分の家の中で起こっていることを投稿しない。人々はそのことについて本当のことを聞こうとなんかしないもの」

たとえば、最近ヘザーがジェーンの世話をしにニューヨーク行きの列車に乗ったとき、ジェーンにパニック障害があって薬物治療とセラピーを受けていることを知っている親友にそのことを話した。するとその友人はこう言った。「あらまあ、今日はなんて大げさなの」

「私たち家族はみんな病んでいる」とヘザーは続ける。「でも、ジェーンはとりわけ病んでいる。遺伝の影響を受けている上、パパの人生が台無しになってしまったという事実と、両親が慢性疾患をわずらっていることを目にしながら育ってきたというトラウマを抱えているんだから」

ヘザーは、脳関連の疾患を持った人に高齢になって起こることを、自身の家族で見てきた。祖父はずいぶん前にアルツハイマー病で死んでおり、父の三人の兄弟のうち二人は重篤なうつ病をわずらっていた。「あの人たちの精神状態がボロボロになっていくのを見たのよ。良いものじゃなかったわ」。先祖伝来のパッチワークのキルトから糸目が一つひとつゆっくり引き抜かれていくようだったという。

「私たちの人生があんなふうになってほしくはないの。脳の疾患は健康管理における大きなブラックホールのように私には思える。つまり、私たち家族も、その大きなブラックホールに引きずり込まれてにっちもさっちもいかなくなっているってことよ」

「新しい解決策なんかありそうもない。私たちは昔ながらの同じ食事療法、運動、薬、認知行動療法、弁証法行動療法なんかに縛られているのよ。それでも十分じゃないわ。ひどい状況をただ生き抜いているだけの状態から抜け出せるように、自分と家族を支えていかないといけないの」とヘザーは言う。

大した慰めにもならないが、自分たちの家族だけがこうした問題で苦しんでいるわけではないことをヘザーは承知している。ことに娘のジェーンが直面していることがそうだ。彼女は明るい緑色の革のバッグから最近の「ニューヨークタイムズ」を引っぱり出し、キッチンテーブルの上に置く。私も読んだことのある記事だ。そのなかでは、今日の若者が抱える不安という問題を議論している。

この記事を、私の両親や教育専門家の友人たちはさかんに送り合った。

ヘザーは茶色のべっこう眼鏡を赤い老眼鏡にかけ替えてその記事に目を落とした。そのうちの一つのパラグラフを、マニキュアを塗った人差し指でトントンと叩いて、私に記事を差し出した。彼女が強調したところは、不安、うつ病、学習障害、気分障害に直面している若者が増加し、それが彼女の勤めているような学校にいかに影響を及ぼしているかを伝えている。「私が出かける教育会議ではどこでも、教師たちがこんなふうに言うの。『うちの生徒たちに、とてつもないこと、そして意味不明なことが起きています。ことに女生徒にです。彼女たちは問題を抱えている』」

ヘザーの言うとおり、この傾向は否定しようがない。

メンタルヘルスのショッキングな統計

今日のアメリカ合衆国における青年女子のうつ病と不安障害に関する統計は衝撃的だ。最近、青年期の女子六人につき一人にうつ病症状が認められると報告された。[1] 二〇〇九年から二〇一四年までに一〇万人の子供について調査した研究で、女子のうつ病が早期に、しばしば一一歳までに起きていることがわかった。[2] さらにショッキングなことに、一七歳になるまでに三六パーセントの女子がうつ病様の症状を体験している――それには、しばしば「無価値感、恥辱、罪悪感、不眠症」などが特徴的に見られる。[3]

これらはいずれも気分がすぐれないなどという軽い症状ではない。アメリカ国立衛生研究所によれば、二〇一六年には一二歳から一七歳までの三〇〇万人の若者が一回以上の重症の抑うつ障害に

見舞われている。(4)

これは合衆国の一〇代の七人に一人という計算である――またしても、そのほとんどが女子だ。もちろんこの流行病は男子にも襲いかかっている。男子は女子の三分の一の割合でうつ病と不安障害をわずらうが、学習障害や自閉症スペクトラム障害〔自閉症とその周辺の発達障害の総称〕、行動障害、注意欠陥障害（これは不安と共存することが多い）については男子の方が多い。

今のところ、この傾向を促す要因ははっきりしていない。しかし、思い当たるものはいくらでもある。今日の一〇代――ヘザーの双子の子供たち、ジェーンとイアンといった通称スマホ世代――はソーシャルメディアの有害な文化から悪影響を受けているのではないか。また、彼らは強いプレッシャーとストレスにさらされる大学受験のための教育システムの中で、極度のストレスを受けているのではないか。それとも、甘やかされすぎて、現実のストレスに対処するすべを知らず、ちょっとした問題や手に負えない状況に直面すると、簡単に病んでしまうのだろうか。こうした傾向のどれが、精神疾患の診断が増えている原因になっているのだろうか。

これは社会科学の未解明の謎なのだ。

思春期のジェーンの面倒を見ることはヘザーにとって、時にとても骨の折れることだった。「そのせいで私自身の不安と医学上の問題が悪化したのだと思う」と彼女は断言する。実際、ヘザーが第二の自己免疫疾患――シェーグレン症候群――を発症したのは、ジェーンが精神疾患を発症したあとのことだった。「ジェーンのストレスは私のストレスなのよ」と言う。

ジェーンがニューヨーク市で本格的なパニック発作を起こしたとき、ヘザーは何もかも放り投げ、ジェーンをかかりつけの精神科医に急いで診せるために駆けつけた。最近の調査によれば、そうしたこともヘザーの一家に限った話ではない。青年精神医学診療所や在宅治療青年センター――現在「トラブルド・ティーン産業」と呼ばれる――は急成長のビジネスになっている。

実際二〇一四年に、有名な病院から小さな町の診療所までの五三五人の小児科医が、六歳から一七歳までの子供たちの間で不安とうつ病の徴候を示す子供の割合が空前の勢いで増加していると報告している。[5] 二〇一〇年から二〇一三年の間に不安障害と診断された子供の増加率は七二パーセントと信じがたい高さとなり、うつ病では四七パーセント増、自閉症では五二パーセント増、摂食障害では二九パーセント増だった。[6]

二〇一七年、ヴァンダービルト大学の二人の小児科医が全国三二の小児科病院の動向を調べたところ、アメリカ合衆国内の自殺念慮または自殺未遂が原因で入院している小児および一〇代の割合が、過去一〇年間で二倍になったことがわかった。この研究報告の著者らはこう書いている。「過去二、三年で私たちの病院のベッド数は増えていたが、肺炎治療のために使われていたわけではなかった……自殺願望のために入院待ちをしている子供たちのためのベッドだった[7]」

もちろん病んでいるのは一〇代や小児だけではない。ヘザーのような中年の大人でも、メンタルヘルスの問題や認知障害の驚くべき増加が見られる。[8]

アメリカ合衆国における成人の自殺率は過去一〇年間に急上昇している――二〇一八年の自殺率はここ五〇年で最高値に達した。[9] 当然のことだが、うつ病の割合が増加すれば、種々の依存症の割合も増える。二〇一七年だけで五万二〇〇〇人のアメリカ人がヘロインの過剰摂取で死んでいる。[10]

またアルツハイマー病はそれ自体、公衆衛生の危機である。現在、六五歳以上の五〇〇万人、つまり九人に一人がアルツハイマー病にかかっている。アメリカ人の高齢化がアルツハイマー病増加の一因になっているが、発症の低年齢化（いわゆる若年性アルツハイマー病）が進んでいるという事実は顧慮されていない。

若年性アルツハイマー病や、中年の苦悩、うつ病、依存症、自殺の増加や、若者における極度の不安の蔓延は、何が原因となって引き起こされているのだろうか？

ちっぽけなミクログリア細胞は、こうしたこととどう関連するのだろうか？

その答えはまさにパラダイムシフトであり、驚くべきものである。それは、脳に対する考えを一変させ、ヘザーたちのような家族を苦痛から解放し回復させる新しい治療法をもたらすものだ。

第七章　流行する脳障害

ベス・スティーヴンスの弟子で、ベン・バレスの孫弟子であるドリ・シェイファーは、ひたむきで地に足のついた研究者だ。スティーヴンスの研究室の若手として科学の現場に飛び込み、ミクログリアがシナプスを破壊する様子を写す画像技術を開発してから一〇年、今やその実績にふさわしく、受賞歴をもつ立派な科学者になった。現在、マサチューセッツ大学医学部の神経生物学の教授で、一生の間に起こるさまざまな病気におけるミクログリアの役割について研究を続けている。[*1]

私はシェイファーと向き合う――ミクログリアがシナプスを破壊しているのを、世界で初めて顕微鏡下でリアルタイムに観察した科学者だ。そのシェイファーに意見を求めた。精神疾患、神経発

＊1　ドリ・シェイファーは、チャールズ・H・フッド基金から二〇一六〜二〇一八年度小児保健研究賞、脳・行動研究基金から二〇一七〜二〇一九年度若手研究者助成金を勝ち取っている（脳・行動研究基金はメンタルヘルス研究に資金を提供する非営利組織）。

生障害、神経変性疾患がさまざまな年齢層で増加していることについて、新しいミクログリアの科学から新たな知見が得られると思うかと。

シェイファーはうなずく。そして、それは今の時代においてきわめて重要な問いであり、科学者たちはその答えを探し始めたばかりだと言う。「現代の環境が脳の健康に与える影響については、私たちの研究は上っ面を引っ掻いている程度のものよ」と認める。「それに、さっきの疑問を持ったら、今日の環境がミクログリアにどんな影響を及ぼしているかっていう疑問も持つべきね」。環境の中の何かが働きかけ、この小さな細胞が炎症因子の産生量を増やし、おそらくはより多くのシナプスを食べ、ひいては先に挙げたような病気を悪化させているのだろうか？

「ミクログリアはいつもそばにいた。脳の健康に対するその役割を、私たちがやっと理解し始めたばかりだとしてもね」と説明する。「だから、それ自体には何も変わったことはないのよ」

もちろん生涯のある時期に特定の病気を発症しやすい人では、遺伝は一定の役割を果たす。ヘザーの気分を変調しやすくしている遺伝子がどういうものであれ、そのせいで娘のジェーンは不安を感じやすくなる。

だが遺伝的な流行病などがないということも事実である。遺伝子は一世代の間にそんなに速く簡単に変化するものではない。遺伝だけでは近年の傾向を説明することはできないのだ。

シェイファーは、診断率の上昇もある程度は影響していると指摘する。患者の精神障害や依存症を見つけ、またできるだけ早期に介入する訓練を受けているかかりつけ医や、小児および一〇代の神経認知障害や精神神経疾患に注意している小児科医が増えているのだ。またアメリカ人の高齢化が進んでいることに加え、公衆衛生プログラムによってアルツハイマー病が周知されたため、多くの高齢者がすみやかに診断を受けるようにもなっている。

しかし診断率を補正しても、この圧倒的な傾向を説明することはできない。それでは、ミクログリアが変わっておらず、遺伝的流行病など存在せず、補正した診断率だけでは罹患率の増加の説明にならないとしたら、何が原因なのだろうか？

「私たちを取り巻く環境は短期間のうちに大幅に変わったわ」。シェイファーは肩まで伸びたアッシュブロンドを揺らし、大きな笑みをつくる。「過去一〇〇年の間に、食事は大きく変化してきた。周囲の有毒な化学物質にさらされることも増えた――そして日常生活は社会的なストレスであふれている」。たとえば、と彼女は言う。「成長中の子供たち、特に女の子は私たちの文化にある精神的重圧をたくさん背負わされている。それは以前にはなかったものよ」

シェイファーは続ける。「成長して若い女性になると、私たちは体のイメージとジェンダーの役割に関する示唆を絶えず受けるわ。そして学校で、職場で、セクハラを目撃し、またメディアでの女性の描かれ方を目にし、絶え間なく警戒することになるの」。女の子は自分が基準に合っているか、この社会で安心できるかと、ことあるごとに気にせざるを得ないのだ。

今日のデジタル時代におけるソーシャルメディアの一般的な性質を考えれば、大半の女の子は慢性的な心理社会的ストレス因子にさらされ続ける――女性の外見についてのコメントから、女性にふるわれる暴力や不公平という出来事のとめどないエピソードも。そして女の子たちは、降りかかるストレスにしばしば一人で対処している。今日では、ストレスの影響を和らげられるはずの、コミュニティのつながりや家族の絆が希薄であることが多い。

「そしてその慢性的なストレスが体と脳に変化を与えることがわかっている」とシェイファーは言

う。

こうした有害な経験はすべて、「末梢性免疫事象へとつながり、それが脳に影響を及ぼす。また逆に脳が及ぼす影響によって末梢性免疫事象が引き起こされる。興味深いのは、こうした事象が脳に影響を及ぼすときは、ミクログリアにも影響が及ぶことよ」。そうシェイファーは言う。

これらの傾向を解明する際に問題となるのは「単独の環境要因を特定するのが難しいこと」だと言う。それどころか、無数の要因――環境化学物質への曝露、不健康な食事、慢性的ストレス――が組み合わさり、蓄積され、脳内ミクログリアの免疫応答に影響を及ぼす。それが時とともに、炎症の暴走やシナプス喪失の頻発につながるのかもしれない。

ミクログリアが体の免疫細胞と連絡を取っていることはわかっている。また体の炎症を引き起こす刺激によって、ミクログリアが容易に活性化され、神経炎症を引き起こしたり、脳のシナプスを刈り取ったりすることもわかっている。

では多くの人々の脳において、保護細胞として機能すべきミクログリアが最近のわずか数世代のうちに、なぜ脳の守護天使から危険な刺客へと変わってしまったのだろうか？　それに答えるには、少し時間をさかのぼる必要がある。

微生物、病原体、およびヒトの振る舞い

今から五〇〇年前、西暦一五〇〇年頃、あなたがヨーロッパのどこかにあった、封建時代の小さな村に住んでいるとしよう。そこでは、結核（かつては致死率が五〇パーセントだった）、百日咳、

はしかなどの感染症がたびたび流行している。[1] 子供たちの多くは大人になるまで生き延びることができない。

結核があなたの村に広がり始め、不幸にしてあなたが感染したとしたら、あなたの免疫システムはただちに感染症に抵抗する炎症性の免疫細胞に病原体と闘わせるだろう。炎症性サイトカインのレベルは急上昇する。

ここまで読んできていれば、あなたのミクログリア細胞もまた脳の中で炎症応答を開始していると聞いても驚くことはないだろう。

興味深いのはここからだ。進化生物学の考えでは、体が病気に冒されたときは必ず、ミクログリア細胞が脳に免疫攻撃を開始する非常に具体的で重要な――そして有用な――理由がある（そして、これは病原体、ここでは細菌と闘うためではない。体が感染を受けると、脳に警告のシグナルが送られ、その結果、神経炎症が進むが、感染そのものが脳の組織にまで入り込んでくるわけではない）。実は、ミクログリア細胞はあなたを治し、あなたや家族の健康を守るために、脳内で免疫攻撃を開始する能力を発達させたのだ。

村の結核のアナロジーに戻ろう。あなたが数少ない運のいい人間の一人で、結核からゆっくり回復し始めたとしよう。まだ快方に向かっている途中だが、峠を越したという確かな手応えがある。助かるのだ。ただ、体はよくなっているというのに、依然としてひどい気分だ。無感覚に近い倦怠感と絶望感がある。精神運動機能を損なっている（動いたり、髪を梳くために腕を上げたりするのが難しくなる）。名状しがたい恐怖と不調を感じ、それらから逃れられない。その時点では、この先一生、ボールみたいに丸まって頭やなんかを隠していたいと思う。[2] そうしたことはすべて、肉体が感染との闘いに勝っていても、ミクログリアが脳内に炎症性物質を吐き出し続け、神経回路を変化させ、その結果行動も変化してしまったからだ。しかもそれには、人生に対する興味を完全に失うという体験（無快楽症）を伴うことが多い。

換言すれば、結核によって体に生じる症状に加えて、内科医が言うところの「疾病行動」もあなたは起こしているのだ。たとえ体が良くなっていても、脳は朦朧《もうろう》としている。まだぐったりしていて、起き上がって顔を洗ったり服を着たりすることができない。憂鬱で無気力の上、疲労や眠気がある。なかなか集中することもできない。

だからほとんど横になったままだ。

こんなにも憂鬱で無気力なのは、またしてもミクログリアのせいだ。病気のときには日常生活にかかわりたがらないように、ミクログリアは炎症の出力を上げるのだ。

これは実に巧妙な進化のトリックだ。

回復し始めたとはいえ、依然として動きまわったり人付き合いをしたり、あるいは以前関心を持っていた活動に携わったりする気にはならない。これには、免疫システムが体内の資源すべてを回復のために回せるという意味がある。こうしてより強力になった免疫応答によって、回復がさらに加速するのだ。しかし、これは親族を救うことにもつながる。ずっと寝ていれば、自分の病原体を周りにばら撒くことが少なくなる。すると子供や兄弟やいとこたちも生き延びる公算が高くなる。その結果、あなたたちみんなが共有している遺伝子を次世代に伝えることができる。社会から引きこもっていることはまた、外界にいる別の感染源にさらされるリスクをできるだけ少なくすることでもある。

頭が冴え、日頃の生活、たとえば収穫の手伝いや市場での商いなどに戻れるくらい——心身両面で——すっかり良くなったと感じた頃には、あなたはもう回復のためにエネルギーを温存する必要はなくなっている。

あなたが子供で、生き残り、大人になり、子供をもうけ、この愛情ある感染症時の免疫応答をその子供たちに受け渡すことができれば、あなたの子供たちはその先も生き残りやすくなるはずだ。[*2] ミクログリアによって誘発される短期間のうつ、別名「疾病行動」は、あなたの命、そして家族の命を救う。

もうおわかりのように、これは典型的な自然選択のお話だ。

しかし、まったく新しいこともあった。神経免疫学者の認識が変わったのだ。免疫システムが微生物や病原体と共進化したばかりでなく、この共進化によって、脳内のグリア細胞の免疫応答が微調整され、それが社会行動に大きな影響を与え、ひいては私たちの祖先の利益になった、というわけだ。

私たちの祖先の免疫システムは、病原体だらけの環境に賢い社会的方法で応答すべく「高度に熟達」するようになった。[(3)] そして、微生物や病原体に満ちたかつての世界で進化上の利点を数多く与えてくれたのは、ミクログリアなのである。

＊2　病原体に応答する際の疾病行動は、私たち人間の進化において決定的に重要な役割を演じてきた。興味深いことに、社会性鳥類を含めて他の多くの動物は疾病行動を示さない。彼らは倒れてしまうその日までまったく正常に見えるのだ。

一方、二一世紀の都市や都市近郊では病原体の脅威にさらされることはあまりない。結核のような感染症はめったにない。おおむね私たちはかなり無菌に近い環境に住んでいる。かつて遭遇した微生物に再び出合うこともない。もう私たちは、土間の床に寝たり微生物だらけの土から根菜を掘り出したりしない(たとえあなたが野菜を育てているとしても、さまざまな環境の違いから今日の土の質は昔のものよりも清潔だ)。

このうちのいくつかは私たちにとって良いニュースだが、いくつかはそれほど良いニュースというわけではない。自然の中で私たちと一緒に進化した無数の微生物は、私たちの免疫システムに暇を与えず、健全な形で活発な状態にしてくれていた。[*3]

清潔すぎると同時に不潔すぎる

私たちはもはや、旧知の病原体であふれた世界には住んでいないのかもしれないが、「超清潔な」環境に住んでいるというわけでもない。

今日の世界では、私たちの免疫システムは、祖先たちにお馴染みの自然の病原体や微生物や侵入者たちと遭遇しない。しかし一方で、免疫をかいくぐる見知らぬ人工的な侵入者たちの中にひたっている。これらは四方八方から私たちを攻撃している。つまり、私たちと共に進化したものとは似ても似つかない潜在的「脅威」のただ中に、私たちは暮らしているのだ。私たちは、八万種類に上る人工の環境毒素という化学スープに漬かっている。それは、ヒトの脳の免疫システムはもとより、体の免疫システムも一度も経験したことのない物質だ。それにもかかわらず、これらすべての物質は日々接触する品目として米国環境保護局に承認されている。少し挙げただけでも、家具や絨毯《じゅうたん》の難燃剤、自動車の排気ガスに含まれるダイオキシン、化粧品に含まれる内分泌攪乱物質《ないぶんぴかくらんぶっしつ》、赤ちゃんのオモチャの中の可塑剤、それに家庭菜園や作物や農業用に散布される有毒な農薬などがある。(5)問題があるのは呼吸する空気や皮膚にたっぷりと塗るものだけではない。私たちの食物は変わってしまった。祖先たちに比べて、私たちは添加物や保存料、その他合成物質がどっさり入った加工食品を相当量摂取している。これが免疫システムをさらに混乱させる。

二一世紀のこうした状況が引き金となって、炎症応答のレベルがどんどん引き上げられている可能性がある——免疫の総力戦という様相を呈しているのだ。

前出の五〇〇〇年前の村に喩えて言えば、あなたの村が、近くの交戦中の勢力との小競り合いを常態化しているようなものだ。あなたと仲間たちはこうした派閥争いにどう応じるかを正確に知って

＊3　自己免疫疾患の治療の一つに寄生虫療法がある理由はこうだ。この療法では医師は蠕虫《ぜんちゅう》という無害な腸内寄生虫を患者の腸管へ故意に導入する。人間は自然環境の中で蠕虫と共進化したため、私たちの免疫システムは彼らを旧知の敵だと認識していて、対処法も知っている。現代の医学では、蠕虫を利用して、混乱し過剰に活性化した免疫システムの攻撃対象を患者自身の組織からこの虫へと変えさせる。これにより、自己免疫疾患や喘息の症状の緩和が期待できる。新生ラットに細菌を感染させた実験では、炎症性サイトカインのレベルが上昇し、ミクログリア主導の神経炎症が誘発される。(4)このラットはのちに認知や学習や記憶に問題を生じる。しかし感染した新生ラットに蠕虫を導入すると、認知障害を示さなくなる。蠕虫の導入によってミクログリアが炎症モードに切り替わらないため、赤ちゃんラットの脳は守られるのだ。

いる。

ところが急に、あなたは新たなタイプの武器――防御の準備ができていない爆弾や戦車――による攻撃を四方八方から受けている。

あなたの免疫システムはお手上げである。

ミクログリアが狂う時

免疫システムが正体不明の刺激に際限なくさらされ続けると、T細胞、白血球、ミクログリアは圧倒されてしまうかもしれない。これらの細胞は一ミリ秒ごとに現代生活に対応しようと奮闘して、大変な混乱状態に陥るのではないか。「何が起こっているんだ。これは安全なのか危険なのか。味方か敵か。応答すべきか。それとも無視すべきか」と。


当てにできる進化の戦略を持たない免疫システムは、突如、休みなく応答を続けるようになるかもしれない。

これがきっかけとなり、免疫システムとミクログリアは間違いを重ね、混乱を深め、炎症や疾患を悪化させる。

ヨニー・キプニスが話していたシグナル――T細胞どうしで見事に調整された形で交わされ、脳のリンパ免疫経路を介して脳を警戒態勢にするシグナル――が突如としておかしくなる。ミスを頻発するのだ。

体では、免疫システムが圧倒されてシグナルに間違いが起こると、免疫細胞が体の組織や器官を攻撃し始める。脳では、免疫システムが圧倒されミクログリアが誤った信号を受け取ると、ミクログリアが炎症性物質を吐き出し、気力や希望、喜び、明晰な思考を生み出すシナプスを刈り取り始める。

つまり、すべては一つのシステムなのだ。脳と免疫はスーパーハイウェイでつながっていて、体が打ちのめされると脳も打ちのめされてしまう。体に病気を起す環境毒素や化学物質、加工食品がきっかけとなって、ミクログリアは脳に対する免疫攻撃を開始するのだ。

たたみかけるようだが、ここから話はぐっとおもしろくなる。それを知ることで、今日の若者や成人に見られる精神疾患の流行を、まったく新しいレンズを通して理解できるようになる。だがそれは、あなたが想像しているものとは違っているかもしれない。

うつと不安――社会的病原体による流行病なのか

ウィスコンシン大学マディソン校の人間生態学部人間開発学科、家族研究学科ならびに精神医学部の教授であり、著名な神経免疫学者でもあるチャールズ・レイソンによれば、微生物や病原体とともに進化してきた人類の歴史は、今日のうつ病や不安、自殺の急拡大を理解する上できわめて重要である。[*4]

レイソンによれば、私たちの免疫システムと病原体の共進化は、彼の言う現代の生活との「進化的ミスマッチ」を招いてしまった――それも、いくつかの点で。

封建時代の村落の喩えをさらに進めて、あなたが夕食にしようと罠で捕らえたばかりのウサギを持って村の近くの道を歩いているとしよう。森を通る道でオオカミに出会う。オオカミを目にしたとたん、あなたの体では炎症性ストレスホルモンが急上昇する。あなたは「闘争・逃走」モードに入る――そうして、オオカミから走って逃げるか撃退するかという行動を起こす。[*5]

このような闘争か逃走かという綱引きは、体に力を与える炎症応答を引き起こす。しかし、とレイソンは言う。炎症性ストレス物質のレベルもまた上昇する。戦闘が激しくなればけがや開放創を負いやすくなるからだ。「長い進化を通して、ストレスは常に感染や死のリスクが増していることを示す確実な徴候だった」

なにしろ、たとえオオカミを撃退できても、引っ掻き傷や咬み傷ができる可能性は高い。別の村の住人と闘った場合も、脳天をぶっ叩かれることは大いにあり得る。そうしたら、感染性病原体が傷口に入り込むことはほぼ確実だ。だから闘いの場面になると、私たちの免疫システムは病原体を撃退するために活動レベルを過剰に引き上げる。ストレスフルな口論がその原因になることも十分ある。

同じように、村や部族の中で社会的ストレスに直面すると、炎症性免疫応答を増強するシグナルが体に送られる。そうした反応が起こるのは、進化を通して社会的ストレスはしばしば争いを引き起こし、それによって負傷や病気の感染、追放という事態に陥り、ひいては食料やシェルターや、家族や部族による保護を失ったからだ。そうなると、悪天候や捕食者、敵対する他部族に対して無防備となり、負傷したり、病原体の餌食になったりすることが何倍も起こりやすくなる。(6) 単にストレスフルな状況を知覚することが、感染に備えて免疫システムの活動を引き上げる初期警報となるのだ。

ただ今は、とレイソンは言う。「現代社会のストレスで炎症のレベルが上がり、進化を通して獲得された応答が起こっても、かなりの頻度で、それは正しい対応ではない。それにはまっとうな効果がないんだ」。現代生活では——われらが「村人」の生活とは違って——路上でオオカミと鉢合わせしたり、よその村人とこぶしや武器を使って小競り合いをしたりすることはない。だから「進化的ミスマッチが生じるんだ。今日僕たちが炎症を作動させるストレス因子にさらされても、そのほとんどはもはや感染リスクを増加させるおそれがないんだ。つまり、僕たちは炎症というコストだけを支払って、それに見合う恩恵を受け取ってないんだよ」。

最近の研究によれば、現代では、たとえ心理的あるいは感情的な脅威を感じるだけでも——高額の請求書が送られてきたり、友人や上司や配偶者と口論を何時間もあとで思い出すなどでも——、体に炎症性反応が生じ得る。現代の生活では私たちは絶えずストレス応答を作動させていて、免疫

＊4　うつ病と免疫応答との進化的つながりというこの新たな解釈は、エモリー大学精神医学・行動科学科の行動免疫学プログラムの責任者、アンドリュー・ミラーに加え、レイソンの研究に負うところが大きい。

＊5　これはストレス応答がどう機能するかという話だ。あなたがオオカミと闘うと、交感神経系が作動し始める。アドレナリンが体と脳全体に広がる。腕と脚に力がみなぎり、動きが素早くなる。あなたが闘いに勝ったとしよう(フー)。小屋に戻り、ぬくぬくと安心してウサギシチューのディナーを食べながらその話をしている頃には、副交感神経系が作動してストレス応答は正常に戻り始める。感情的ストレス因子にさらされながら、肉食動物だらけの世界で生き長らえるために、時をかけて私たちはこのようにして進化してきた。「ストレスサイクル」の二つの面を行き来しているのだ。必要なときには、気分を高揚させ、身体を強化し、警戒心を高める。ストレス因子が去れば、リラックスとホメオスタシスという健全な状態に戻るのだ。

システムを常に活動的な状態にしている、とレイソンは言う。

これに加えて、第二の進化的ミスマッチがある。私たちは長い時間やりあってきた膨大な数の微生物や寄生虫に、もはやさらされることはなくなった。「抗生物質から冷蔵技術、舗装道路まで、現代世界のさまざまなものによって、僕たちと微生物界との関係は様変わりした。そうするなかで、ありとあらゆる種類の微生物との接触を減らしたわけだ」とレイソンは言う。[*6]

微生物の少ない今日の世界では、私たちの混乱した免疫システムは――認識できる病原体や微生物とのお馴染みのやり取りを行なえず――この空白を満たそうと、馴染みのあるものを探しまわって躍起になっている。そして社会的感情的な脅威とストレスがその目的にかなうのだ、とレイソンは主張する。

つまり、現代ではミクログリアはまるで病原体に対するように、感情面のストレスに応答しているのだ。

そうして突如、私たちは大きな問題を抱えることになった。混乱した免疫システムが、絶え間なく降りかかる二一世紀のストレスを病原体の脅威であるかのように捉え、レイソンいわく「神経伝達物質や神経回路に影響する炎症性サイトカイン」を慢性的に放出するのだ。[8]

さて、最後にもう一度だけ例の村へ戻ろう。あなたは村の小屋の中で病床に臥《ふ》せっている。脳のミクログリアが体を冒す感染に応答し、脳回路に変更を加えた結果、あなたは頭まですっぽり覆いかぶりたいと思う――それによって、あなたや、あなたの家族や、将来生まれる子供たちは守られた。

同じように、仲間はずれや放逐されるのを懸念したり、ケンカや、他部族や捕食動物との戦いに備えたりするときには、免疫応答が増強されて、一時的にあなたを守る。

ストレス応答はこのように働くと思われている。私たちは闘争・逃走状態に入り、緊急事態に対応するために免疫応答が活性化し、脅威が去ったあとには免疫システムはバランスの取れた状態に戻る。戦いのような差し迫った状況下では炎症は良いことだ。怪我を負ったとき体が病原体を撃退できる態勢になるのだ。そして戦いが終われば、リラックス状態に戻る。しかし今日では社会的なストレス——特にソーシャルメディアによるストレス——に絶え間なくさらされていて、炎症性サイトカインのレベルが上がりっぱなしだ。こうなると、ミクログリアにスイッチが入って、うつ病を誘発するかもしれない。[9]

今日の世界では——デジタル情報の時代では——、ミクログリアが感情的なストレスをあたかも病原体のように捉えて、慢性的、かつ過剰に応答している。そのため、ストレス応答が常時「オ

＊6　レイソンは、これらの微生物の多くは私たちの体にすみつくようになったころには有用だったし、強力な抗炎症効果を持っていたと指摘する。[7] たとえば、抗炎症性細菌のマイコバクテリウム・バッカエ（*Mycobacterium vaccae*）には「抗がん作用と、ひょっとすると抗うつ作用もある」とレイソンは言う。マウスをM・バッカエにさらすと、炎症の原因となる活性化したミクログリアが減少し、脳の海馬の抗炎症因子が増加する。またM・バッカエはストレスによって不安が増加するのを妨げ、同時に不安行動を抑制する。こうしたことから、M・バッカエは脳が受けたストレスによる神経炎症や行動への影響を軽減し、それが一因となってストレスに対する回復力がもたらされたと考えられる。しかし現代では、良いものも悪いものも含め、長い時間とともに進化した多くの微生物と接触することがなくなり、それに伴って日常的なストレスや有害なストレスに対する免疫応答も変化している。そうした変化は理解され始めたばかりだ。

ン」となり、沈静化して本来あるべきバランスの取れた状態に戻るチャンスがまったくない。するとと突然、進化上有用だった反応がまるで用をなさなくなる。かつては、身の回りの病原体に対応し、あなたやあなたの愛する人たちが安全で健康ですばらしい人生を送れるようにしてくれていたというのに。

まるで正反対だ。ミクログリアは「脅威」の解釈を間違って、私たちがベッドから出て、身の回りのことをこなし、自分自身や日常生活に満足し、世の中とかかわりたいと思えるようにしてくれているシナプスを刈り取ってしまう――そんなことは、私たちが直面しているストレスに対処するのには何の役にも立たない。今やミクログリアは私たちを妨害している。病気などからの回復や健康を促す行動を起こせないようにしてしまっている。

レイソンによると、社会的なストレスに対するこの新たな脳の免疫応答は、病原体を相手にしているときのように「うつや不安行動」を引き起こす。「それは現代社会に対処するのにはまったくふさわしくない」

二一世紀の有害なストレスに対応できるように免疫システムの増強を続けていけば、脳関連疾患も増え続ける。これはもっともである。

もう一度、A+B=Cの式で考えてみよう。

A　(脳関連疾患はミクログリアとニューロンの相互作用によって生じる脳回路の疾患である)

＋Ｂ（現代的な誘因との進化的ミスマッチを起こしたミクログリアは、シナプスを食べたり、炎症物質を吐き出すなど、ニューロンへの振る舞いを変える）
＝Ｃ（ミクログリア由来の神経炎症は、今日の脳回路の疾患や精神疾患の発症率の上昇に大きく寄与している）

たとえば、若者や中年の男性におけるうつ病の増加と、彼らが直面している社会的ストレスをもっと正しく理解するために、この新しい関係式を考慮に入れてもよいのではないか。これはまさにうってつけの例だ。中産階級が衰退するなか多くの男性が直面している経済的な不確実性や、熟練職の消失、セーフティネット（大学へのアクセスや退職金、健康保険など）の欠如――そして、男は強く、ストレスに屈せず、家族を扶養できなければならないという、すべての男性に期待される文化規範――は手に余るほどで、とてつもない重圧になる。こうした社会的ストレスは、男性におけるうつ病、依存症、自殺を増加させる大きな要因になっていると、専門家は口をそろえる。[10]

病める少女たち

しかし、ドリ・シェイファーが話題にしているのは、思春期の女の子たちが今直面しているうつ病や不安、気分障害、摂食障害の流行なのだから、ここでは少女たちの例を中心にこの仮説を説明していこう。

たとえば、ヘザーは娘のジェーンの高校時代のことを振り返って、その頃は超ヘビー級のストレスに見舞われた時期で、危機的でさえあったと言う。中学校と高校でジェーンは、たいていの女の子と同様にソーシャルメディア上の否定的、性差別的メッセージにどっぷり浸かっていた。「中学生になると、女の子たちはソーシャルメディア上で絶え間なく互いに比較し合っていたの。ジェーンは女の子たちの投稿を見せてくれた――本当の自分を嫌って、こういう修正したあり得ない画像をアップしているのよ」。ヘザーは振り返る。「ソーシャルメディアの時間をもっと制限しておけばよかったわ。あの頃あの子は摂食障害と不安障害を発症したの。ソーシャルメディアがあの子に悪い影響を与えていることに、気づいていたんだから」

インスタグラムやフェイク・インスタグラム〔親しい者同士だけが閲覧できるようにしているサブアカウント〕やＳＮＳ映えにまみれた毎日で、思春期の子供たちは混乱しているのかもしれない。彼女たちは、ユニークで個性的になる方法を懸命に探す一方で、仲良しグループに馴染もうともしているのだ。レイソンによれば、これは「古典的な進化上のミスマッチ」だ。「狩猟採集生活をしていた頃、追放の危険を示す徴候はきわめて深刻に受け取る必要があった。追い出されれば本当に死ぬことになるからだ。だから、追放や仲間外れに対する恐怖は、今ソーシャルメディア上に起きたことでも感じるし、実際の状況への反応として非現実的なものであっても関係ない」。レイソンはそう力説する。子供時代の逆境体験が体と脳に及ぼす影響を研究している研究者たちは、ソーシャルメディアを――加えて学業のストレスを――今日の子供たちが経験する主要な逆境体験であるとしている[11]。

ヘザーは、女の子たちが思春期以降、女性の身体に対するゆがんだ理想像にかなうべきだというメディアのメッセージにいかに囲まれているかを、教師として見てきた。それが生物学的にあり得ないことだと女の子たちがわかっていないわけではない。そのむちゃくちゃな基準を満たしていない――曲線美と美貌を持ち合わせていないなら――、太りすぎたり、胸が豊かでなかったり、痩せすぎていたりしたら、不合格となる。そのむちゃくちゃな基準をクリアしていれば、男たちがよだれを垂らしてあなたを物として見るのだ。ただ女性であるというだけで、セクハラを受けるか、暴行を受けるかもしれないのだ――これが事実であることは統計が示しているとおりだし、新聞や雑誌の見出しは力の強い男に性的暴行を受けた女性たちでいっぱいだ。もしはっきりものを言えば、自分にもそれが返ってくる。肉体的に好ましくてもそうでなくても、何か間違いを犯していないか、そのせいで排斥されはしないかといつも怯えているのだ。この文化的性差別――常に知覚される脅威――は、多くの女の子たちが日ごと耐えている心理的トラウマに刷り込まれている。

また、男の子たちも彼らなりに、一人前の男という達成不能な基準を強制するメッセージに責め立てられている。なかには、時代遅れで息苦しくさえある、男らしさという価値基準のもとに育てられる男の子もいる。この基準に関連するのは、肉体的な強さや攻撃性、他人を凌駕する権力、そして大人になれば去勢されない限りやさしさや恐れや悲しみを表に出せないという観念だ。その結果、男の子たちは――タフではないという理由で家庭や学校でいじめられると特に――疎外や孤立を味わう。「集団」に帰属していないように感じるのだ。すると、引きこもる子や爆発する子が出てくる。

ヘザーは教師用の帽子をかぶりながらこう指摘する。「一方で男の子も女の子も、どの大学に入れるかと、オンライン上でいつもカリカリしている――自分の成績、課外活動、スポーツ、評点などが他の子たちより優れているかどうかということに囚われているのよ。それにソーシャルな出来事にも気をもんでいる。自分が仲間外れにされていたら、必ずソーシャルメディアで確認できるわ。自分は期待に応えられていないとか、仲間に入れてもらえる資格がないという気持ちが手に負えなくなるのよ。何かことが起こると、翌日まで引きずっているの」。こうしたことすべてが原因となって「子供たちは判断力を失ってしまう。何か難しいことがあると、それを一時的なマイナスの出来事とは見ないで、すべてを最悪の事態に陥らせるものだと捉えるの。もし恥辱や罪悪感や無価値感から逃れられなければ、こうした気持ちを内面化させて『自分は厄介者』だと思い込むようになるのよ」。

なんという、大人への道だろうか。

加えて、ティーンエイジャーの成長段階の脳は社会的絆を非常に気にかけるように配線される。そのため、社会的つながりを失うことや、遠慮のないSNS仲間の女の子たち、あるいは社会から公然と辱《はずかし》められることに対する恐れは、感情に甚大な影響を及ぼし、さらに免疫システムに強烈な打撃を与えるのだ。

これらすべてが相まって、少女たちは非常に若い頃から、外見を恥じ、自分を憎み、感情を抑圧し、自分を責める、恐怖に満ちた有毒な感情に身を任せるようになる。そうして、女の子たちは生物学で言う闘争・逃走（または動けなくなる）状態に囚われてしまう。間違いを犯せば他の女子たちから仲間外れにされるというメッセージを常に受けていれば――その一方で、性差別のある世界では女の子や女性はみな安全ではないというメッセージを受けていれば――、あらゆるレベルで安全を感じられなくなる。仲間たちと一緒にいてもまったく安全を感じられないというのに、女の子であるというだけで、この世界のどこにも安全を感じられる場所がないのだ。

これは慢性的な社会性ストレス因子である。女の子たちがソーシャルメディア上で過ごし、コンピューターやスマートフォンでニュースの見出しをスクロールする時間は、脳に向かって「気をつけろ！　危険物侵入！　病原体警報発令！」と金切り声で叫んでいるメガホンの前に座っているようなものなのだ。

驚くことではないが、ジョンズ・ホプキンズ大学の研究者たちは二〇一六年に、一〇代の少女ではソーシャルメディアを利用する時間が長ければ長いほど、うつ病や不安、気分障害を発症するリスクが高くなると報告した。[12] 実際、フェイスブックやその他ソーシャルメディアサイトの利用状況から、一〇代の若者のメンタルヘルス関連疾患をかなり予測できるようだ。[13] オンラインで過ごす時間が一日五時間以上のティーンは、一時間以下のティーンよりうつ病にかかったり自殺を考えたりする割合が七一パーセント高い。[14] 女子におけるソーシャルメディアの利用とうつ病症状との関連は、男子のそれよりも強い。このことはスナップチャットやインスタグラムを利用する割合が女子の方が大きいという事実と関連があると、研究者たちは考えている。これらのプラットフォームは自身の外観――体や服や髪――を撮った写真を共有し、それへのコメントを受け取ることが主な機能であり、この仕様が女子は男子よりもうつ病になるリスクがおしなべて高いという事実と関連しているのだという。[15]

スマートフォンを持っているアメリカ人の割合は、二〇一二年には五〇パーセントだった。[16] それが二〇一五年には、ティーンエイジャーの七三パーセントが持つようになった。その三年間にティーンエイジャーの自殺率が跳ね上がっている。[17]

ティーンエイジャーのソーシャルメディア利用とうつ病に関する研究では、両者に相関関係があることが示されている。これはもちろん因果関係ではない。因果関係はその反対の向きに成立しているのかもしれない。つまり、それほど多くの時間をソーシャルメディアに費やすティーンエイジャーはすでにうつや自己隔離に陥っており、慰めや居心地の良さを間違った場、すなわちオンラインに探し求めているということだ。この通りかどうかはわからない。だが米国医師会は二〇一九年の研究で、デジタルコミュニケーションとデジタルメディア――じかの触れ合いの少なさは――実際に今日のティーンエイジャーにおけるメンタルヘルス障害の発生率の急速な増加の原因である可能性があると主張している。ティーンエイジャーやヤングアダルトのうつ病や自殺念慮、自殺未遂が二〇一一年以来著しく増加しているが、二六歳以上、すなわちソーシャルメディアのない一〇代を過ごした世代ではこの傾向は「弱いか、認められない」ことがわかった[18]。

いずれにせよこれらすべてをまとめると、ジェーンのようなティーンエイジャーが直面している、ソーシャルメディアや勉強のストレスから受けるプレッシャーの増大によって、脳内のミクログリアは活動過剰になって炎症性因子を放出し、シナプスをどんどん刈り込むのかもしれない。社会的ストレス因子は微生物や病原体とは異なる。しかし脳にとっては同じものなのかもしれない。

青年期の女子におけるうつ病や不安、摂食障害の恐るべき罹患率の高さからは、少女たちが直面している心理社会的因子が特に有害である可能性が示唆される。ソーシャルメディアは社会的病原体をノンストップで送り込む媒体として機能しているのかもしれないのだ――それも脳が最も無防備な時期に。これは脳と体の双方向のフィードバックループだ。そしてそれは、少女たちの免疫システムの活動を過剰にする社会的ストレス因子を介している。

それが意味するのは、少女たちは現代型の社会的疫病のせいで、不安や抑うつをより感じやすくなっているかもしれないということだ。
大げさに聞えるかもしれないが、科学的にはこれは事実である。現代の少女たちが、一風変わった高伝染性のインフルエンザに次々にかかっているように見えても不思議はない。ある意味では、その通りなのだ。

もう一度言うが、青年期女子の脳はただミクログリアがおかしくなっているだけではない。貧弱な食事と環境の化学物質が免疫システムを混乱させている。その上、現代の社会的ストレス因子（経済的な不確実性、共同体の喪失、有害さを増す政治的「部族主義」、ＳＮＳ映えの流行、セーフティネットの欠如など）が社会的病原体であるかのように振る舞っている。それは多くの集団でさまざまな形で作用し、ミクログリアの反応性を高め、思春期から老齢に至るまで、うつ病や認知機能低下、その他の脳関連障害の罹患率上昇の一因となっている可能性がある。

だが良い兆しもある。ミクログリア共通病因説に基づいて脳疾患の治療にあたっている、非凡で大胆な神経生物学者が大勢いる。彼らのおかげで、共感や理解を改め、新しい治療の選択肢をもって介入できるようになっており、患者たちに生活を立て直す新たな希望をもたらしている。

第八章　脳ハッキング

ハサン・アシフ医師の診療所の壁は砂マンダラの写真で飾られ、その隙間を埋めるようにアメリカ精神医学・神経学評議会から贈られた免状や賞状がぽつぽつと散りばめられている。一方の壁には、アジアの水墨画に似たものが掛けてある。そこには水に浮かんでいる樹木のようなものが見える。それぞれ木の幹の根元からはクモの巣様の複雑な根がぱっと広がっている。根の先っぽには何十もの小さなピンク色の桜の蕾《つぼみ》がまとわりついている。しかし、繊細に描かれた木々をよく見ると、実際にはそれが顕微鏡下でスライドグラスいっぱいに触手を広げているニューロンを描いた芸術作品であることがわかる。

まるで芸術家がニューロンの仕事をユニークな禅のイメージで捉えたかのようだ。私たちが根を張り人生を力強く生きていけるよう、脳を花開かせることができるようにと。(1)

実際、脳関連疾患の多くがミクログリアとニューロンの相互作用の不調をきっかけに起きるという新たな科学の知見を理解すれば、狙いを絞ることができる。手のつけられない刺客となったミクログリアを正常な姿に戻す方法である。それができれば、そうしたミクログリアは役に立つ細胞に戻り、私たちの敵ではなく味方となってシナプスと脳ネットワークを元の見事な姿に修復する。(2)

まさにこれこそ、ハサン・アシフがやっていることだ。

神経セラピストであり、ニューヨーク州のニューヨーク市とブロンクスビルに診療所を構えるブレイン・ウェルネス・センターの創設者であるアシフは、しばしば「脳ハッキング」と呼ばれる新しい神経セラピー分野の仕事をしている。脳ハッキングの手法では、神経工学的ツールを用いて、低活動あるいは過活動の脳回路や脳波を導いたり刺激したりして正常に機能できるようにする。アシフは、研究室の最先端科学と患者のケアとの橋渡しをいち早く試みた臨床医の一人だ。彼は脳ハッキング法の利点と、ミクログリアとニューロンを再起動する研究とを携えて、苦しんでいる患者のもとへまっしぐらに向かったのだ。

ニューヨーク長老派教会ローレンス病院で精神科医としても勤務するアシフは、自身のクリニックで診ている治療困難な大うつ病性障害やパニック障害の患者――第二章で見てきたケイティのような患者――を救うために、長年、経頭蓋磁気刺激法（ＴＭＳ）と呼ばれる脳ハッキング法を主に用いてきた。

五二歳のアシフはほどよくスリムな体型で、豊かなグレーの髪にきちんと櫛を入れオールバックにしている。顔は角ばっていて端正。濃い色の瞳は、初対面の人に対し敏感に反応する。まるで、診療室に入る人が見えない苦痛の重荷に耐えていないかどうか、元気よく挨拶をすませたあなたの重荷を下ろす手伝いができるかどうか、常にうかがっているようだ。

アシフはパキスタンで育ち、精神科医になる前は精神分析医としての教育を受けた。アメリカ合衆国でのポストドク研究はヴァルハラのニューヨーク医科大学で行なった。一九九〇年のことで、その頃、精神医学界では、精神疾患がセロトニンやドーパミンその他の神経伝達物質の不足によって起こる化学的な疾患だという考えがもてはやされていた。精神科の病院や診療所は製薬会社にとって好景気に沸く小都市さながらだった（今なおその状況は変わらない）。「私たち研修医は製薬会社のセールスマンに付きまとわれていましたよ」とアシフは言う。

しかしアシフは、処方された抗うつ薬が患者の半分以下にしか効いていないことに気づくようになった。[*1] しかも効いたとしても、それは適切とは言いがたかった。患者がわずかな症状の好転を感じるのに数週間もかかることがたびたびあったのだ。多くの場合、好ましい効果は時間が経つとなくなってしまい、精神科医は投与量を増やすほか、他の薬を追加する必要があった。その結果、鎮静状態や体重増加、脳に霧がかかったような状態、睡眠障害といった不快な副作用が起こった。

アシフ医師は投薬に反対しているわけではない。投薬は治療にとって重要なものだ。けれども、薬物療法を受けているケイティのような大勢の患者が人生の半分以上をなくしたように感じていることを、彼は知っている。

アシフは、精神医学が薬物療法にますます傾注していることに対し、医学に携わる者として疑問を持ち始めた。研修医の頃の話だ。両親からむりやり引き離されたばかりの幼い女の子が不安症をわずらって病院へ来た。一人の同僚がただちにＳＳＲＩ（選択的セロトニン再取り込み阻害薬）の

＊1　研究によれば、精神医学上の障害を持つ患者の三分の一が統計上どんな抗うつ治療にも反応しない。

投与を始めた。だがアシフは疑問に思った。「どうしてセロトニンなんだ？　人生のとても早い時期、子供の頃に不安を抱えていると、セロトニンが不足しているということになるのか？」。この子がトラウマを抱えているという事実についてはどうするのか、と不思議だった。

「精神分析学と生物学的精神医学との間に橋を架けなければならないと感じ始めたのです。患者が生きてきた経験すべてと、彼らの脳の構造レベルで起きていることの両方に関心を持ちました」。だが、アシフはこうも言う。「何が患者の脳の平衡異常を起こしたのかについての、当時の議論のレベルにはとてもがっかりしました。非常に多くの患者を失望させていると感じたのです」

若き研修医だったアシフは、人々を科学的に整然と分析しようとしてささやかなノートをつけ始めた。喪失を経験することによって、人生の早い時期に特に傷つきやすい脳の特定の領域が変化を受けるなんてことが、発生学的にあり得るのだろうか？　そしてその変化がのちにうつ病や不安に取って代わられ、その平衡異常がセロトニンで改善されるなんてことが？

「こう思ったのです。まあ、いいだろう。保育者から十分に愛情をもらえなかった人や愛情問題で苦しんでいる人は、セロトニンから最も恩恵を受けるのだろう」。アシフは言う。「同じように、注意力の問題では脳の別の領域が影響を受けており、それが患者がドーパミンで改善する理由なのだろう」

彼は振り返って、自分の推測に欠点があったことは認める。しかし、治療を行なう現代的な精神分析医兼精神科医として、自分の専門領域に蔓延するきわめて単純化された考え方——あらゆる化学的平衡異常に対し、患者の症状を治す単一の薬剤が存在する——を取り入れ、それを患者の幼少期の経験や現在のストレス因子という観点から賢明に理解しようとしていた。彼は精神医学全体が見逃しているミッシングリンクが存在するように感じていた。

「私の専門領域は、さしずめ生物学と精神力学との不幸な結婚から生まれ、薬学の保護観察下に送り込まれた子供というところですよ」。アシフは指で机を叩いて力説する。「そして両親は互いを尊敬していないし、会話もしないというありさまです」

アシフは自身の成長の経験から、セロトニンが手に負えない悲しみや不安に対する唯一の解決法であるということに直感的に疑いを持った。「父は私が一一歳のとき急死しました。それが私という人間を変えてしまった。だから、自分自身が歩んできた悲しい行路と、それがその後の人生のあらゆる面にいかに大きな影響を与えてきたのかを理解しようとしていたのだと思います」

喪失が原因で確固たる基盤を持てなかったという思いに駆られ、患者をもっと理解して新たな方法で救いたいという願望が大きく膨らんだ。ただしこの新しい方法には、若き医師だったアシフが同僚たちから相手にされないというリスクがついてまわった。

「それで、精神分析と人々の苦しみと神経科学との間にあるギャップを、どうやって埋めようとしたのですか？」私は尋ねた。

経頭蓋磁気刺激で苦しみは癒えるか？

二〇〇七年、アシフは患者の脳内で起こっていることをもっと知ろうと、定量的脳波検査（ｑＥＥＧ）を用い始めた。

ｑＥＥＧでは、小さな穴が一九個開いた帽子を患者にかぶってもらう。それぞれの穴を通して、薄い円盤状の小型センサー、つまり電極を頭皮に取り付ける。電極からはワイヤーが伸びていて、コンピューターへデータが送られる。各電極はアルファ波、ベータ波、シータ波およびデルタ波の脳波を読み取り、脳の主要領域における電気活動の小さなパルスを測定する。ちなみに、アルファ波はリラックスや落ち着いている状態と、ベータ波は（たとえば試験を受けるときの）精神集中と、シータ波は夢に似た瞑想状態と、デルタ波は入眠とそれぞれ関連がある。これらの脳波を測定すると、脳のどの領域が正常に機能していて、どの領域がそうでないかがわかる。患者の脳の電気活動を測定して得られたデータは、コンピューターで数量化され統計的に分析されたのち、「脳地図」へと翻訳される。そしてこの脳地図を、国の大規模なデータベースに保管されている正常かつ健康な脳と比較するのである。

初めて自分の診療にｑＥＥＧを用いたとき、アシフはずっと探していたミッシングリンクの一つを目のあたりにしているのだと感じた。その後二年をかけて「ｑＥＥＧで患者を治療する前に、使用法に習熟しようとした」と彼は振り返る。ひとたび脳地図の読み方をマスターするや、彼はｑＥＥＧによるニューロフィードバック法を患者に提案した。患者が自分の症状に関連する部位の脳波をコントロールする方法を学ぶための脳トレーニング法である。

ｑＥＥＧニューロフィードバックでは、患者は電極を頭皮に接着したあとコンピューターゲームをする。その状態で、脳の活動が高すぎる、あるいは低すぎる領域の回路の活性を高めたり低めたりする。たとえば、ある患者にはモニターを横切って走るピューマが見えるとする。患者の脳が抑うつ性の思考に対応する領域で遅い脳波活性を示すと、ピューマは非常にゆっくりと跳ねていく。

患者が対応する回路を活性化させるように集中するほど、モニターを駆けていくピューマのスピードも上がっていく。また、一連の楽しい楽音を聞かされる患者もいる。しかし、脳波活性の訓練に集中できなくなると、楽音が不快で無秩序な雑音に変わる。そんなふうに医者は音響やビデオ画像を使って、好ましい脳波活性をつくれているかどうかで、患者に正と負のフィードバックをリアルタイムで与える。すると、調整のとれていない脳波パターンが徐々に調整されるようになり、脳の回路が再教育されるにしたがって、行動も変化し始める。

アシフは、qEEGニューロフィードバックを用いることは間違いなく患者たちの助けになると思った。[*2]だが難しい症例では経過は緩慢だった。精神疾患をわずらう患者の多くでは、セルフネグレクト（自己放任）が病気の主たる要素だ。それに、すでに日常生活が非常に困難になっている患者――「疾病行動」に似た身体症状に苦労している、またセルフケアをやる気のないうつ病患者――が、自分自身のケアを高すぎて登れない山のように感じているときは、ニューロフィードバックには手も足も出ないと思ってしまうかもしれない。

そこでアシフは多くのニューロフィードバック施術者とは異なり、コンピューターゲームで治療

＊2　二〇〇七年時点では、ニューロフィードバックを評価する研究の結論はばらばらだった。今日では、ニューロフィードバックが重要な補助的治療であり、気分調節異常の改善、一部のPTSD（心的外傷後ストレス障害）患者の安定、ADHD（注意欠如・多動症）の症状改善、一部の全般性不安障害の患者の苦痛軽減に役立つことが、しだいに裏づけられるようになってきている。[3]二〇一八年に実施された大うつ病性障害の患者の単純盲検ランダム化比較試験では、ニューロフィードバックを受けた患者の三八パーセントが軽快し、彼らのうつ病の症状は治療前に比べて四三パーセント減少した。[4]

するのではなく、精神分析医として自ら考案した訓練法を取り入れた。ニューロフィードバックの際に患者と会話をするのである。彼らの子供時代、両親、恋愛関係や結婚、子供、親族との関係、仕事など生活の主要なストレス要因について探りを入れる質問をする。彼らをひどく悲しませたことは何なのか？　幸せだと感じたのはいつか？

アシフは優秀なセラピストの常として、患者の心に貼り付いている問題をすみやかに探し出し、不安や反芻《はんすう》思考や恐怖の誘発を最小限にとどめた。

そして患者と話している間に、ｑＥＥＧで得られる脳地図に起こっていることをチェックし続けた。「成長期に起こった過去の特定のトラウマについて話すように患者に頼むと、特定の領域が活性化されたりします」アシフはそう説明する。すぐにアシフは、喪失や悲嘆、トラウマ、恐怖の定着した感情パターンが脳回路の特定の領域に劇的な影響を与えるさまを目にした。

たとえばこんなふうだと言う。「うつ病患者の神経回路の変化は、無快楽症や人生に関心を失った患者に見られる変化とは異なっていました。また、成長期についての質問に反応して、右頭頂や右島葉で脳波がフリーズしたり周波数が低い徐波へ移行するのが見られたら、患者が話す前から、幼い時期に発育上のトラウマをたくさん経験したことがわかりました」

それから一〇年間、神経工学者たちが新しい神経療法のツールを開発するたび、アシフはそれらを取り入れてきた。標準化低解像度脳電磁図法（ｓＬＯＲＥＴＡ）と呼ばれるコンピュータープログラムを使った、脳の深部をのぞき見る新しい方法が発明されたのには、ことのほか興奮した。ｓＬＯＲＥＴＡは患者の頭皮に付けた電極からもたらされた情報を総合し、それをｑＥＥＧで作成する脳地図よりも発展させる。ｑＥＥＧでは脳波の働きについての定性的、定量的データを取り込む

EEGの情報を統合するのに対して、sLORETAではこのqEEGのデータを使ってさらにダイナミックな脳の三次元画像をリアルタイムで作成する。このリアルタイムのダイナミックな脳スキャン画像――リアルタイムのPET（陽電子放出断層撮影）スキャンによく似ている――では、寒色から暖色のグラデーションで表現される。神経の活動が正常な脳に比べて高いと、その脳領域は赤くなり、活動が低いと青くなる。調子が良い脳領域は緑色になる。脳の内部で起こっていることの実況動画のようだ。[*3]

このダイナミックなリアルタイム脳スキャンを利用できるようになると、それを使ってアシフはすぐにさまざまな精神疾患や行動障害、認知障害を持つ何千人もの患者を診た。患者がいろいろな感情を見せているときに、異常があると思われる回路を記録していった。それは、「精神医学がすっかり見逃していた、病気の新たなバイオマーカー」を発見しているのと同じだと思ったという。

アシフが何千人もの患者のリアルタイムでダイナミックな3D脳スキャン画像を評価したところ、側頭葉の高い脳波活性は反芻思考――患者につきまとうネガティブな思考――が多いことに関連していることがわかった。また、患者が感情を乖離させたり、否定したり抑え込んだり、そうしたネガティブな感情から生じた体の感覚を無視したりすると、脳の島葉と頭頂葉に大きな異常が見られた。この患者には自分自身で感じることを許していないという、重要な感情の認識があることがわかった。

＊3　経頭蓋磁気刺激法（TMS）の施術者のなかには脳の活性を記録して脳の3Dのリアルタイム画像をつくるために脳磁図（MEG）を使う者もいる。これは脳の重要な領域のどこが、いつ活発化あるいは不活発化するかを示すものだ。両者の主な違いは、脳の活性を読むのにEEGが電気的活動を利用するのに対し、MEGは磁界を利用する（PETやMRIの脳スキャンに少し似ている）ことだ。

かった。同様にパニックを感じれば、すなわちそれは脳の辺縁系や背側前頭葉前部にシナプス活性の変化があるということだった。

アシフはこうしたパターンを、それぞれの患者固有の苦痛が鮮明に映し出された「神経精神分析の回路」だと考えるようになった。

ハサン・アシフが自分の診療に経頭蓋磁気刺激（TMS）を使用することに初めて関心を持ったのは二〇一四年のことだった。TMSはメイヨークリニックやハーヴァード大学医学部などの病院でしばらく使われていた手法で、その年、米国食品医薬品局（FDA）によって特定のTMS装置の使用が認可されたのだ。薬剤抵抗性うつ病患者の治療のために神経工学者たちが開発したものだ。[*4]

複数のランダム化比較試験によって、大うつ病性障害に対するTMSの有効性が裏付けられている。[(5)] 二〇一六年に、TMS研究の草分けの一人、ベス・イスラエル・ディーコネス医療センターとハーヴァード大学医学部のアルヴァロ・パスカル＝レオーネが、従来の治療が効かなかった大うつ病性障害患者――ケイティなど――に対して、TMSは脳回路を修復し、すみやかに持続的な利益をもたらすことを示した。[(6)*5] 三〇回のTMS治療を受けてかなり症状が軽減した患者のなかには、何年たった後もまったくうつ病が再発しない者もいた。[(7)] パスカル＝レオーネによると、治療が効いた患者の多くは「六カ月くらいに一度のペースでTMS治療を繰り返す必要がありますが、継続治療によって効果が持続し、うつ病を抑えて、人生を失うことなく充足した日々を送ることができるのです」。

TMSを使うと、頭皮表面から非侵襲的に、脳に非常に短い磁気パルスを高精度で伝えることができる。この磁気パルスが脳内で電流を引き起こし、その電流によって、不活発だったり、過剰に活発だったりする神経回路の調節を促すことができる。このパルスを受けたときの感覚は、誰かに指先で頭を軽くトントンと叩かれているのに似ている（ちなみにこれは電気痙攣《けいれん》療法とは似ても似つかない）。[*6]このパルスは頭皮や頭蓋骨を通過して脳の狙った領域へピンポイントで届けられ、その間、医師はダイナミック脳スキャンで、過剰に活発な領域（赤）と不活発な領域（青）を観察する。うまくいけば、このパルスによって、脳内の電気的発火パターンが調整される。TMS治療コース（通常二五〜三〇回の非常に短いセッションを要する）を経るうちに、神経回路のパターンが変化し始める。機能すべきなのにしていなかった脳領域が再び適切に作動し始めるのだ。

大うつ病とパニック障害に対処するために二五年間以上にわたって、何千時間も治療に費やしてきたケイティのような患者のことを考えてほしい。ケイティは週にいくつもの治療を受けてきた――EMDR療法（48ページ参照）、話し合い療法、トラウマフォーカスト認知行動療法、バイオフィードバック、さらに精神科医や栄養士、統合医療の医師の受診。それらを毎週、それも何十年も続けている。

三〇種類の治療といえば多いが、失われた数十年を思えばそれもかすむ。

＊4　FDAは、二〇一四年にニューロネティクス社の「ニューロスターTMS治療装置」を認可したのに続いて、薬物療法抵抗性うつ病患者を対象とした装置をさらに五つ認可した。

＊5　アルヴァロ・パスカル＝レオーネは治療抵抗性うつ病患者を対象としたTMSの二重盲検臨床試験を初めて行ない、その結果を一九九六年に「ランセット」誌に発表した。(8)

アシフは自問した。経頭蓋磁気刺激（ＴＭＳ）を使って、患者たちの苦しみを取り除くのを助け、それが二度と再発しないようにできるのだろうか？　彼はＴＭＳの操作を徹底的に練習し、ＴＭＳ治療の装置類に何万ドルもつぎ込んだ。そしてそれに、ｑＥＥＧ脳検査やリアルタイムのダイナミック脳スキャン、ニューロフィードバック、心理療法、また必要があれば薬物療法を併用して、患者たちの治療を開始した。

これらの新しい手法を使って「私たちは、患者が話している状態でリアルタイムで、パニック発作の治療をすることができるようになりました。そうすることで、患者が治療でどの程度よくなっているかを確認することもできたのです」アシフはそう言う。

「診療室へやって来たときの患者たちの苦痛にとても共感を覚えました。彼らのダイナミック脳スキャン画像を見ると、とても多くの患者たちがみじめなつらい経験をしてきたことは明らかでしたから。脳が私たちに向かって大声で叫んでいるみたいでした。『私を読み取って！　ほら、ここに具合の悪いところがあるの。お願い助けて』と」

二〇一六年になる頃には、脳地図を作成するツールがさらに進化した。[*7] 科学者たちは新型のスキャンニング装置を実験室で使って、精神障害を脳レベルで理解しつつあった。さまざまなうつ病のサブタイプに、その基盤となる神経回路があることが明らかになっていった。動物実験では、脳スキャン画像を解析して、うつ病がストレスによって引き起こされたものかどうかを判別できた。このタイプでは、ストレスの多い新たな状況に遭遇したときに、無気力な行動（身の回りのことを自分でできなくなる）につながる。この無気力な行動は、脳のほとんど全領域――意欲、情動の処理、学習、記憶、思考と行動の統合に関連する領域――にわたる活性の低下と相関関係があるほか、

「青斑核」として知られる脳幹の小さな領域ではより積極的な活性の上昇とも相関関係がある。青斑核はストレスやパニックに対する生理的応答を調整する。[13]

＊6　電気痙攣療法（ECT）は長いあいだ問題の多い治療法だと思われていた。しかし、安全性と有効性が担保された最近の治療のプロトコールや、手法と厳密性を増している臨床試験とによって、ECT治療は薬剤抵抗性うつ病患者の七〇〜八〇パーセントに有効であることが示されている。[9] ECTは何十年も使われてきたが、その作用メカニズム（ある患者には効果がある）は不明のままだった。しかし二〇一八年、ドイツの研究者たちによって、ECTの治療効果が体の炎症と脳内のミクログリアの活性化との間で双方向にやり取りが行なわれた結果であることがわかった。研究者たちは一二人の患者のECT治療前後の脳脊髄液と血液の炎症性バイオマーカー（サイトカイン）のレベルを測定した。ECT治療の前にマクロファージとミクログリアの活性化を示す炎症性バイオマーカーの数値が高かった患者では、ECTへより良い反応が認められることが多かった。このことからわかるのは、ミクログリアが治療抵抗性うつ病の病態生理に関連しているのみならず、ECTがミクログリアとマクロファージの活性を下げることで効果をあげているということである（とりわけ炎症の度合いがひどい患者に良く当てはまった）。二〇一八年の別の研究では、治療抵抗性うつ病患者、とりわけC反応性タンパクやその他の炎症性バイオマーカーの数値が高い女性が、炎症性バイオマーカーの数値の低い患者に比べて、ECT治療の効果が高い傾向があることがわかった。[10] 二〇一六年には、慢性的で予測不能なストレスにさらされたあとで、うつ病様症状とともに脳内の海馬でミクログリアの活性が見られたマウスが、ECT治療に好反応することがわかった。[11] これはECTが海馬内のミクログリアの存在量と活性レベルをかなり変え、ひいてはそれが神経新生（健康で新しい神経の誕生）につながったからだった。ECTは治療抵抗性うつ病患者の三分の二以上に有効であると考えられているが、治療直後の数時間、言葉の記憶や、言語機能、実行機能が短時間消失してしまう。そのため――また処置が侵襲的であるため――、これは最終治療手段として用いられることが多い。

＊7　二〇一六年、カリフォルニア大学バークレー校の研究者たちは、さまざまな刺激や言葉、情動、感覚に反応する脳の領域を表した「脳アトラス」を作った。[12]

かなり良いことが起こっても喜ぶことができない無快楽症の患者には、脳の前頭前野後部腹内側部という領域に特定の欠陥が見られた。突如として研究者たちは、レジリエンスの高い脳とそうでない脳のテンプレートを手に入れたのだ。(14)

うつ病では、脳のほぼ全域が「君は自分自身のことを何もできない。だからするな！」と叫んでいる。その一方で、脳の別の小さな部分は「何か恐ろしいものが、君のところに向かっている！」と叫んでいる。つまり、重篤なうつ病の患者は、友人や家族や同僚たちが心で思っているように、単に自分で立ち上がってホコリを払い、前進できないだけではない。脳が彼らに「かまうな」と言っていたのだ。

脳スキャンは、精神疾患の進行を予測する上でも次第に役に立つようになってきた――もちろん百パーセントというわけにはいかないが。うつ病と診断され、脳の左中前頭回の活性が極端に低かった患者たちは、四年後もうつ病という診断は変わらなかった。しかし、うつ病の診断を受けた時点で左中前頭回の活性が極端に高かった患者たちは、しばしば異なる経過をたどった。診断から四年後に、双極I型障害に変わることが多かったのだ。(15)

ダイナミック脳スキャンを理解できるようになってくると、この療法の専門家たちは内科医が血液検査で体の病気を診断するように、心に巣くっているものの正体を見抜けるようになった。

メイヨークリニックでは、自閉症スペクトラム障害の患者にもっと感情を経験させる上でTMS療法が有望であることが示された。TMS療法で、実行機能と空間作業記憶を扱う脳領域の神経配線にある欠陥を修正するのである。(16)*8

重要な補足をしておきたい。ＴＭＳやニューロフィードバックの目的がすべての脳を理想的なパターンで同じように発火させることだと言っているわけではない。これらの療法は、憂鬱や悲しみや創造性や喜びなどの人間のさまざまな経験を根絶することを意図していない。そうした経験は個々人の生活に意味を与え、私たちを紛れもなく人間たらしめているものだ。それぞれの脳はそれぞれユニークなのだ。むしろ、こうした治療法は、世の中に対処し貢献する能力や、愛する能力を妨げているものを、個々人のユニークさを損なわない意味のある形で取り除くのだ。

ミクログリアとニューロンのつながり――脳を再生する

一方、急速に発展するミクログリアについての生物学は神経科学を完全に変えつつあった。そうするなかで新たな疑問が生じた。すなわち、経頭蓋磁気刺激（ＴＭＳ）はどのようなメカニズムで

＊8　ＴＭＳは病的肥満の患者に有効なことが示されてきた。ある研究で、患者の半分がＴＭＳを一五セッション受け、あとの半分はプラセボ治療を受けた[17]。研究実施の前後に、被検者が提出した大便サンプルから微生物叢を分析した。また、さまざまな神経伝達物質や神経物質の指標となるバイオマーカーも測定した。五週間の治療のあと、ＴＭＳを受けた被検者では体脂肪が四パーセント減少した。減少幅は対照群より有意に大きかった。また、ＴＭＳ治療を受けた被験者では腸内微生物叢中に抗炎症性の有益な細菌の数が増加していた。肥満でなく、炭水化物や脂肪の多い食品に対する食欲をがんばってコントロールしている健康な人々に共通して見られる菌株だ。対照群にはそのような変化は見られなかった。後の章で見るように、こうした違いがあったのは、腸内微生物叢の菌株が脳内のミクログリアの活性にも影響を与え、またその逆もあるからだと考えられる。しかしこうした研究は論文化されておらず、追試と再現が必要である。

ミクログリアを再起動し、シナプスをむさぼり食うのをやめさせ、逆に脳を助けるように仕向けているのか、である。

ミクログリアが攻撃を進めるとき、シナプスを刈り取ることがわかっている。そして最新の研究によれば、ミクログリアが炎症の暴走を誘発すると脳内の海馬にある特別なタイプのニューロンを破壊する。(18)このニューロンは通常の状態では高い再生能力を持つ。ミクログリアはこの新生ニューロンが生まれるや否や暗殺し始める——これがうつ病や発育中にトラウマを経験した人の海馬が劇的に委縮する理由だと、研究者たちは考えている。

しかし研究者がミクログリアを落ち着かせると、自然に再生するそれらのニューロンは以前のように脳に定着し始める。

では経頭蓋磁気刺激によるパルスは、正確にはどのようにミクログリアに攻撃を中止させ、健康なニューロンが新しく生まれて脳のシナプスを復元できるようにしているのだろうか？　言い換えると、どうやって脳を生まれ変わらせているのだろうか？

これは難しい注文だ。殺し屋が仕事をする直前に中止にして、殺しをやめてくれと伝えるような感じだ。

脳は電気的な器官だ。脳が機能するためには、ニューロンが他のニューロンに電気シグナルを伝えなければならない。通常のニューロンは他の一万ものニューロンに連結していて、毎秒五〜二〇回の電気パルスを発する。脳では無数のニューロンが発火するため、毎秒何十億回もの電気パルスがそのシナプスに伝わる。

一方、ミクログリアはニューロンにぴったりの栄養と成長因子を供給する。そのおかげでニューロンは成長し、正常な状態を保ち、発火して脳全体に正しいメッセージを広めることができる。そうやってミクログリアがニューロンの世話をしなければ、ニューロンは正しく発火せず、機能しない。ニューロンが狂い始めると、発火が過剰になったり不足したりするようになる。

脳スキャンでは、アルファ波、ベータ波、シータ波、デルタ波といった脳波の動きが速すぎたり遅すぎたりするのを数値化して、ニューロンの発火の過剰や不足を捉える。

研究によると、ミクログリアはニューロンを成長させ脳に定着させることに加えて、シナプスの電気活性の維持にもかかわる。この電気活性が脳波として表れるため、ミクログリアは健全な脳波活性も調整する。[19] 私たちの脳は、異なる精神状態と関連している種々の脳波を絶えず切り替えている。脳波の切り替えが正常であれば、私たちの気分はとてもいい。この脳波の協調が損なわれると、気分がすぐれなくなる。

うつ病患者の脳のqEEGによる読み取り（リアルタイムのダイナミック脳スキャン）で、ニューロンの接続が切断していると思われる領域は、研究者の言う「ミクログリア－ニューロン相互作用」が適切に発火していない箇所と考えられる。デルタ波やガンマ波、シータ波、ベータ波が正常値から逸脱していると、アシフのような専門医はミクログリア－ニューロン相互作用が本来の機能を果たしていないと受け取る。[20]

こうしてみると、脳にとって馴染みのある穏やかな電気パルスを伝えることは道理にかなっている。正しくできれば、非侵襲的なTMSの電気パルスはミクログリアを再起動し、ミクログリアとニューロンに新しい適切なシグナルを伝えられるのかもしれない。そうなれば、ミクログリアは活性を引き下げて、シナプスを食うのをやめ、かわりに、本来のように再び新しいニューロンの成長を促し、シナプスの活性を維持するようになる。[21]

ミクログリア－ニューロン相互作用全体が修復され、適切で健全に機能するようになる。

ハーヴァード大学のベス・スティーヴンスは、根本を理解するヒントをくれた。「ミクログリアはニューロンとシナプスの活性に絶えず応答しているのよ」と彼女は教えてくれた。活性の低いシナプスをミクログリアが食い尽くして片付けるのだとしたら、こう考えられるのだ。「ニューロンの活性を促進する技術で、神経回路をオンラインに戻すことには、治療上の価値がある。ニューロン活性への介入が効くのなら、少なくとも、患者を助ける方法を考えられるようになるわ。誰かの脳の中に手当たり次第に薬を投入する以外の方法をね」彼女はそう言う。「そしてそれこそが進歩なの」

「このニューロンとミクログリアのダンスは美しいバレエのようなものです」とハサン・アシフは言う。「ダンサーの一人がリズムを外せば、脳の回路は特定のネットワークで調整が効かなくなります。他のダンサーたちがステップを踏み違えます。互いに首尾一貫した情報伝達ができません」。しかし、と彼は力説する。「脳波活性を高めたり低めたりして脳のリズムをもとに戻し、その根底にある神経回路を修復すれば、患者の症状はかなり早く改善します」

そしてこれは精神医学、精神分析学、免疫学、神経科学の分野にとって、とても有望なニュースだと、アシフは言う。「なぜなら、これら一見共通点のない分野は実は一つの分野だということが示唆されているんです。それらの知識をまとめ合わせれば、まず間違いなく、もっと多くの患者を治してあげることができるはずです」

第九章　悩める心

ハサン・アシフ医師が創設したニューヨーク市のブレイン・ウェルネス・センターの待合室にある黒っぽい擦り切れた革のソファーに、私はケイティ・ハリソンと一緒に座っている。

ケイティが言うには、ここへ来ることは時間と移動と出費の点から一大決心の要るものだった――しかし健康という点からすると決心するのはとても易しかったという。私たちがこの前会ったあと、彼女は少し思案し、少し調査したのだと言う。そして、自分にとって経頭蓋磁気刺激（TMS）を試すのは意味のあることだと悟った。彼女は精神科や内科で受けられるものは何でも試してきた。以前はTMSを遠い未来の医療だと考えていたが、大うつ病性障害と不安障害のTMS治療を調べてみると、今では成功例がいくつもあってすばらしいものだとわかった。加えて、故郷ヴァージニア州アーリントンのかかりつけの精神科医が、TMSで病気が改善するかもしれないということに納得し、アシフ医師に治療してもらえるよう手配してくれたのだと言う。

そこでケイティは、この治療法が自分にふさわしいのかどうかを見極めるための脳スキャン評価を受けに、北部ヴァージニアからニューヨークまで鉄道を使ってやって来たのだ。

長時間の移動でへとへとだと彼女は言う。駅の雑音と混沌、見知らぬ人との会話、忙しい人々で混雑したニューヨークの歩道、ホテル滞在などでへばってしまったのだ。ケイティのホテルはアシフの診療所から遠くはないのだが、二ブロックを歩かずウーバーを利用したのに、着いたときにはとても疲れて消耗しきっていた。「何度も引き返そうかと思ったのよ。これほど期待していなかったら引き返していたわ」と言う。

「私、家族の病歴、私自身の病歴を知ってるの。検査結果を見たのよ。私の炎症性免疫マーカーの値は、大うつ病性障害の患者によくある値の範囲内に入ってるの。仮に私にがんがあったとしたら、がん専門医は私の症状だけを治療するんじゃなく、病気のおおもとになっている原因を治療するわよね。私は自分の脳の健康に何が起こっているのか知りたいの。もし私の体の炎症レベルが高いことで脳内のミクログリアが活性化してシナプスを食べているのなら――そのことが、今みたいに感じたり、病気がまったく良くなりそうになかったりする原因の一つに違いないわ」

「ともかく、まるで何かのがんにかかっているみたいに感じるのよ。まるで人生が終わってしまったみたいに。もし体の方の病気の治療にこれくらい失敗を重ねていたら、ただ手をこまねいて、今までどおりの治療を続けたりはしないわ。私、最新科学に何ができるのか見たいのよ。それに何かで読んだけれど、ＴＭＳはたくさんの人々を救っている。だからアシフ先生が私を救えるかどうか知りたいの」

「ここに来たのはミンディとアンドリューのためでもあるの」とケイティは言い添える。「自分のママが具合が悪いと感じながら育つことで、私自身どんなに代償を払ったかわかってるの。あの子たちには、それと違う将来があってほしい——そして私の家系で繰り返される堂々巡りを断ち切ってもらいたいの」

ケイティが話している間、私は前回彼女と会ったときに気づいたことに再び気がつく。とても痛ましいことを話すときに表れるはずの顔の表情や声の抑揚がなくなっている。まるで思いと感覚がつながっていないかのようだ。ケイティの根底にある脳の回路を治療しても、精神科医の言う「感情欠如」を改善できるかどうか、私は疑問に思わざるを得なかった。

ケイティは決心とは裏腹に神経質になっている。「アシフ先生が何を言うか心配でならないわ」。顔は、まるで家のストーブにやかんを置いたままにしたのを今思い出したかのように青白く硬直している。「先生が私を治療できないとか、私には治療できないとてもまずいことがあると言うんじゃないかと心配だわ」。ケイティは心配していることを隠すかのように、束の間、不自然な笑顔を私に見せる。

ケイティには話したことのないある事実が、私の頭をよぎった。アルヴァロ・パスカル＝レオーネと彼のＴＭＳの研究について議論していたときに知ったことだ。ＴＭＳに対する患者の最初の反応で、その患者が概してＴＭＳ治療に合っているかどうか、三〇回の全治療コースで良い効果が期待できるかどうかが予測できるという。早い段階で脳が良い反応を示さなかったなら、患者が後々再発する確率ははるかに高くなるのだ[1]。

とても長い時間ケイティを取材し、話をしていると、自分が彼女の代弁者になったような気になってくる。だから彼女には、切望してやまない安らぎを見つけてほしい。また、希望がほとんど見出せないと感じている、取材に応じてくれたすべての患者たちも同様だ。

一〇分後、アシフ医師がケイティの評価を始めた。私は彼のメイン処置室の一角に座って、できる限り遠慮してノートをとる。

ケイティは特大の快適そうなベージュの革の椅子にもたれ、一九個の小さい穴の開いた明るい黄色の帽子をかぶっている。穴に通された電極が頭皮に接着される。アシフのチームは電極を固定するために水溶性の糊を使っている。電極から伸びる細く黒いコードがずらりと並んだコンピューターにつながっている。このコンピューターがケイティの脳の活性をスキャンし、解釈する。

電極を貼り付けている間、電線が繊細なクモの脚のようにケイティの頭全体から伸びている。明るい黄色の帽子の下では、ケイティの青白く平たい顔が怯えている。

アシフ医師はケイティのお腹のまわりにベルト式呼吸トランスデューサーを取り付け、左手の人差し指、中指、薬指にセンサーを固定した。自律神経の活性、すなわち呼吸速度、皮膚電気伝導度(汗と発汗作用)、心拍数を測定するためである。[2][*1]

「顔のまわりの筋肉の力を抜いて。額、特にこめかみのあたりのね」。アシフ医師はケイティの脳スキャンを始め、指示を与える。そうしないと読んでいる脳波が筋肉の緊張から来る外因性のものだらけになるから、と説明する。彼は瞑想を行なうときのような調子で優しく語りかける。「良くなった。ずいぶん良くなった」とおだてる。わずかに残るパキスタン訛は柔らかく、叙情的でさえある。

ケイティの脳の地図をつくっている間、部屋は完全に静まりかえっている。「じゃあ目を閉じて、本当に楽しかったことを思い浮かべなさい」

私が座っているところから、ケイティの脳を表すリアルタイムのダイナミック脳スキャン画像の色彩が変化し始めるのが見える。

数分後に、「今度はとても悲しかったことを思い浮かべなさい」と求める。数秒以内にケイティの脳画像の色合いがまた変化し始める。

数分後、目を開けるように促す。

次にアシフは夕日の画像を見せて、彼女の反応を記録する。そして、次は不快な画像が出てくると警告する。突然、煙と炎に包まれた世界貿易センタービルが目に入る。

その画像が消えるとアシフは、ケイティの体と脳がストレスのあとにどれくらいうまく落ち着きを取り戻せるかを観察したのだと告げる。

全工程――ケイティを神経療法装置につなぎ、脳活性を読み、ダイナミック3D脳スキャンを作成する――には、およそ三〇分を要した。

そして今、ケイティの帽子から突き出ている電極からコンピューターへデータが送られて、大きなディスプレイの中で、ケイティの脳の三次元スキャン画像がゆっくりと回転し始める――あらゆる方向からすべての脳葉《のうよう》が映し出される。

アシフはケイティの脳の回路に見出したパターンを、ケイティや私が理解しやすい平易な言葉に翻訳して説明する。話しながらさまざまな領域を指し示す。

彼はケイティの左側頭葉の画像を指差す。そこは鮮やかな赤色に輝いている。「あなたの脳の左

＊1　アシフは、患者の観察や治療に使う自律神経系装置の利用法を会得できたことを、パートナーでフェロー神経療法士のアザ・マンタシャシュヴィリのおかげだとしている。

側は右側よりずっと活性が高いのがわかります。しかし右側は、本来あるべき高さの活性がありません」。これは正常値からの重大な逸脱だという。アシフはディスプレイの反対側にあるケイティの脳の右側へと指を滑らす。「ほら、右島葉、右頭頂葉、それに右前頭前皮質に重大な異常が見られます。つまりあなたの情緒の調整を扱う領域では徐波〔周波数が低い脳波〕が優勢なのです」

アシフの説明では、これはつまり、感覚を体験することにも処理することにも、またあらゆる状況に対して適切な情動反応を起こすことにも、ケイティが大変な困難に見舞われているという意味だ。

ケイティが厄介なことを話しているとき、表情からしばしば感情が消えていることを、私は考えずにはいられなかった（ジェイムズ・ジョイスの『ダブリン市民』の中の有名なひとくだり――デュッフィ氏は「自分の体から少し離れて生きていた」――はケイティと、彼女自身の感情との関係を完璧に描写しているように思われる[3]）。

アシフ医師はケイティの左側頭葉と前頭前皮質が、燃える貿易センタービルを見たことに反応して、どれだけ明るい赤色に光ったかを指摘する。この領域は彼女が悲しいことを考えるときにも過剰に刺激された。

しかし、脳の活動が鈍く、脳波が弱すぎる右側に戻って、アシフはこう指摘する。「たとえパニックを感じたとしても、あなたの体は本来あるべきようにストレスの感覚に反応していませんでした」

ケイティの脳は運動野でも活動が鈍かった。

アシフ医師によると、ケイティの脳は人生のある時点で体からのいかなる情報も遮断することを学んだかのようだ――たとえ前頭前皮質や他の領域が、彼女はストレスを受けていて警戒すべきだと訴えたとしても。

アシフ医師はケイティの苦しみの運勢を占うかのように彼女を見つめた。彼は右島葉と右頭頂葉をもう一度指し示した。「この脳波の活性の低さから、逆説的ですが、あなたのパニックの発症を説明できます。これは情動の中枢にあまりエネルギーがないことを表しているのです。このことから、無力感に襲われたり、不安を感じたりすると、あなたは肉体で感情を感じ取らないで、休止《シャットダウン》状態《》になってしまうのだと考えられます。まわりの世界から離れて拒絶へと向かいます。そうしてあなたはオフラインになります」

「初めのうちは安心に思うでしょう」と彼は説明する。「別に何も感じないからです。でもその後不安な思いが湧き起こってあなたを占領し始めます。防御態勢に自分が入っていくように感じることがあるかもしれません。他人を非難したり、自分を非難したりして」。この反芻思考と不安は「シャットダウンや、感じていることを経験あるいは表現しないことと一緒になって、耐えられないところまで不安を増大させます」とアシフが言う。「身動きすらできないほど、人生に打ちのめされそうになる」

アシフには、指摘しないわけにはいかないことがもう一つあった。ダイナミック脳スキャン中にケイティが目を閉じているとき、彼女の脳波がうつ病患者でよく見られる様相を呈したのだ。「目を閉じているときでさえ、アルファ波のピークがありません」

アシフは続ける。「アルファ波のピークは脳にとって回復のリズムです。目を閉じたときにこれがないというのは、脳が休めないということです。たとえ眠っているときでもです。脳に休息期間がなくなるわけです。だから、ほとんどいつも体が疲れきっていて、それでますますシャットダウンしてしまいたい気分になります」

ケイティは、まるで初めて本当の自分を見てくれているとでも思っているかのように、アシフ医師のひと言ひと言にゆっくりうなずく。彼の言葉は承認という贈り物だった。

「これはひょっとすると、かなり若いときに始まったんじゃないかと思います」とアシフは思い切って言う。「この徐波のパターンは幼い頃にトラウマを負ったことがある人々に見られます。子供の脳がどう反応するかというと、感情の猛攻撃を避けるためにトラウマ的フリーズ状態、分離モードに入るのです。すると神経回路の発火不良が見られます。だからこうした領域に異常がないか探すわけです」と、一息つく。「多くの人にこれが見られますよ」

アシフは自分が集めた臨床データに基づき、ケイティは二歳になる前に小児逆境体験を経験したと、思い切った推測までする。

この瞬間、ケイティは泣き始めた。「ごめんなさい」彼女は言う。「ごめんなさい」。こらえ切れないようにすすり泣きを始める。話を聞いていたときには抑えていたすべての感情が彼女に追いついたかのようだ。

アシフ医師はティッシュの箱を持ってきて、彼女の肩にやさしく手を添える。みんな無言だ。部屋が思いやりで満たされた。

ケイティは何度も何度も目頭を押さえる。「私の両親はいつもケンカしていました」と話し始める。「パパはときどきげんこつで壁をぶち抜いたものです。癇癪《かんしゃく》持ちだったの。うちの中はいつもピリピリしていました」

「そんな時には、どうしようとしましたか？」。アシフはケイティの顔から視線を外さずに尋ねる。

「できる限り自分を小さくしようとしていました。無視しようとしたんです」。ときには、と思い出して言う。「外へ出て庭を行ったり来たりして、できる限り速く、できるかぎり遠くへと、自分を駆り立てたりしました。もし走り続けて止まらないでいられたら、何もかもまたうまくいく、と自分に言い聞かせたものです」

アシフ医師は、子供時代に環境から受ける影響と生物学的因子とは分けることはできないとケイティに説明する。経験、保護者との関係、それにトラウマは個々人の脳の配線の仕方を変える。生まれたその時から、私たちの情動の反応と脳の発達は、外界との経験を通して確立される。保護者とのあらゆる交流、あらゆる光景や音や触感が新しい脳の回路に影響する。そして私たちの脳のこうした変化が、今度は後の人生において周りの世界にどう反応するかに影響を及ぼす。一方で周りの世界も私たちの経験に影響し続ける。

ケイティの場合、生きるのに必要な最低限のことでさえも、手に負えないと感じるのも無理もないのだとアシフは言う。「あなたの右運動野は『ちょっと、私はやりたくないわよ』と言ってるんです」

自分を再認識したケイティの顔が深刻そうにぴくぴくと痙攣する。「これを見て、自分の脳が応答していないことを知って、くじけそうです」。ケイティはディスプレイの中を青と赤と緑に色付されゆっくり回転している自分の脳をか細い手で指し示す。「こういうふうにして、私の感じ方はできているのね。人生に対処できていないような感じとか。つい昨日のことだけど、今回の訪問がとても不安で起き上がれなかった。それでアンドリューを空手教室へ連れて行くこともできなかったんです」。涙が頬を流れる。

アシフ医師はケイティの隣に置いた擦り切れた茶色の革の椅子で前かがみになる。肘を膝につき、両手の指先を顔の前で合せ、注意深く聞いている。彼は直感的に、ケイティが救いになる何かが残っているはずだという考えに取りつかれていることをわかっているようだ。

「食料品店へ行くだけでも、パニック発作を起すことのないように、細かいことまでいろいろと準備しないといけないんです」とケイティは続ける。「店に人が少ない午前中に買い物をしなければいけません。そうすれば、そのあと数時間横になれるんです」。自嘲気味に半笑いする。「数年前、うちの呼び鈴に黒い太字の油性ペンで大きく『ベルを鳴らしたりノックしたりしないで、荷物を置いて行ってください』って書いたテープを貼り付けたんです。ベルやノックの音があまりにも神経に障《さわ》るからです。私は圧倒されそうなものなら何であれ、それを避けられるように計画をいつも前もって立てています。それでへとへとになります。私は自分の症状の奴隷なんです」

ケイティは丸めたティッシュを何度も何度も目に当てた。「まるであなたが私の魂をのぞき込んでいるような気がするわ。みんなはいつだって私のどこが悪いのか知りたがるんです」。自分の脳の画像をもう一度指し示す。「そう、あれが私の悪いところね。まさにあそこが！」

「私に見えているものは大きな希望ですよ、ケイティ」。アシフ医師は元気づける。「私たちにはここで起こっていることが見えている。そして、これに対処できるということを、何千という患者を通して知っているのです」

「私のパニック発作はどうなんです？　治していただけるんですか？」。彼女は尋ねて目を拭いた。

ハサン・アシフはほほ笑んだ。「パニックは治療が比較的簡単です」と答える。「治療二週目の終わりには症状が二〇～三〇パーセント減っているとさえ予想しているんですよ」。ひと呼吸おいて言う。「前進するのに二週間いただくだけでいいんです」

ほとんどの患者と同じように、ケイティの治療でも、経頭蓋磁気刺激にニューロフィードバックと迷走神経のトレーニングを組み合わせるつもりだとアシフは言う。迷走神経のトレーニングによって、心理的ストレス因子に対する自律神経系の応答をケイティが鍛えやすくなる。これからアシフのチームは、彼女の呼吸数と心拍数が脳スキャンにいかに影響を与えるか、また自律神経系の応答がいかに世界と彼女自身の認識に影響しているかを見せることになる。

「あなたは、自分にはこれらの領域と感じ方を制御する力があるとわかってきますよ」とアシフは言う。

しかし、彼女を救う最も効果のあるツールは経頭蓋磁気刺激だと、彼は信じている。「あなたの脳の右半球の各領域にパルスを当てます。脳波の弱い領域を活性化するために、根底にある神経発火の出力を変えます」

ケイティはすぐに治療を始めてほしいと思う。もう待ちたくはない。それどころか今週の残りはすでに予約を取ってある。治療を受けないことにしたら、予約をキャンセルすればよいのだから。

変化へのカウントダウン

一日目

ケイティは、今回アシフ医師のブレイン・ウェルネス・センターのブロンクスビル診療所にある小処置室で、大きな革のリクライニングチェアに横になっている。アシフは、ケイティに帽子を被せ、穴からゼリー状の接着剤を入れて頭皮に電極を貼り付ける。それから電極を定量的脳波検査（qEEG）と低解像度脳電磁図装置に接続する。数分後、彼は前回ケイティがやって来たときとまったく同じようにリアルタイムのダイナミック脳スキャンを開始する。まだ治療はしていない。治療プランを伝えるのに加え、自分の発見に基づいて経頭蓋磁気刺激（TMS）を用い、適切に作動していない脳領域にいかにして健全な機能を回復させるかをケイティに説明している。

「まずここ、脳のC4領域、頭頂葉にある感覚運動皮質を狙います。ここは体の触覚と感覚、すなわち固有受容覚を処理します」。彼は正確にその領域に向けてパルスを発するように、慎重にTMS装置を調整する。それからケイティにほほ笑みかけて「準備はいいですか」。

ケイティの顔が突然不安に曇る。自分の内なる対話に囚われてしまっているようなのが、なんとなく伝わってくる。

「二、三回深呼吸をして。できたら筋肉を緩めて」とアシフ医師。ベルト式呼吸トランスデューサーがケイティの腹部に巻かれ、センサーが指に取り付けられている。

彼女は汗をかいている。私は頼まれて、セーターを脱ぐのを手伝い、たたんで膝の上のクリップボードの下に置いた。彼女はもう一度横になる。胸と腕の筋肉は引きつり、顔はいつにもまして青白い。

アシフ医師は治療を始めずに、TMS装置をやさしく取り外し、脳スキャン画像がパニック発作と関連づけられる赤い光のパターンが見られることを指摘する。二つ目のモニターを指し、一分間に一七回という速く浅い呼吸をしていることを彼女に示す。

「ＴＭＳを使って治療を始める前に、呼吸の調子の合わせ方を教えましょう。そうすれば肉体的なストレス応答を抑えられるはずです」。アシフはそう言い、続いて自分の考えを説明する。「あなたのパニック発作は自律神経失調症と直接関係しています」

続く一〇分間で、ケイティが装着している呼吸ペーサーのリズム――一分間に六〜七回――に合うように呼吸を調節する方法を教える。

「あなたはいつも呼吸を殺しています。まるでフリーズ／パニックのモードになっているみたいに、周りで起こっていることから分離している」とアシフは言う。ディスプレイの中の生体測定チャートには、ケイティの呼吸数と心拍数がリアルタイムで表示されて理想値と比較されている。呼吸が浅すぎたり速すぎたりしたら、警告が発せられる。

ケイティがゆっくりした周期で呼吸を始めると、初めは活動しすぎていた領域のうち、前頭葉の活動が少し低下し始めるのが脳スキャン画像からわかる。

アシフはこれを「神経呼吸《ニューロブリージング》」と呼んでいるのだという。つまりケイティが不安なときに過活動になっている脳の領域の神経発火パターンを呼吸法で鎮静化させるのだ。

一度ケイティが呼吸を調整するや、アシフは「ボディスキャン」のやり方を教える。目を閉じて、徐々に体の各部分に精神を集中していく。そうやって、頭、首、肩、胸、腕、手等々、つま先に至るまで体中の身体感覚の真ん中に自分が存在しているように感じられる。ひと通り終えると、彼は一連の流れを繰り返すように言った。

こうして準備が整い、ケイティが落ち着くと、ようやくアシフ医師はＴＭＳを再開する。

再び彼女の頭の正確に同じ箇所でＴＭＳを操作する。短いパルス音が聞こえる……ジジジジ……

ジジジジ……ジジジジ、一、二、三、ほんの数秒間だ。[*2]

ケイティの様子を調べる。「大丈夫ですか?」

まったく問題なし。

「これを三〇セットしますよ」とアシフは言う。また、ジジジジ……ジジジジ……ジジジジ……と、同じリズムが聞こえる。

パルス音は続く。アシフ医師はTMS装置をあちこち移動させ、別の三箇所にパルスを送るよう調整する。最後の箇所では八回の素早いパルスという小さなセットをたくさん送るのではなく、六〇回連打という長いパルスを送る。

この流れ全体を通して、彼はケイティに神経呼吸とボディスキャンニングを続けさせる。やったことはこれだけ。セッションは終わった。

アシフ医師はケイティに言う。「今日このあとの過ごし方ですが、自分の感覚に集中してもらいたいのです。光が木々に注ぐ様子に注意してみてください。音に耳を傾けてください。この治療によって、あなたの中にたくさんの感情が湧き上がってきます。体の中に留まるようにしてみてください。頭ではなくてです」

アシフ医師とケイティは明日と明後日にもセッションをする予定だ。その後、彼女は子供たちと過ごすために家へ帰り、来週早々に戻ってきて再び治療を受ける。当初アシフの話では、郊外の患者の場合は少なくとも週に三回は診たいのだという。[*3] そうすることで、脳がこれらの変化がこの世界における自分の新しいあり方なのだというメッセージを受け取り、自ら再調整できるようにするのだ。

診療所を出るとき私はケイティに尋ねた。「気分はどう？」「疲れたわ。でもとてもいい気分よ！」と言う。彼女はホテルに戻って休むつもりだ。旅程も変えたい。計画では、真夜中過ぎの帰宅になる列車に乗ることになっている。移動するとぐったりするので、滞在を一日延ばして、子供たちに会う前に少し休みたいと考えている。

二日目

「何か夢を見ましたか」。翌日すべての装置をケイティにつないだあとで、アシフ医師は尋ねる。二人は向き合って座っている。アシフは前かがみになり、両手を膝の間に伸ばして、左右の指先を互いに軽くくっつけ、ヨガの心臓のポーズのような形をつくっている。

彼女はうなずく。「宙に浮かんで、子供たちの上を漂っている夢を見ました。子供たちが遊んでいる上を私はホバリングをしていて、とてもつらい悲しみを感じました。悲しみは雲のようにすっぽりと私を包んでいました」

「その悲しみは何だったのですか？」

＊2　パスカル＝レオーネによれば、TMSで誘導される電流が何千アンペアと非常に高くなることに留意したほうがいいという。TMS安全ガイドラインでは、患者ごとにさまざまな強度のシングルパルスに対する脳の応答を測定して、TMSの強度を設定しなければならない。これは「運動閾値」の決定と言い、患者に用いられる刺激の強度を決定する。また、患者はTMS装置のジジジジという音から耳を守るために耳栓をつけなければならない。

＊3　FDA承認ガイドラインでは、五日間の治療を連続最長で六週間としている。この音は大変短いため患者には大きく聞こえないかもしれないが、実際には非常に大きな音が出る。

「今まで子供たちとの機会をとてもたくさん失ってしまったという嘆きです。それから夢の中で吐き気を催しました。ハラハラしてパニックが始まり——そのパニックで目が覚めました」。しかしケイティはこう言う。「あの呼吸のテクニックを使うと、落ち着くことができたんです。もう一度眠りにつくことができました」

「今はどんな気分ですか？」

「疲れています。滞在を一日延ばすために昨日は旅程を組み直さないといけなかったんですが、鉄道のチケットやベビーシッターやその他こまごましたことをたくさん決めるのが大変で。そういうことが本当にストレスなんです」

「目が潤んでいるように見えるんですが、悲しみや不安の感情に気づいていますか？」アシフ医師は言う。

彼女はうなずく。「滞在を一日延ばすと、子供たちがつらい思いをしないかと思いました。でももう一日滞在して、帰路につく前に十分休まなければ気分も良くならないのでは、とも思ったのです。自分の体調と、家族を喜ばせたいということとの間で板挟みになったのです」。ケイティは少し黙った。「たぶんいつもの心配だと思います。何をやっても、気分は良くならない」

「それはあなたの幼い頃からの根本的なおびえの一つです」とアシフ。

ケイティの目が潤んでいる。「なくしたものすべてに喪失感を感じているんです」。一粒の涙が頬を流れ落ちた。

ケイティが話し続けていると、アシフ医師はＴＭＳ治療を始めましょうと言って立ち上がった。

「意思決定にかかわる領域を治療します」と言う。

アシフ医師は引き続きニューロフィードバックによるTMS治療をする。「定着させようとしている新しい脳パターンを強化したいですね」

「それで良くなっているって、どうしたらわかるんです？」ケイティが尋ねる。

「多くの場合、まず他の人々があなたに起こった変化に気づきます。彼らには、あなたが世の中に対して以前とは違う反応をしているのがわかるでしょう。脳が新しいパターンを学び始めると、あなたにも日常生活の暮らし方が変わったのがわかるようになりますよ」

一〇日目

一週間を少し過ぎて、ケイティと私はまたアシフの待合室で会う。「気分はどう？」私はペンを手にして尋ねる。

「少しだけ元気になったって言うのがいちばんいい答え方かな。心の中で死んでいたものが少し生き返ったの」と言って、幸せそうにそっと笑う。「いろいろなことがほんとに……楽になったの！」

これには仰天した。最後に彼女に会ってから八日しか経っていない。私は二週目の治療に立ち会っていなかった。あれ以降、彼女は治療後は帰宅して家族と過ごしていたのだ。彼女の声にはずいぶんと感情がこもるようになった。

「言葉で言うのは難しいわ」。続けて言う。「感じるの……軽くなったって」

「どんなふうに？」

「たとえば、もう毎日二時間昼寝をしなくていいの。これは私にとっては人生を変えてしまうほどのことよ」

彼女は昨日のアシフ医師との神経療法セッションのことを話してくれる。「先生は、私の脳にある小さいときの愛着にかかわる領域を調べるつもりだと説明してくれたの。子供時代のつらい出来事について尋ねられたわ。一二か一三歳の頃、どんなに寂しく一人ぼっちに感じたか――自分がどんなに醜く、どんなに魅力がなかったか――何をやっても満足できなかったってことを話したの。そしたら、先生の説明では愛着やパニックや休止状態《シャットダウン》にかかわる脳の領域が、光っているのが見えたの」

ＴＭＳによる治療をしたら、これらの領域が変化したのだとケイティは言う。また、心の中でも何かが変化したと感じた。「自分自身に対する見方に、生まれて初めて何かが変わったように感じたの。そんなに自己嫌悪に打ちのめされなくなった、のかもね」

三〇分後、ケイティは神経療法装置につながれて辛抱強くアシフ医師を待っていた。時間が気になってずっと携帯電話を見ている。わずか数時間後には、列車に乗らないといけない。予約時間をたっぷり三〇分は遅れて、アシフ医師が遅刻の言い訳もせず入ってきた――もっともあとになって、別の患者のせいで遅れたのだと釈明したのだが。「気分はどうですか、ケイティ」

「いいですよ！」。断固として答えたが、声には怒りがにじんでいた。

「『いい』っていうのはどういう意味で言ってるんですか？」

「えーと、いい感じもするけれど怒っている感じもするんです」と、こわばった声で言う。

「『怒っている』というのはどういう意味で言っているんですか？」

「承認されていない気分です」。彼女は白状する。「子供たちを家に置いて、両親やベビーシッターに何もかもやってもらってここへ来るのは、私にとっては大変なことなんです。遠出をすると不安になると言いましたよね。ここで治療を受けるために自分が何をやっているかわかっていても、ここにただ座ってあなたを待っていることに腹が立つんです」

「承認されていないという意識は昔からある感覚ですか」

この質問は予期せぬ激しさでケイティを打ったようだ。彼女はわっと泣きだした。「そうです」と告白し、「そう。ママはいつも『ケイティ、お前は感情に流されやすすぎる！　それじゃあ、とても人生はままならないわ。もっとツラの皮を厚くしなくっちゃ』って言ってたものです」。

「大丈夫じゃないと感じたものはすべて、承認の欠如だったわけですね？」彼は探りを入れる。

「両親は、どんな感情も肯定してくれたことが一度もありませんでした。気持ちは問題ではなかったのです。いつだって私がちゃんとやれているかどうかが問題でした。いい大学へ入れるだろうか、頑張ってしっかり目標を達せられるだろうか、と」

会話を交わしながらアシフ医師はTMSで彼女の治療を始めた。TMSと同時にダイナミック脳スキャンを行ないながら説明する。「医療が正しい方向に向かっていることを確認できますよ」

会話をしながら、アシフ医師は彼女の脳に見られる特定のパターンを指摘する。「あなたが怒りを抑え、穏やかで心地よいモードにあるときは、脳の右側にパターンが見られます。そこを見ると、あなたが抱えている問題が情動の知覚にあるのだとわかります」と彼は言う。「でも凍りついている箇所にTMSのパルスを当て、――そしてあなたが自分自身の情動をあるがままにし始めると――、見ていてください、これらの領域がバランスを取り戻しだします」。彼は左側頭葉を指す。

「この領域全体が踊り回っていたのですが、この皮質の神経を直接刺激したところ、新しい発火パターンになったのがわかりますか？　あなたの脳はパルスのおかげで本当にまともになりました」。

少し置いてから付け加える。「私たちの知覚は神経の発火パターンに基づいています。発火パターンが変わるように促すと、いろいろなことが違って感じられるのです」

彼は視線の先にあるもう一つの大きな変化を指摘する。「今では、あなたの脳波は刺激直後にアルファ波のピークを示しています。とてもすばらしいニュースです。私たちが正しい方向に進んでいる証です」

「今、体の調子はどうですか？」とアシフ医師は治療の最後に尋ねる。

「体も感情も穏やかって感じ、ですかね。効き目があったのかしら」とケイティ。

「本当の効果は、ストレスフルな出来事を経験したときに、自分でもわかるようになります。世界に対して、違った反応ができるようになるのです。大きな変化は治療中ではなく、数週間ほど過ぎてから起こります。自分の体の情動の状態に注意を払い、内省的であることで、もっと報われるようになります——恐れるのではなくてね。それから、自分の気持ちに気づけば、距離を置いたりパニックモードに入ったりするのではなく、感じた感覚から、声を上げたり、今までとは違って、もっとしっかりと反応することができるようになります」

「まわりの人で、あなたの変化に気づいた人はいる？」。アシフ医師の診療所から一緒に帰るときに彼女に尋ねた。

「今朝、子供たちの様子を聞くのにママに電話したんだけど、ママはこう言ったの。『ケイティ、声が変わったね。声が幸せそうだし、ストレスも疲れも取れたみたい』って。それで私は『気分がいいの！』って言ったわ。ママは黙ってて、それから言ったの。『あなたからそんな言葉を聞く時が来るなんて、信じられない』って。ママは私の様子を本当に喜んでくれたわ」

「この週末はアンドリューの誕生日なの」とケイティは続ける。「息子の誕生日のお祝いで、ワクワクしているわ！　イベントを計画するのに、こんな気持ちになったことは一度もなかったわ。二週間前にはこのことは本当にストレスだったのよ。子供たちが楽しい時間を過ごせるように、ひたすら耐えるものだった。私にはずっと苦痛だった。でも今は、どういうわけか、子供たちと一緒にいられて幸せよ。心からね」

一七日目

治療三週目の終わりに、ケイティと私はニューヨーク市でまた会った。彼女は七回目、八回目、九回目のＴＭＳ治療を受けたところだ。

私たちは四二番街のスターバックスに腰を下ろしている。店内は騒々しく、混んでいる。席はトイレの入り口近くで、私たちのテーブルの端から六〇センチと離れていないところに人々が列をなしている。一人の母親が泣き叫ぶ赤ん坊を腕に抱えている。

「ここに座っていて本当に大丈夫なの？」。公共の場で人々が集まれば当然起こるカオスの、こんなに近くにいることに彼女はどう対処するのだろうといぶかりながら尋ねた。

「ええ、大丈夫よ！　でも……驚きよ。あれを感じてるんだものね。ここに座っていられるわ。いられるのよ」

「でも初めて会ったとき……」と口にすると、

「わかってる！　わかってる！　私はコーヒーショップに耐えられなかったわ。そこから逃げ出さなきゃと思ったのよ。何ごとも……今の私にとっちゃ簡単なことなの。街なかのここにいて、騒々しい交通の激しい往来を通り抜けるのだって平気。この前、街なかにいたときは、どんな些細なことにも怯えていたわ」。ケイティの声は……華やいでいる。以前に聞いたことのなかった心地よい口調だ。

「人生で初めて、本当の丸一日を過ごすことができるの」とケイティは続ける。口角と目元に皺《しわ》が寄る。話すたびに現れる。初めて会ったとき、彼女の顔の筋肉にはたった二種類の設定しかないかのようだった。機能停止状態と度を越したスマイルだ。

「これまでは正午には横にならなきゃって気分になってた」と自分の腕時計を見る。「今二時だけど、まだ気分は上々よ」

「ほかにも違うと気づいたものがあるの」と彼女は続ける。「ここ数日の間に何回か自分が歌を唄っているのに気がついたのよ。前は音楽に浸ることなんか一度もなかったわ。いつだって私には刺激が強すぎたから。いつも静かな車や家の中にいなきゃいけなかった。子供たちは、音楽を聴くのにヘッドフォンをつけなければならなかったの。でも今は……そう、シャワーを浴びながら唄ってる。車の中で子供の音楽に合わせて子供たちといっしょに唄ってるのよ」

彼女は一瞬暗い顔をした。「自分がどんなにあの子たちの成長を見逃してしまったのか、それから私がお荷物になったせいで、あの子たちがどんなに多くを失ったのかを実感してるの。相当な時間、私の心は子供たちから離れていた。代わりに、あの子たちに何か起こるんじゃないかという恐怖を磁石のように引き寄せていたの。わずか三、四週間前には、アンドリューの誕生日にホットドッグを食べさせるべきか考えあぐねていたわ。それからハイムリック法〔喉に物を詰まらせたときの救急救命法〕のやり方を思い出そうとしてた。それからベビーシッターとママを呼んで、パーティの前にその練習をする必要があると言ったの。私は子供たちといっしょにいないで、ストレス満載の、パニックに似た思いに次から次へと囚われていたの。そしてそれが苦痛を生んでいることもわかっていた」

「私は思い出せる限りの昔から、この絶えることのない、ぼんやりした悲しみと、パニックや恐怖の感覚に囚われていたの。私は他の人が感じている楽しさを感じないのだと常々思っていた。それがとりわけひどくなる瞬間があった。深い井戸の底にいるように感じるときが。そういうとき、死んでしまえば楽になるだろうとか、私がいないほうが他の人のためだとか感じたの」

彼女はミントティーのティーバッグをマグの中でかき回しながら説明する。感情面での幸福において大きな改善を感じている一方で、わだかまっている彼女の怒りは「憂鬱や不安を本人が選択していると見なす社会」へと向かう。「今まで二〇年の間、『あなたは気にしすぎよ！』とか『がんばれば克服できるよ！』とか言う人がずいぶんいたわ。あの人たちは私の苦しみが不快だったの。この社会に住んでいると、みんなはどういうわけか、憂鬱がその人の選択だという作り話を信じているのよ」

アシフ医師と一緒に治療に取り組んだことでためになったことが他にもあるのだという。彼女はティーバッグを引き出してお茶をひと口飲む。「ずっと付きまとっていた恥の感覚を振り払うことができたの。私には脳の中で起こっていることが現実だとわかっている。私の脳が他の人の脳と質的にいかに違うかも知っている。その上で、脳の発火の仕方を変えると、世界の感じ方がまったく変わるの」

「私にとって、これは奇跡にほかならないわ。それでも治療はまだ三分の一のところにさしかかったばかりなのよ」

二一日目

さらに四回の治療――全部で一三回――を終えたあと、ケイティは私に電話をくれた。投薬中の二剤を半量に減らせることを知らせたかったのだ。彼女はヴァージニアにいる精神科医にも、アシフ医師と同じように通い続けていて、二人が彼女には以前ほどの投薬は必要がないという結論に至ったのだ。

電話の向こうでチャイムが鳴っているのが聞える。

ほかにも伝えたいことがあると、彼女は早口に言う。「呼び鈴の張り紙を外したの。『チャイムを鳴らしたりノックしたりしないで!』っていうやつ。あれはもう必要ないの」。間をおいて続ける。「絶対にチャイムの鳴らない世界に住む必要のあった女性は、まったく別の人間のように思える。別バージョンの私という感じ。でも、もちろん私じゃないわ。本来の自分に戻っていっているように感じるの」

「行かなくっちゃ!」。私が質問を差し挟む前に彼女は言う。「アンドリューと遊ぶ約束をしてた男の子たちとママたちが午後に来ることになっていて、もう来てるわ!」

私は度胆を抜かれた。彼女が電話を切る間際、電話の向こうでチャイムが何度も何度も鳴り、息子のアンドリューが「ママ、ママ! みんな来たよ!」と呼んでいるのが聞こえる。私にはそれが家族の生活の混沌としていながら幸せに満ちた音楽のように聞こえる。

後日、アシフ医師に電話をかけ、ケイティの変化にとても驚いたことを伝える。患者みんながケイティのようにTMSに反応するわけではない（患者によっては臨床試験でまったく効果がない）ことも、またTMSを受けられる人について厳重な基準があることも知っていると伝えた。たとえば、ペースメーカーを装着した人は、磁荷がペースメーカーを止めてしまう可能性があるので、この治療を受けられない。[*4] さらに双極性障害の患者を対象としたTMS治療については十分に研究されていない。双極性うつ病患者はTMSによって症状が悪化するおそれがある。

そのとき、心ではこんなことを考えていた。科学ジャーナリストたる私には、こうした変化が長持ちするものかどうかについていくらか不安がある。ケイティが示した反応の一部はプラセボの可能性はなかったのか？　ケイティのように、あんなにも長い間苦しみ抜いた心が、こんなにもすみやかに治ってしまうなんて、なかなか理解しがたい。

アシフによると、脳がバランスを取り戻すのを助ける既存の、最も安全で最も効果的なツールを組み合わせて使うと、治療がそんなふうに見えるのではないかという。ミクログリアの活性が下がると、ニューロンが定着して再び健全で建設的に発火するようになる。

研究結果と臨床実績の両方から、治療抵抗性のうつ病や不安をわずらう一部の患者にTMSが有

＊4　治療中に患者が発作を経験したという報告もままある。あらゆる治療にも言えることだが、TMSに関心をもった人は自分の病歴をよく考え、かかりつけ医の助言を求め、TMS施術者が患者の治療にどの程度熟達しているか注意して見るべきだ。

効であることが示されているにもかかわらず、依然として精神医学は治療方針にこれを加えようとはせず、ほとんど薬物療法一点に依存し続けている。費用も問題だ。神経療法の装置には何万ドルもかかる――たいていの精神科医が投資しようとは思わない金額だ。また患者にとっても安い額ではない。一三セッション分の保険が払い戻されても、ケイティには数千ドルの自己負担が残っていそうだ（もっとも、多くの精神科医の診療所で二〇セッションや三〇セッション腰を下ろしていたのとほとんど同額だ）。

アシフは、いつか保険適用範囲が改善されて、いたるところにいる繊細な人たち、たとえば高校生が神経療法を受けられるようになることを望んでいるのだという。「そうすれば精神障害が発症する前に脳が健全な方法で発火できるよう鍛えてあげることができる」と推測する。「それと、高齢者の不安や記憶障害を改善できるように、コミュニティセンターにこれがあればいいと思います」

医療の新時代

ここまで来ると、探求はさらに大きなものになる。もしミクログリアが私たちの健康と脳を操っているのなら、不調に陥ったミクログリアを安全に操り再起動するのにほかにもっと良い方法はないだろうか？　ミクログリアにニューロンとシナプスを再生させるようにする方法である。

今日、臨床研究の場でも、治療現場でも、科学者たちは型破りなアプローチをいろいろと試している――過活動なミクログリアを落ち着かせ、盲目の刺客ではなく脳の天使として自然が意図した通りに振る舞わせようと。

脳は驚くほどの可塑性を持ち、やり方がわかってさえいれば、私たちの介入に見事に反応するのだ。

第十章　アルツハイマー病の解決

マサチューセッツ州ケンブリッジの五月半ば、三五℃を超える季節はずれの暑い日。この暑さであらゆる物の動きが鈍くなっている。マサチューセッツ工科大学（ＭＩＴ）とハーヴァード大学に挟まれた古いレンガの歩道にまばらな影を落としているイチョウの木の葉がだらりと垂れ下がっている。歩行者たちは建物の戸口へ逃げ込んで、濡れた額を拭いている。街全体がスローモーションで動いているように見える。

しかしＭＩＴのピカワー学習・記憶研究所を擁する、涼しげな灰色のガラス張りの高層ビルの内部では、認知神経科学者でピカワーの所長であるリー゠フエイ・ツァイが、二〇一六年の発見について生き生きと説明している。ミクログリアをハッキングし、戦闘部隊に仕立て上げ、アルツハイマー病に見られる生物学的な破壊を逆転させせられることを証明した研究だ。

暴走するミクログリアを再起動してアルツハイマー病患者を治療するというアイデアはスタートレック的な医学のように聞こえるかもしれないが、ツァイと彼女のチームはすでに臨床試験の段階に入っている。ＧＥＮＵＳ――「感覚刺激を用いたガンマ波同調化」のことで、通称「ガンマ光点滅療法」――として知られる脳ハッキング法を使って、ミクログリアを再プログラムし、シナプスを刺激して再生させたりプラークやタングルを除去したりするのである。[*1]

仕事場の大部分を占領している楕円形の会議テーブルに着いて、ツァイは偶然に負うところの大きい自身の発見について語ってくれる。私たちの間には大型のタッパーウェアのような、長さが三〇センチばかりの透明なプラスチックの箱がある。箱の中には小さなコンピューターの回路基板と処理装置が黒い防水性テープで固定され、多芯ケーブルへとつながっている。ケーブルは短い黒のプラスチック棒につながり、棒は箱の側面に開いた穴から外へ延びている。棒の端には小さなＬＥＤライトがいくつか付いている。

この手製の珍奇な仕掛けはとても単純なものに見えるので、科学者が生涯を賭けた画期的大発見というよりも、どちらかといえばキッチンテーブルで組み立てた中学校の理科の課題のように見える。しかしその精密なハイテクの工学技術と、パラダイムシフトを起こし得るツァイの発見の陰にある物語は神経学者の間ではすでに伝説となっている。

二〇一五年、五〇代半ばだったツァイは、アルツハイマー病のリスクを増やすことが判明したばかりの遺伝子群のことを考えて、苛立っていた。何十個もの遺伝子変異がこの病気の各段階で役割を果たしているとわかり、科学の成果を有意義な医療に応用するには「際限なく時間がかかるのでは」と不安になったのだ。

そこでツァイはコンピューター工学の観点からアルツハイマー病について考え始めた。「脳は実際に情報処理装置として機能している」のだと彼女は言い、肘掛けの前の方を指でつかんだ。「脳は数ミリ秒の間に数十億という通信を行ない、そうして絶えず新たな指令を発しています。そしてこの複雑な情報処理はリズミカルな脳波に導かれています。脳波は脳の異なる領域のニューロンを組織化して調和《アンサンブル》をとり、そのおかげでそれぞれが個々の仕事をすることができます。小さなオーケストラみたいなものです。違う音符を演奏するさまざまなパートからなっている——でも調和の取れた音楽を奏でるには、各パートは一人の指揮者のもと連携して一斉に演奏しなければなりません」

そして脳の全領域が従う首席指揮者は電気信号だ。

ツァイと彼女のチームは次のように考えた。症状が現れるずっと前、アルツハイマー病が始まる非常に初期の段階に脳の電気信号が狂いだしていることを示す最初の兆候は何だろうか？ツァイは、これを判断する方法の一つは脳波のリズムに注目することだろうと考えた。実際、アルツハイマー病の初期に、とりわけガンマリズムとして知られる脳波が「かなり劣化している」のがわかった。ガンマ波は、高い脳波活性や注意、認知、記憶にきわめて重要である。すでにカリフォルニア大学サンフランシスコ校の科学者たちによって、アルツハイマー病ではガンマ波活性の障害が複雑な思考にかかわる脳の領域、とりわけ記憶と注意に重要な領域である海馬と前頭前皮質で

＊1　「プラーク」とはアミロイドβというタンパク質の堆積物で、このタンパク質は最終的にアミロイドプラークを形成する。これが死んだ神経細胞のまわりに凝集して健全な細胞の機能を崩壊させる。「タングル」とはニューロンの内部に集まるタウというタンパク質の異常な蓄積だ。このタウタンパクは互いにくっつき、よじれてからまる。これがニューロン間のシナプス結合にダメージを与え、その結果アルツハイマー病の症状が生じる。

はっきり認められている。[1]

そこでツァイはあるアイデアを思いつく。「ガンマ波のパワーと電気信号を増やし、海馬内での本来の――アルツハイマー病以前の――値にまで戻したらどうだろうか、と思ったのです」

このときツァイは脳の信号を変更することでニューロンの活性を変えられると期待したのだ。「ミクログリアなんかまるで意識してなかったんです」と笑う。「ガンマ波を操作することで海馬のニューロンの機能を復元できるかもしれないと期待していたんです」

ツァイは光遺伝学として知られる技術を使って海馬に四〇ヘルツの光パルスを直接照射するとニューロンが刺激されることを、動物実験ですでに発見していた。[2] しかしこの技術には大きな難点があった。「光遺伝学はとても侵襲性が高いんです。海馬の中へ直接光ファイバーを挿入してレーザー光を照射しなければなりません。そうやって電気信号とニューロンの活動を制御するんです」。明らかにこれはアルツハイマー病患者の日常的治療にすぐ応用できる手法ではなかった。

そこでツァイら神経工学者のチームは、動物を使って、脳の外に非侵襲的に光パルスを照射するコンピュータープログラム作りに着手した。彼女らは、LEDライトが並んだコンパクトな棒状照明がガンマ波の周波数で点滅するよう、コンピューターソフトをプログラムした。それから、この新しいLED光点滅装置を使って、彼女らの言うガンマ光点滅療法を行ない、ある種の初期アルツハイマー病マウスの治療を始めた。*2

「四〇ヘルツでマウスのガンマ光点滅療法を始めました」。ツァイはつるっとした卵形の顔を輝かせ、発見の最初の瞬間を回想する。「このガンマ療法を一時間実施しました」。ツァイは話しながら、私たちの間に置いているプラスチックの箱に時折目をやる。この単純な装置を使って成し遂げたことにまだ驚いているかのようだ。

早速得られた実験結果があまりに目覚ましかったので、彼女は自分が目にしているマウスの脳内のできごとを疑った。「一時間後、私たちが注目していた脳の部分、視覚を処理する視覚野でアミロイドβ《ベータ》タンパクの量が四〇～五〇パーセント減少したんです」

ツァイはまったく予期しなかった何かを発見したのだ。「ガンマ光点滅療法はニューロンの活動に影響を及ぼしたばかりでなく、ミクログリアの活動をも変化させたのだと判明しました」。ツァイは言う。「特定の周波数でガンマ波を送ると、どういうわけかミクログリアはもう一度、自分の仕事をやり始めました。アミロイドタンパクを除去し始めたのです」

ミクログリアはただ優秀なハウスキーパーになっただけではない。恐ろしく効率の良い緊急時清掃クルーとなってアミロイドタンパクを除去したのだ。また、すでに存在していたアミロイドβタンパクを粉砕し、消化し、取り除きもした。「わずか一時間で、ミクログリアは脳組織にダメージを与えることなく有害なアミロイドタンパクの半分を脳から片付けたのです」。この実験ではマウスたちは再びアルツハイマー病の初期段階に戻ったのだ。

実際には、ミクログリアはプラークを除去しただけではなく、アミロイドβタンパクを粉砕して小さな破片にした。粉砕されたアミロイドβタンパクはまったく無害な欠片になる。脳のリンパ経路を通って排出できるほど小さいからだ。このリンパ経路は、脳の髄膜スペースに張りめぐらされ、

＊2　ある型のアルツハイマー病になっているこれらの若いマウスはアミロイドタンパクを発達させているが、このタンパク質はまだ老マウスのようにアミロイドプラークを形成していない。

体のリンパ免疫管とつながっている。このリンパ免疫管は最近ヨニー・キプニスによって発見されたものだ〔第五章参照〕。

自分の発見は「まったくの偶然」だと彼女は認める。椅子に座ってそり返り、両手を突き上げ、顔に歓喜の笑みをのぞかせて。思うに、世界一名高い研究所で三〇人からのチームを統率する神経科学者には、珍しい仕草だろう。「これが研究の醍醐味ですよ。科学が導く先なんて、予想がつきませんよ」

とはいえ、実験結果を初めて見たときツァイの頭をよぎったのはこんな考えだった――本当にこれを再現できるだろうか？　三日三晩眠れなかったと彼女は打ち明ける。「目にしていることをなかなか信じられませんでした。考え続けました。『目にしていることが本当だと確信するには、どんな情報を集めたらいいのだろう？』。また、こうも思いました。『分子レベルの事象に起きた変化を正確に知って、自分自身にその変化を説明することができれば、この発見にもっと自信が持てるはず』と」

そこでツァイらはマウスの脳の海馬の組織を染色した。そうして、ミクログリアを発光させて、脳の内部をさらに詳細に観察できるようにしたのだ――加えて、もともと使っていた光遺伝学のより侵襲的な脳刺激技術も利用した。そして、レーザー光刺激装置のスイッチを入れて、見守りながら結果を待った。彼女らが観察したものは衝撃的だった。

治療する前のマウスでは「ミクログリアはただそこにいるだけで、大したことはしていません。神経毒性のあるサイトカインを分泌しているだけでした」ツァイはそう言う。ミクログリアは小さくて弱々しかった。「でもわずか一時間の光遺伝学的処理のあと、ミクログリアは膨れ上がって大きさが二倍になったのです——外観はまったく健康そうになり、テキパキと働いていたのです！　一時間後にはミクログリアの九〇パーセントがアミロイドタンパクの片付けを始めていました。わずか一時間で仕事に戻らせることができたのです！」

しかし、大きな落とし穴が二つあった。まず、二四時間後にはアミロイドタンパクが元のレベルに戻ってしまったこと。次に、光遺伝学では頭蓋骨に物理的な穴を開ける必要があること。

そこでツァイらは非侵襲性のGENUS技術を再び使用し、頭蓋骨の外から安全に行なうガンマ光点滅療法を長時間施せば、アミロイドプラークをもっと長い期間抑えられるかどうかを検討した。このときは高齢のマウス——後期段階のアルツハイマー病に関連するアミロイドプラークの塊がすでにできてしまっているマウス——に毎日一時間、七日間施術した。

結果はそれまでにないものだった。ガンマ光点滅療法の長期施術によって、進行したアルツハイマー病に関連するアミロイドプラークの塊が減少したのだ。

ガンマ光点滅療法のパルスを繰り返し当てると、ミクログリアが、他の脳細胞に有害な物質を分泌する炎症性の無法者から、本来の姿である脳の守護者へと変わるのだ。

治療後、ミクログリアは著しく柔軟になる。ニューロンをなだめたり、神経保護性や抗炎症性の因子を与えたり、脆弱なシナプスを回復させたり、また新しいニューロンの増殖を促して海馬に定着させたりする。しかもこれらすべてを行ないつつ、プラークやタングルを除去して脳内を清掃し続けるのだ。この効果は一時的ではなく、最長一週間と長持ちするものだった。

脳が自ら回復し始めたのだ。

「夢の中にいるようです——まるで魔法。現実とは思えません」と彼女は打ち明ける。「ある日目覚めて、違う、あれは完全に間違いだったとわかるときが来るような気がするんです」。目の前のテーブルに両の手のひらを載せ、一息吸い込む。「でも事実なんです」。濃い茶色の瞳が輝く。「そして今、これが人間の脳にも使えるかどうか調べています」

ツァイはその成果をまず二〇一六年に「ネイチャー」誌に、次いで二〇一九年に続報を「セル」誌に発表した。[3] その一方で他の研究者たちも、害のない程度の超音波を照射された動物モデルのミクログリアがアルツハイマー病のプラークを除去することを明らかにしつつあった。オーストラリアはクイーンズランド大学のクイーンズランド脳研究所の科学者たちが、超音波治療を繰り返すとマウスの脳内のアミロイドプラークが七五パーセント減少し、治療を受けたマウスでは、物体の認識や迷路走行など、記憶の課題で成績が向上したことを発見したのだ。[4]

ツァイやその他の研究者たちの発見はアルツハイマー病研究の方向転換に一役買った。アルツハイマー病を脳の免疫システムの病気——ミクログリアの病気として扱うようになりつつあるのだ。二〇一八年、ツァイは論文でLEDを使った非侵襲性の光点滅装置（GENUS）の組み立て方を公開した。そうすることで他の研究室に、アルツハイマー病だけでなく、自閉症や統合失調症などの脳の病気の治療法の研究にガンマ光点滅療法を使ってもらえたらと考えたのである。[5]

「ミクログリアは、脳内で増えているプラークやタングルを取り除くために必要だということがわかっています。ところがアルツハイマー病になると、何らかの理由でミクログリアがこの仕事をやめてしまう。プラークやタングルを取り除くどころか、ミクログリアは脳をさらに炎症させます」ツァイは言う。

それでは、善玉ミクログリアを悪玉にしているのは何だろう？

ミクログリアと遺伝子とアルツハイマー病

二〇一六年にメリーランド大学のマーガレット・マッカーシーの研究室が証明したことを振り返ってみよう。ミクログリアが長期炎症状態に入ると、そのせいでミクログリアに長期的な振る舞いを指示する遺伝子が変化し、神経炎症の暴走が引き起こされる。[6] そして神経炎症が悪化すればするほど、ミクログリアはシナプスを壊し、炎症性物質を吐き出し、アミロイドプラークやタングルの除去をやめるようになる。

つまり、脳の良き医師だったミクログリアが変身し、シナプスを破壊し始めると、ミクログリアに適切に振る舞えと指示するべき遺伝子が何物か（ストレス因子、トラウマ、感染症、損傷、毒素などの個別の環境と、遺伝的素因の組み合わせ）によって、エピジェネティックシフトを起こしてしまう。エピジェネティックシフトとは言わば任務の指示書に起こる変更のことで、この場合、ミクログリアに対して、シナプスを刈り取り、毒性の物質を吐き出し、残骸を積み上げて有害なゴミの山にせよという間違った指令が、遺伝子から出るようになる。

アルツハイマー病の研究者たちの発見によると、アルツハイマー病にかかるリスクを著しく増大させる遺伝子がたくさんあり、今までのところこれらの遺伝子の多くがミクログリアで特異的に発現している。たとえば、ＴＲＥＭ２という受容体遺伝子――ミクログリア免疫細胞でのみ発現する遺伝子――に変異があると、アミロイドプラークから脳を守るミクログリアの能力が低下した。実際に、この遺伝子に変異のある人々はアルツハイマー病を発症するリスクが三倍高い。通常、アミロイドプラークから脳を守る際に、ミクログリアはＴＲＥＭ２受容体の働きによって大きな腕のような突出物を形成する。この突出物が伸びていき、初期段階のプラークを包み込んで切り取っていく。しかしアルツハイマー病のリスクが高い人々の脳では、ミクログリアがプラークと闘うのを助けていたTREM2受容体が突然働かなくなってしまう。それどころか、この遺伝子による調節能力が変化し、ミクログリアは神経毒素や炎症性サイトカインを産生してプラークの産生を増やすのだ。(7)*3

しかしこうしたことがわかっても、私たちが思うほど科学者の助けにはならない。ツァイの指摘によると、ミクログリアの善玉と悪玉の性質を切り換えるTREM2のようなミクログリア特有の遺伝子が何百とあるかもしれないのだ。したがって「一個や数個の遺伝子に働きかける方法を見つけたとしても、脳の機能を回復するのに十分な効果は期待できない」とツァイは言う。

その一方でミクログリアは、遺伝子のシグナルが大量に通過する「一つの巨大なスイッチのようなもの」だと彼女は力説する。「それで、ガンマ光点滅療法でそのスイッチを押すことで、本来の仕事をするよう、ミクログリアを切り換えることができると私たちは信じています」

アルツハイマー病バイオマーカー発見のレース

ツァイが革新的な研究を発表する六カ月前、ベス・スティーヴンスは、アルツハイマー病のきわめて早期に、補体のタグが付いたシナプスをミクログリアが食べ続けていることを示す独創的な研究を発表していた〔73〜74ページ参照〕。加えてスティーヴンスは、シナプスの喪失がアルツハイマー病の発症に向かって起こる種々の事象の初期段階であることを発見していた。ミクログリアはプラーク形成よりもだいぶ前、症状が始まる何十年も前に、脳内の健康なシナプスをまとめて破壊していた。少なくとも動物モデルではそうだった。[8] シナプスの喪失と、のちに起こる認知機能低下の最初の徴候との相関は、認知機能不全と脳内のプラークやタングルの存在との相関よりも強いことがわかった。[9]

これは連鎖反応のようなものだ。ミクログリアがシナプスを食べるように誘発される。プラークとタングルが塊になって蓄積する。この氷山のようなタンパク質は脳から排出されるべきだが排出されない。アミロイドβプラークの堆積物と脳内でかたまったタングルによって誘発されたミクログリアがさらに炎症を促進し、もっと多くのシナプスを飲み込み、ニューロンを損傷させ、アストロサイトなどの他のグリア細胞による神経毒性因子の分泌を促す。そして患者の認知状態や精神状態が悪化し始める。

のちにスカイプを通して私はベス・スティーヴンスに、この新発見――シナプスの喪失がプラークとタングルの形成に先んじる――がアルツハイマー病の予防と治療（ガンマ光点滅療法を含めて）にどうしてそれほど重要なのかと尋ねた。スティーヴンスはいつものようにカフェイン補給をしてバタバタしていた――明日彼女は夫と二人の娘とチーム全員を引き連れて「ラボケーション」

＊3　ＴＲＥＭ2は数多くあるミクログリア特有の調節遺伝子の一つである。そうした調節遺伝子は、ミクログリアが善玉として振る舞うか悪玉として振る舞うか、また誰がアルツハイマー病になるかならないか、なるとしたらそれはいつか、といったことに関与する。これらの遺伝子はすべてミクログリアで発現する。

に行くのだという。「みんなここで昼夜兼行で仕事をしてきたのよ。私、バスと運転手を借り切ったの。ウインドサーフィンやカヤックやヨット遊びをしにケープコッドへ向かうわ。私たちにはこれが必要なの!」(初めてのことではないが、スティーヴンスの冒険に対する強い嗜好、もじゃもじゃの巻き毛、科学への意気込みは、PBSテレビ〔米公共放送〕のアニメキャラクター「ミズ・フリズル」――へんてこで予想もつかない探検旅行へ、バス一台分の若者を連れ出す切れ者の理科の教師――を思い出させる)

スティーヴンスは教えてくれる。「プラークとタングルは多くの点で脳に良くないことは明らかよ。そしてプラークはこの病気の早い段階から形成される。でも私たちが一般にアルツハイマー病の特徴だと考えている認知機能の低下はシナプス喪失と関連があるの。シナプス喪失が海馬で本当に早い時期、患者に臨床的症状が現れるはるか以前に起こるという証拠はずいぶんたくさんある。そして、非常に早い時期にシナプス喪失を見つけることができたなら、かなり違った展開になると私たちは思ってるの」。それに、と彼女は続ける。「いったん炎症が暴走を始めたら逆転させるのは難しいこともわかっている。だから病気の非常に早い段階で医療介入する方法を見つけることがおそらく必要になる」。その線で考えるなら、と付け加える。「これまでのところアルツハイマー病で新薬による臨床試験が失敗に終わっている理由は、十分早い時期に医療介入を始めていないからだということ」。多くのタイプのがんで、転移が起きた後期のステージから治療を始めても遅すぎるのと同じだ。そしてその意味することを、スティーヴンスは――ずっと情熱をもってきた研究へと話を戻し――強調する。「炎症が始まる前に、最初にシナプスの刈り込みが起こる時期を検出する初期のバイオマーカーを明らかにしなければならない」。もしそれができれば、予防に大きな希望が持てる。早くから治療を始められるからだ。

「アルツハイマー病の多数のリスク遺伝子がミクログリアに特異的だということはわかってる。ということはミクログリアがアルツハイマー病発症の原因と言えるの」。しかし、スティーヴンスはリー＝フエイ・ツァイと同じことを言う。「遺伝子が唯一の答えというわけではないこともわかっている」。むしろ遺伝子は、アルツハイマー病を検出し、治療し、さらには予防する、すぐれたバイオマーカーを見つける上では、答えの一部となるだろう。

こんな時代を想像してほしい、とスティーヴンスは言う。ミクログリアの振る舞いを監督する遺伝子がちゃんとしたシグナルを送るのをやめ、その代わりに不埒なシグナルを送りだす時期を、臨床医が正確に知ることができる。そして、善玉ミクログリアが悪玉ミクログリアになる時期がわかるだけでなく、ミクログリアがシナプスを刈り取り始める前にそのプロセスに介入してそれを逆転できる時代を。

現在、ブロード研究所のスティーヴンスの同僚たちは、ミクログリアに特異的な遺伝子が有害なシグナルを発し始める最初の徴候を探している。彼女はその徴候を見分ける新しい技術をいくつか説明してくれる。その方法の一つは最新の工学技術を使う。オーガノイドとして知られる比較的新しい発明で、スティーヴンスの言う「ミクログリアをはじめ、さまざまなニューロンやグリア細胞になるようにプログラムすることのできるヒトの幹細胞から作ったミニ脳」を使う。この脳モデルを使えば、ミクログリアを操作してさまざまな遺伝的背景（たとえばＴＲＥＭ２遺伝子変異）を持たせ、それがさまざまな状況下でどのように、そしていつおかしな振る舞いをするのかを観察することができる。

「どのようにシナプス喪失が始まるのか、なぜ攻撃を受けやすいシナプスがあるのかを知るために、そして何がミクログリアを健全な状態から過活動な状態へ移行させるのかを明らかにするために、私たちはそもそもの始まりにまで戻ろうとしているの」とスティーヴンスは説明する。「ミクログリアには、有益なものから有害なものまで、さまざまな活性状態があることが今ではわかっている。たとえば、ミクログリアは変化し始めのとき、神経炎症性の徴候を示す細胞たちの間に新しい分子シグナルを放出する。そこでもしそうしたシグナルの正体を突き止めて、ミクログリアの異なる状態に対する分子マーカーを見つけられれば、そう、このミクログリアはやりすぎ剪定師にもうすぐなるってわかるわけ。ほかにも、このミクログリアは炎症シグナルを出そうとしているとか、こっちのはアミロイドを食べようとしているとかもわかる」

こうしたさまざまな分子の指紋を見分けて正体を明らかにできれば、ミクログリアが何をしようとしているかが事前にわかるようになる。

さまざまな活性状態のミクログリアがそれぞれどう違うのかを調べる方法は他にもある。「ドロップ・シーク（ドロップレットシーケンシングの略）」だ。スティーヴンスによれば「ミクログリア細胞を、そのＤＮＡの読み取りを可能にするバーコードのようなものと一緒に小滴《ドロップレット》の中に入れる」という新技術である。[10][*4] この方法では、ミクログリアがどの遺伝子を発現しているかを近傍のものと比較して見たり、個々のミクログリアを採集して分析したりして膨大なデータベースを作り、ミクログリアのさまざまな活性状態を識別、分類するのに使える。スーパーマーケットで、産地や材料、賞味期限などがわかるバーコードを読み取るのにちょっと似ている。

こうした技術を使って「うまくいけば、振る舞いがおかしかったりニューロンに損傷を与えたりするミクログリアの遺伝子や反応経路を突き止めることができる。そういうシグナルはごく基礎的なレベルでまずいことが起こりそうだと教えてくれる代理指標なの」スティーヴンスはそう言う。

想像してみて、と彼女は続ける。いつかある日、「研究者たちが実際に人間の脳内のミクログリアをスキャンして」、ミクログリアが天使から刺客に変り始めるのを、バーコード、つまり「特異的な分子指紋で認識できるようになる」[*5]。

今後一〇年以内に、シナプスを食べようとしているミクログリアの正確な分子指紋を決定できると、スティーヴンスは信じている。マーカーを特定できれば、ヒトの脳組織へ放射性トレーサーを安全に導入して患者をPETスキャンにかけ、それらのバイオマーカー――遺伝子バーコード――を高リスクの回路の中で光らせることができる（これは現在、腫瘍を見つけるためにCATスキャンで体の特定の部位の画像を撮るのと似ている。このあと生体検査を行ない、悪性か良性かを診断する）[*6]。

＊4　新しいドロップ・シークと一細胞RNAシーケンスを用いて個々のミクログリア細胞の遺伝子発現の変化をプロファイルするのは、スティーヴンスいわく、科学者たちが持ち得るなかで最新かつ最も革新的な技術だ。これによって、マウスのミクログリアと死後のヒトの脳のミクログリアの特徴を初めて明らかにできるようになっており、研究者たちはそれが病気の理解と介入に大きな意味を持つようになると期待している。

＊5　すでにイェール大学の研究チームが、脳の特定のタンパク質を発光させる放射性トレーサーの注入と、脳を画像化するPETスキャンを用いて、ヒト生体のシナプスの密度と喪失を大まかに定量する方法を見つけている[(11)]。この技術には、いつの日かミクログリアのバイオマーカー分子を使うことで入手できるとスティーヴンスが考える詳細な情報が欠けている――しかし、そうした方向への第一歩だ。

「もし脳をスキャナーにかけるだけで、おかしくなったグリア－ニューロン回路やシナプスの喪失を検出し、それがいつ、どこで起きているのかを正確に知ることができれば、そして、もし高リスクな回路に悪影響を与える若干の細胞を特定することができれば、症状が始まる何十年も前に医療介入することができるかもしれない」スティーヴンスはそう言う。「そうなれば流れが一気に変わる可能性がある」

もちろん、人々の脳に放射性トレーサーを注入し、脳画像を撮るために放射線を使うPETスキャンを受けさせることは、日常的な検査としては許可されにくい――とりわけアルツハイマー病の症状が見られない人が対象となればなおさらだ。しかも、初期の変化はアルツハイマー病の症状が生じる何十年も前に起こることがわかっているのだ。それゆえ、異常なTREM2やアルツハイマー病のリスクを劇的に増加させるキー遺伝子を持つ人と、アルツハイマー病の家族歴を持つ人に限って言えば、放射性トレーサーを用いるPETスキャンは将来現実的なスクリーニングとなり得る。

一方で、科学者たちはミクログリアが形態と機能を変え始めるときに分泌する因子を突き止めようとするかたわら、ヒトの血液サンプル中にこうした因子の痕跡を見つける手法の開発にも取り組んでいる。

「私たちのゴールは、予測に使える血液バイオマーカーや体液バイオマーカーを見つけること。発症前に精神疾患と認知障害を予測できるだけの十分な情報を得られるものをね」スティーヴンスはそう言う。シナプス喪失を調べる血液検査が一般の診療所で受けられるようになるのはまだまだ先のことだが、この分野はその方向へ向かって加速している。

ここから、架空ではあるが現実にあり得る次のようなシナリオを想像してみよう。

祖母が若年性アルツハイマー病で死んだケイティという中年女性がいるとする。さて彼女は、若年性アルツハイマー病のリスクを高めることがわかっているＴＲＥＭ２やＡｐｏＥ４のような遺伝子の変異が陽性だと診断された。乳がんの家族歴を持つ女性が定期的にマンモグラフィー検査を受けることが多いのと同じように、ケイティも毎年ミクログリアのＰＥＴスキャンを受けるかもしれない。彼女が四五歳のとき、ＰＥＴスキャンを受けると、脳のある小さな領域が光って見えた。それは、ミクログリアで発現した調節遺伝子がアルツハイマー病と関連する不穏な変化を始めていることを意味した。海馬の特定領域のシナプスがへたり始めているのだった。

ケイティを担当する放射線技師は医師に報告書を渡す。すると医師は放射線技師に予防的ガンマ光点滅療法を施術するように指示する。おそらく技師は行動療法士もかかわらせて、神経組織の再生を促す食事や運動プログラムをケイティに行なわせるだろう。不活発なシナプスは補体のタグを付けられて、より刈り取られやすくなることを知っているケイティは、新しい言語を学んだり、数独や編み物を始めたりする。彼女はまた、環境中の毒素や病原体、感染、ストレス因子などを努めて避けようとするかもしれない。それらは酷使されたミクログリア免疫細胞をさらに活性化する要

＊6　アルツハイマー病を治療する場合には、がんの治療以上に複雑な要因が絡む。がんの治療では、がんの部位そのものに免疫療法を行なうこともできるが、外科的に腫瘍とその周辺組織を切除することができる。しかし、アルツハイマー病のプラークやタングルは外科的に取り除くことはできない上、血液脳関門のせいで脳に生物学的製剤を届けることが、血流を介してがんに薬剤を届けるよりもはるかに困難だ。したがって、ツァイとその他の研究者たちによる非侵襲的な介入法の候補の発見は一段と重要かつ画期的なのである。

因になることが明らかになっているのだ。このシナリオでは、非侵襲的な介入法がいくつか使われることも考えられる。たとえば、脳内のプラークの欠片が髄膜リンパ管から排出されるのを促したり、ことによると副作用なくミクログリアに働く医薬品が開発されていたりするかもしれない。

こうした治療法をいくつか併用することで、成果を挙げることは大いにありそうだ。たとえば、ツァイのように動物モデルに光を当てるとアミロイドプラークを除去できることを最近発見したオーストラリアの研究者たちは、二〇一七年に免疫療法（抗体を用いて脳内の免疫によって引き起こされた炎症を鎮静化する）と超音波療法を併用すると、免疫療法の効果が大幅に増大し、アミロイドプラークとタングルが著しく減少することを発見したのだ。(12)

この未来のシナリオでは、ケイティは利用可能な医療介入をすべて一度に試す必要はない——一度に一つか二つ試しながら定期的にミクログリアのＰＥＴスキャンを受け、遺伝的側面も考慮に入れて、どの治療法が彼女の脳に効いているのかを医師と一緒に観察する。そして次の一年間で、併用治療の計画を組み立てるのだ。成功していることがリアルタイムで確認できる治療計画だ。そして、それはアルツハイマー病の火がケイティの脳いっぱいに広がるのを防ぐ計画である。

いつか、ひょっとしたら今から一〇年後には、ティーンエイジャーがかかりつけの小児科へ行って、毎年ミクログリアの活性の変化を示す指標を血液検査で調べられるかもしれない。もし検査でミクログリアかシナプスの変化が健全な標準値を逸脱していることがわかれば、子供と家族は安全な数値の範囲を知り、早めの医療介入について検討することができる。*7 そして、このシナリオが実現する頃には、精神疾患について、より多くの予防法や治療法が利用できるようになっていてほしいものだ。

早期の介入法があったら

数週間後、私はケイティに以上の調査について話した。ケイティは、祖母の病歴と自分のうつ病——どちらもアルツハイマー病のリスク因子——から考えて、自分がいつか若年性アルツハイマー病を発症するのではないかという懸念をときどき口に出していた。若年性アルツハイマー病に対する最先端の医療介入が存在する時代に生きていたら、祖母アリスの人生はまったく違っていただろう、とケイティは言う。

私たちはニューヨーク市のブライアント公園で、フォールフードで買ったランチを小さな緑色の丸テーブルに広げて食べている。ハトがパンくずを探して芝の上を歩き回っている。ケイティは成長期だった頃に、祖母のアリスが劇的に変わった様子について話している。彼女はスマホに保存してある四〇年前に撮ったアリスの写真を見せてくれる。元気で写真映りの良い中年の女性だ。アリスは身長が一五〇センチあるかないかで、ケイティと同じ明るいブロンドの髪を肩まで伸ばしている。白い平屋建ての自宅のポーチの前で子供たちや孫たちと一緒に得意げにポーズをとっている。ポーチの手すりにかけてある植木箱で赤いヒャクニチソウが花を咲かせている。ケイティは写真の中の自分を指す——彼女はまだ五歳で、短パンと青いスニーカーを履いている。アリスは黄色のサ

＊7　医療介入は有害になり得る以上、スクリーニング検査に関しても慎重でなければならない。このシナリオでは、こうした検査は相当長い期間繰り返し行なわれる。したがって、予防的介入は副作用のない方法で始めることになるだろう。

マードレスを着て生き生きとした目でほほ笑みながら家族のまん中に立っている。その目は今のケイティの目の輝きを思わせる。黄色いドレスのアリスは、小さいながら陽光のかけらのようなまぶしい光を放っている。

「おばあちゃんはピアノの先生をしてたの。生徒がたくさん家にやって来たわ」。ケイティは思い出す。「キャンディでいっぱいのガラスのボウルをいつもピアノの上に置いてた」。彼女は別の写真を引っ張り出した。祖母がケイティのママのジェンナと叔父のポールと一緒にピアノの椅子に腰掛けている。三人ともにっこり笑い、三組の手はそろって白黒の鍵盤を叩いている。

「でもこんなおばあちゃんを覚えてないわ」。彼女はそう言うと、顔を上に向けて笑っている祖母を指す。ケイティが一二歳か一三歳の時には、うつ病と強迫性障害、クローン病、初期アルツハイマー病の症状が、写真の中で生き生きとしている若い女性の心と体をむしばみ始めていたのだ。

「いったんアルツハイマー病が根づくと、何もかもが悪化したわ」とケイティは説明する。「買いだめをする。広場恐怖症になる——家から出ようとしなかったわ。何も捨てたがらない。医者の指示を聞かない。捜し物が見つからないときには、おばあちゃんは警察を呼んで、何者かが押し入って盗んだのだと言い張ったものよ。警察は繰り返す誤通報に罰金を科し始めたわ」。アリスのクローン病がひどくなると、ジェンナは救急車を呼んで母親を緊急治療室へ連れていかなければならなかった。ケイティは言う。「救急救命士たちはうちへ来るたびに、山積みの新聞と箱の間にストレッチャーを通す道を新たに作らなきゃならなかった。おばあちゃんは、彼らが家へ乱暴に入ってくると怒鳴り散らしていたものよ」

アイフォンに表示した最後の写真の中で、ケイティは祖母の家の外でゴミ袋を持って立っている。

今度は白のペイントは剝がれ、ポーチは積みあげられたガラクタの重みで床が抜けている。解体された古いぶらんこと、錆びた芝生用の椅子、自転車、いらない家具が、いくつものプラスチックの大きな収納ケースとともに防水シートで覆って隠してある。捨てられたガラクタの上には、松葉や木の葉が何十年も降り積もってきたことが見てとれる。

ケイティと彼女の母親はたびたびガラクタの山を処分しようとしたが、何を捨てようとしても、祖母は戸口に立ってその邪魔をして、ひどいときには自分の娘を盗人呼ばわりした。だから母親が何年もの間、引き下がって「ネズミの巣」さながらになり始めた家に祖母を置いたままにしたのも無理はないと、ケイティは声に後悔の念をにじませて言う。そして、ため息をついて続ける。「ママは定期的におばあちゃんのところへ行って様子を見て、世話をしてたわ。おばあちゃんがママのことをほとんど誰だかわからなくなった後でもね。訪問介護を頼んで、毎日お風呂に入れてもらったり食事を持ってきてもらったりしてた。でもそんな日々に、おばあちゃんの病気のせいでママがうつ病になり、それがどんなに悪化していったのかを目のあたりにしたの」。「ママはおばあちゃんの世話をしている間に自己免疫疾患を二つ発症した」のも当然だとケイティは言う。「おばあちゃんはこの家で死んだの」とケイティは写真をトントンと叩きながら言う。「ママはおばあちゃんを説得して、うちの近くにあるアルツハイマー病患者の介護施設に入居させられなかったのよ」

しかしアリスの物語がまったく違う話になっていたとしたらどうだろうか。まだピアノを教えていた、あるいは明るい黄色のサマードレスを着てポーチからほほ笑んでいた頃のある日、彼女が医者へ行ったと想像してみよう。そして医師が——先ほどの未来のシナリオに沿って——さっとスキャンを行なって、その結果、アリスには最初期のやっかいなシナプス喪失が起きているとわかったとしよう。

さらにバイオマーカー検査によって、うつ病とアルツハイマー病の両方に関連する脳の領域に著しいシナプス喪失が起きていることがわかったとしたらどうだろうか。さらに右の所見を考慮して、アリスがうつ病治療の経頭蓋磁気刺激に加え、アルツハイマー病治療のガンマ光点滅療法の専門医に紹介されていたとしたらどうだろうか（もちろん、食事や運動、睡眠などの生活習慣も同時に改善する）。

アリスはネズミの巣同然の家で死んでいったのだろうか？ そこから離れるのを拒み、娘や孫娘を盗人呼ばわりして。それとも彼女の心に付きまとっていた沈黙の殺人者《サイレントキラー》が突然その活動を止めただろうか？

希望に満ちた前途

アルツハイマー病に対してこのような介入が地元の診療所でできるようになるまでにはまだ時間がかかるかもしれないが、ＭＩＴのリー＝フエイ・ツァイはただ指をくわえて待ってはいない。彼女は、現在ガンマ光点滅療法で患者の人生を好転させられるかどうか研究している。ツァイは臨床試験に向けて、「認知治療法《コグニトセラピューティクス》」という生物科学研究チームを同僚たちとともに結成している。

新たな取材先として、ツァイは「コグニト」のトップであるザック・マルチャーノを紹介してくれた。彼は自分の言うツァイの「感覚刺激技術」を自分のチームがどのように解釈しているかを説明する。「リー＝フエイ・ツァイの研究室の仕事は、私たちがここでやっている仕事の出発点です」。コグニトは、軽度の認知障害のある少人数の患者に対し、ツァイの治療法――一日一時間、四〇ヘルツのガンマ周波数で刺激を七日間与える――を行なっている。「私たちの第一の課題は患者がガンマ療法に耐えられるかどうかを知ることです。次はガンマ療法が患者たちの認知機能と生活の質を計測できるほど向上させられるかどうかを調べることです」。これは盲検試験、つまり患者は本物の治療を受けているのか、それともプラセボを受けているのかわからないという試験だ。ガンマ治療グループと対照（プラセボ）グループの双方を一二カ月間追跡し、その結果を比較する。

「私たちは症状の軽い患者から始めました」とマルチャーノは説明する。チームの顧問のなかには、ベス・イスラエル・ディーコネス医療センターおよびハーヴァード大学医学部の、非侵襲的脳刺激の専門家、アルヴァロ・パスカル＝レオーネがいる。「今は、進行したアルツハイマー病の患者にはできることがほとんどありません。だから、私たちの治療法がこの病気の初期段階の人々に控えめでも利益をもたらし、それが長期にわたって継続して、結果的に病気の経過に良い影響を与えることができれば、すごいことですよ」。コグニトは、最初の臨床試験の結果が有望であれば、もっと大人数の臨床試験を設計する予定だ。その試験は、進行したアルツハイマー病患者の認知機能評価に対するＦＤＡ（米国食品医薬品局）の要求を満たし、もっと明らかなアルツハイマー病の徴候のある患者にガンマ光点滅療法を用いるというものだ。

「アルツハイマー病だけでなく他の神経変性疾患、神経発達障害、精神疾患にも使えるかもしれないという可能性に興奮を覚えますが、私たちは自制しなければいけないんですよ」とマルチャーノは打ち明ける。「応用の可能性がとてもたくさんあるんです。それを目にするのが待ちきれません。でも一歩一歩、慎重に段階を踏んでいます」

一方、パスカル＝レオーネも「経頭蓋交流電気刺激（tACS）」という技術を使ってアルツハイマー病患者にガンマ周波数で刺激を与える治療法の臨床試験を始めている。これは経頭蓋磁気刺激（TMS）同様、非侵襲性の脳刺激法だ。パスカル＝レオーネのグループの試験では、すでに非アルツハイマー病患者で「ヒトの脳の特定の部分で確実にガンマ活性を修正し、上昇させることができ、その結果、行動の評価で記憶の増進が認められた」[*8]。今彼らはアルツハイマー病患者を対象に、tACSがミクログリアの活性を変えるのか（PETスキャンにより測定）、脳内のアミロイドプラークやタウタンパク質を減らすのか、患者の認知機能にとって有効かどうかを調べている。

一方、リー＝フエイ・ツァイは自分自身の脳にガンマ光点滅療法を用いている。ピカワーのツァイ訪問を締めくくる日、彼女は自分が開発した小さなLED光点滅装置を取り上げる。自分自身を治療するのだという。「オフィスで毎日一時間行ないます。するとMITの同僚たちが大勢自分にもやってほしいと言ってドアの前で行列を作るんですよ」と笑う。「これがアルツハイマー病治療で私たちが目指すところです。これが未来なんです」

＊8　この研究は、ハーヴァード大学医学部神経学助教授であり、ベレンソン・アレン非侵襲脳刺激センターの臨床研究科学者であるエミリアーノ・サンターネッチが主導し、国防高等研究計画局（DARPA）から資金を提供されている。

第十二章　死に物狂いで健全なシナプスを探す

ヘザー・サマーズはよく眠れていない。「午後はたいてい、昼寝してしまいたいという強い衝動に必死で逆らってる」。彼女はここ数カ月の家庭内の激動の物語をこれでもかとばかりに話す。「とても疲れているの。学校で教えることがつらくなってきた。同じ仕事に打ち込もうという気にならないのよ。長い間エネルギーをいっぱいもらった仕事なんだけど。実をいうと家族の食事の支度をするエネルギーだって搾り出せないの」。少し間を置いて言う。「いつも悲しいの。でも私はもともと悲しい人間じゃないわ」

非常勤教師になって自由度が増したヘザーは、最近娘のジェーンに会いに大学へ行った。「あの子は私たちが考えるほどはうまくやれてないの。投薬を受けながらカウンセリングセンターへ行ってるわ——でもパニック障害と不安障害は良くなっていない。良いどころか、赤ちゃん段階なの」。ヘザーは帰宅の道すがら、ジェーンのことが頭から離れなくなっていることに気づいた。「帰り道の半分まで来て列車を乗り換えるというとき、プラットホームを間違えていたことに気がついたの。

目的の線路を見つけたときにはすでに列車は出てしまっていて、次の列車まで二時間はあったのよ。意気消沈してホームの冷たい金属製のベンチに座っていたわ。まるで母親としての気苦労と苦悩と悲しみの渦の中に私のすべてが沈み込んでいくように感じた。そして他の乗客が通り過ぎるそばですすり泣きを始めたの」

しばらくして、ヘザーが涙を二、三粒、ぬぐっていると、よちよち歩きの子供を連れた女性に話しかけられた。その女性はニューヨーク行きのプラットホームはここでいいのかとヘザーに尋ねた。表示がわかりにくくて接続列車を逃していたのだ。ヘザーがここで良いのだ——そして自分も乗りそこなったのだ——と教えてやると、その親子は近くにある別のベンチに座り、母親が娘に大きな声で本を読んでやり始めた。

気持ちが少し晴れたヘザーは、突如として自分の精神状態のもろさに気がついた。「私は自己憐憫にもがき、参っている。そこに、赤ん坊を連れたこの女性よ。彼女はまさにこの状況を最大限利用している。そのとき、私は思っていた以上に自分があがいていることに気づいたの」

ヘザーと私は、ジェーンの大学のキャンパス近くにあるコーヒーショップ兼パン屋で、カモミールティーのカップを前に座っている。メリーランド州で育ったヘザーはボルティモアに住む年老いた両親の家に滞在している。彼女は週に二、三日そこにいようと計画している。ジェーンを支援するためばかりでなく、両親が地元のリタイアメントコミュニティへ移る前に家の整理と清掃を手伝うのだ。

ヘザーはジェーンの小さな冷蔵庫と滞在中の自分自身のために、グルテンフリーのナッツ入りパンやスープその他の健康に良い美味しいものを買いだめしているところだ。「ジェーンのためにやりすぎないようにと心がけているんだけど、セラピストも精神科医も、もし家から遠い大学にフルタイムで行こうとしているならたくさん支援が必要になるって言ってるの」。ヘザーが話していると、カフェの窓から入ってくる明るい光が彼女の顔の片側に遠慮なく差し込み、生真面目な灰色の瞳の間に刻まれた眉間のしわを際立たせる。

ティーンエイジャーの子供がメンタルヘルスに問題を抱えていると、家族はこのようなジレンマに直面する。まずはティーンエイジャーの子供が直面する最初の不名誉である。彼らはメンタルヘルスのことでもがいていることを認め、陰鬱で複雑なうつ病や不安障害に対処するのに助けを求めないといけない。次に、家族が感じる第二の不名誉である。世間では、子供が表彰されたり、大学に合格したり、所属しているチームが優勝したりしているのに、自分の子供がそうしたことをいっさいできないだけでなく、ただ朝起きるのでさえままならないのを認めるのだ。ヘザーのような母親には、そのただ中で第三の重荷が降りかかる。子供の問題の少なくとも一部は、母親に何らかの責任があるとする文化的な蔑視があるからだ。母親が過保護だとか、教育ママが過ぎるとか、過干渉だとか、依存的すぎるとか、厳しすぎるとか、非許容的すぎるとか、あるいはそれらが混ざった毒親だとかいうのだ。ヘザーのような親はこれらすべてに耐えながら、子供の健康に対する不安への対処法や、過不足なく適切に子供に介入して手助けをするベストな方法を見つけなければならないのだ。「へたり込みそうになった、まさにその瞬間に、針の上でダンスを覚えようとするようなものよ」とヘザーは言う。

窓ガラス越しの光に照らされた、くたびれ果てた表情に、今日ヘザーにのしかかっていることすべてが見てとれる――口にしたこともしなかったことも。子供を育てるために地に足を着け、頭脳を明晰にして、自信を持つ必要があるまさにその時に、この無意味な文化的蔑視が降りかかって彼女の中で有害な自問自答が起きていることがよくわかった。

実際、ヘザーが駅のホームでへたり込んだのも無理はない。

「我慢比べなの。娘と夫とママとパパの面倒を見ることすべてを投げ出したいという思いと、自分のエネルギーすべてが絶えず搾り取られるという怒りとの間に囚われている」。彼女はため息をつく。「私だって面倒を見てもらわなきゃならないって、思うの」。少し間を置いて言う。「私が本当に必要だと思うのはシナプスの医者よ！」

そこでヘザーは彼女にとってはひどく新規な企てを遂行することにした。ある治療を試してみようとしているのだ。それは、脳やミクログリアやシナプスの健康についての理解が新しくなるなか、TMS（経頭蓋磁気刺激法）と同じように次第に理解と評価を高めつつあるものだ。

彼女は心理学者でニューロフィードバックの専門家、マーク・トルリンガーの診断を受けるために予約をとった。彼は患者の治療にqEEG（定量的脳波検査）を使っている。qEEGニューロフィードバックについては、その効能に関する研究でジョンズ・ホプキンズ大学とメリーランド大学医学部の認知科学者たちとの共著論文を執筆している。「ここで治療を受けるのはスケジュール的には理にかなっているわね。このあと数カ月、定期的にここに来るんだから」とヘザーは言う。

ニューロフィードバックはTMSよりも前からあった手法だが、最近になってやっと神経療法の一つとして医学界に受け入れられるようになっている。これに関する研究も比較的新しい。つまり、研究分野としてはまだまだ成長段階だ。というのも、ニューロフィードバックもTMSと同様、脳を変えるメカニズムの全貌が長いあいだ不明だったため、しばしば怪しげな治療だと考えられたからだ。しかし、ミクログリアが脳の活動的な回路の土台をつくるという新しい知見や、ミクログリアを再起動することができるという科学的新事実によって、この脳ハッキング手法に対する見方が変わってきている。事実、過去数年間、私たちが脳を免疫器官──ミクログリア免疫細胞によってシナプスの健康が管理される器官──であると理解されつつあった頃、ニューロフィードバック（これは活性の低下したシナプスをオンラインに戻す助けになる）は科学的な関心を次々に引き出してきたのだ。

ジョンズ・ホプキンズ大学の研究者たちは、ニューロフィードバック訓練とマインドフルネス訓練とを合わせて行なった人の海馬の容量が増えることを示した。[1] 別の研究では、ニューロフィードバックを用いた治療を受けた人では脳内の注意にかかわる領域の白質および灰白質の質量に増加があったことが、機能的ＭＲＩスキャンによって明らかになった。[2] 同様のいくつかの研究では、ニューロフィードバック療法を受けた脳震盪後症候群の患者で、大脳皮質の灰白質の増大が認められた。[3] こうしたことが起こるのは、ミクログリアの活動が下がったことで、神経回路がオンラインに戻って再び活性化できるようになったからだ。

最近の多くの研究では、脳実質の量が増加するだけでなく、患者の症状が改善することも報告されている。第八章で見たように、二〇一八年のうつ病患者をニューロフィードバックで治療した単純盲検ランダム化比較試験では、四三パーセントでうつ症状が減少し、四〇パーセント近くで一時的な回復が見られた。[4][*1] ある小規模な初期研究では、ニューロフィードバック療法を受けた大うつ病性障害の患者のほぼ半数が一時的な回復を経験した[5]（うつ病に関するこれらの研究結果は、複数の抗うつ薬が有効だった患者の割合と同じだった）。二〇一六年のランダム化比較試験では、ＰＴＳ

D（心的外傷後ストレス障害）の患者がニューロフィードバックを二四セッション受けると、そのほぼ四分の三はPTSDの基準を満たさなくなった。[6] 同様の試験で、ニューロフィードバックを一コース受けた患者は受けなかった患者に比べて、全般性不安障害の症状が有意に改善した。[7]*2

とはいえニューロフィードバックの有効性に関して、ランダム化比較試験をもっと繰り返すか、大人数を対象にして行なう必要がある。先に挙げた研究のほとんどは被験者が少人数だからだ。そういうこともあって、ニューロフィードバックは補助療法として、話し合い療法や認知行動療法、マインドフルネス訓練などの治療と組み合わせて用いるのが最も効果的だと今も思われがちだ。

それにもかかわらず、こうした最近の知見はヘザーのような患者に希望を与えてくれる。加えて、ニューロフィードバックは患者にとってはTMSよりも金銭的負担が少なく、試しやすいことが多い。ニューロフィードバックの施術者の多くが保険を適用し、保険会社の多くが少額の自己負担以外はすべて支払ってくれるからだ。ヘザー一家のように二人の子供を大学へやっていることに加えて、高額の医療費をすでにやりくりしているとなると、保険が適用されるかされないかには大きな違いがあるだろう。

手頃な費用は心理的にも大事なことだとヘザーは言う。「ジェーンとデイヴ用の請求書が山ほどあったんじゃ、自分のためにお金を使うのは難しくなる。自分の健康のために、子供たちにかけられるお金を抑えたりはしたくないから。でも正直、しっかりジェーンを支援してあげるには、自分の状態を改善しなければいけないわ。今、それをやってるの」

私は翌日診療所で診断を受けるところを取材させてほしいと、彼女に申し出た。

脳波を読む

ヘザーと私はメリーランド州ルーサーヴィルにあるマーク・トルリンガー医師の装飾の少ない白い待合室に座っている。トルリンガーは認知とメンタルヘルスに対し、ニューロフィードバック装置を用いる介入を専門とする心理学博士であり、パートナーであり妻であるディープティ・プラダーンと一緒に診療所「ニューロ・スライブ」を立ち上げた。脳震盪や、認知と注意の問題、精神疾患などを治療する。待合室にある木製のコーヒーテーブルには雑誌が散乱している――「ニューロロジー・ナウ」、「ハーパーズ・バザール」、「アメリカン・サイコロジスト」、「ボルティモアズ・チャイルド」それに「クロスワード」誌の大活字版などなど。トルリンガーはいろいろな年齢層と職業の患者を診るのだ。

ヘザーは受付で署名する。ペンを置いたあと、数回右手を振る。「疲れがたまっているだけなの

＊1　研究者たちは、「リアルタイム機能的MRIニューロフィードバック」という手法を用いた。これは、機能的MRIを使って治療中の患者の脳で起こっていることを捉えて反映する。そうして得た情報を用いて、患者と施術者は脳波活性を正常な基準に合うように変えていくことができる。

＊2　さらに別の研究では、ニューロフィードバックによってかなりの人数の、治療抵抗性の強迫神経症患者の認知機能や気分、不安の症状が改善され、慢性疾患患者の不安が緩和され、がん患者の疲労と認知機能が改善され、外傷性脳損傷患者の認知スコアが改善された。(8) ニューロフィードバックによって摂食障害の患者の拒食と過食、両方の症状が緩和され、その効果が治療終了後三カ月間持続したことがランダム化比較試験によって示された。(9) また学生のADHD（注意欠如・多動症）の症状が改善することも、複数のランダム化比較試験によって示された。(10)

か、リウマチが再発したのか、両方なのかはっきりしないけど、両手がヒリヒリと痛むの」。指をマッサージしながら言う。「何カ月も続いているのよ」

数分後、ヘザーは診察室に案内される。トルリンガーと向かい合って座る。トルリンガーは少年っぽい丸顔に、短く刈った金髪、細縁の眼鏡をかけている。彼から、いちばんの心配事と症状は何かと尋ねられ、ヘザーが自分の病歴と、家庭での容赦のないストレスについて際立ったエピソードを事細かに話す。そして、次のように締めくくる。「自分の人生についてあれこれ思いめぐらしていると、それが全部生活の質に影響してしまいます。今まで必死になって作り出してきた対処法を総動員してるんです。それは役に立っているけれど、閉じ込めているはずの穴から感情があふれ出てくるんです。そうなると、手が付けらないって感じで。私には問題を抱えた家族の世話をすることによる心的外傷後ストレス障害があるのかもしれないと思い始めているんです」

ヘザーが話す間、トルリンガーはうなずき、たまに細部について質問をし、カルテに記載する。それから、脳機能マッピングを行なうために頭皮にセンサー――電極――を載せると説明する。それからセンサーを介して、彼のそばの小さな机に置いたコンピューターとモニターを接続する。

ハサン・アシフ医師がケイティ・ハリソンを診断するときに用いた手法と同様に、トルリンガーはヘザーの頭に黄色い帽子をぴったりと合わせ、一九個の電極を取り付け、しっかり接着されているか確かめる。そして指示に従うように言いながら、彼女の脳波のqEEGスキャンを始める。

脳波パターンを追跡して記録するため、トルリンガーはsLORETA（標準化低解像度脳電磁図法）も利用する。これで3D「脳地図」――健康な脳地図と比較するダイナミック脳スキャン画像――をつくる。

このダイナミック脳スキャンからは、脳の特定領域の脳波パターンが健康な人のそれと違っている場所がわかる。この逸脱は、機能的ＭＲＩを利用した研究によって精神医学的な症状および認知的な症状と関連付けられてきた。海馬におけるガンマ波活性の変調が記憶障害やアルツハイマー病と関連付けられてきたのと同じである。たとえばうつ病患者や、感情の調整や処理が困難な人、意欲が低下している人は、脳の左前頭前皮質で異常なアルファ波活性を示すほか、扁桃体左側と前頭前皮質との神経接続が欠如している。[11] ヘザーのような全般性不安障害の患者は、脳の後頭部でアルファ波とシータ波に異常が見られたりする。[12]

ｑＥＥＧニューロフィードバックによる治療はＴＭＳによる治療とは大きく異なる。ｑＥＥＧフィードバックでは脳波活性の変化を促す脳訓練法が異なり、健全な脳波活性が生じると報酬を与えて脳に学習させる。脳が好ましい方に変化すると、報酬として心地よい画像を見せたり楽しい音を聞かせたりして、脳の活動を良い方向へ導く。

しかしＴＭＳでは、頭蓋を通して磁気パルスを脳へ送り、脳――それにミクログリア――の活動の変化を促す。この二つの手法は組み合わせて行なうことが多い。

トルリンガーは、ヘザーに目を開けたり閉じたりさせながら、約一時間のあいだ脳波と脳の各領域の神経活動のデータを収集する。ヘザーに付けていた装置をはずしたあとトルリンガーは彼女に、その晩時間を割いてかなり長いオンラインのアンケートに答えてほしいと頼んだ。彼女が、精神状態や認知機能や気分という点から、日常生活をどうしのいでいるかを明らかにするためだ。次回は、こうしたデータをすべてまとめ合せ――彼女の苦労や脳スキャン画像、オンラインアンケートについて徹底的に話し合うことによって――、総合的な治療計画をつくる。

その週の後半トルリンガーは、qEEGスキャン像の頭頂葉部分が明るく、アルファ波が過剰だとヘザーに説明する。「周りで起こっていることを正確に知覚し解釈しづらいことと、長いあいだ反芻思考が続いていることに関連していると思います」。そのせいでストレスを受けると、うまく応答できなくなってしまう。またヘザーの脳地図には、扁桃体から発していると考えられる特定の脳波のパターンも見られ、そのことからヘザーがしばしば「闘争・逃走モード」で切り盛りしていることがうかがえる。

だからといって、ヘザーが直面するストレスがまったく現実ではないということにはならない。トルリンガーはそう付け加えて続ける。「非常にストレスが多い自分の状況に対して、あなたは適度な懸念を報告しています」。しかし今の彼女の脳の回路と脳波のパターンからは、こうした心配事に関する動揺と反芻思考が、健康的な生活を送る場合に比べて多いことがうかがえる。こうした脳波のパターンがもたらす結果を、トルリンガーは説明する。「そのせいで、体の機能を異なるかたちで解釈したり、痛みに対する意識を強めたりするのです」。それがヘザーの訴えるつらい胃痛や関節痛を悪化させる一因であるのかもしれないのだという。そうした痛みやその経験も現実のものではない、と言っているのではない。関節リウマチはかなりの痛みを伴う病気だ。要するに、彼女の痛みの知覚は増幅されたものかもしれないのだ。

この意味では、ヘザーの脳における反芻思考と動揺が昂進した状態は「全体にかかわるもので、気分に影響するだけでなく、痛みと体の自己免疫症状を経験するという形でも現れる」という。

トルリンガーはヘザーのデルタ波が非常に遅いことも指摘する。また「脳構造の深部」でシータ波が欠如してもいる。このことから海馬の活動が本来よりも低いとトルリンガーは考える。[*3]

シータ波がこれほど遅いと「認知処理や記憶にも問題が非常に起こりやすい」とトルリンガーは言う。この結果に彼は驚いた。というのは、ヘザーは不安からくる集中の問題については報告していたが、情報を吸収する際の認知処理について問題があるとは報告していなかったからだ。しかしトルリンガーには、彼女の機能的脳スキャンの結果は明らかだった。「認知処理や注意、作業記憶〔いま意識されている知覚や言語処理にかかわる短期記憶〕に問題があり、それが些細なレベルではないのです」

「理想を言えば、そこを変化させたい」と彼は言う。続けて、ニューロフィードバックを使えばこんなことが期待できると請け合う。「集中力をしっかり維持させながら作業記憶の情報を出し入れできるくらい認知処理のスピードを上げられるほか、メタ認知〔自分自身の認知処理について認知すること〕の力を上げることで、いわばレンズをすばやく切り換えてあまり力まずに世界を知覚し解釈ができるようになります」。トルリンガーは説明を続ける。「脳がものごとを処理し、それに応答するプロセスを、脳自身が変えられるように手伝ってあげれば、直面する問題やストレスに対して、あなたはまったく違うアプローチをとれるようになるのです」。言い換えれば、人生は楽ではないかもしれないが、人生がもっと楽に感じられるようになるのだ。さらにある程度痛みから解放されるはずだともいう。

ヘザーは手櫛で短い黒髪をすく。「それが全部可能なんですか?」と彼女は尋ねる。「だって、セ

＊3　これは表面脳波の測定ではなく、qEEGコンピュータープログラム、sLORETAによってつくられた脳地図から明らかになった。

ラピーやヨガやマインドフルネスをずいぶんたくさんやってきたんだけど、いまだに私の脳はこんなにめちゃめちゃ……」

「ニューロフィードバックをセラピーや心身鍛錬の代わりに行なうわけではありません。トレーニングを通してアルファ波を減らし、シータ波を増やします。そうすることで、反芻思考は減少し、注意や認知処理、作業記憶が改善することが期待できます。すると脳が、話し合い療法やマインドフルネスといった手法に反応しやすくなり、それぞれの効果を最大限まで引き出すことができるようになるのです」トルリンガーはそう言う。認知行動療法（CBT）、弁証法的行動療法（DBT）、話し合い療法から最も高い効果を得られている患者は「ニューロフィードバックを併用して行なっている」のだという。

トルリンガーは少し笑みを見せる。「脳はうまく自分自身を管理し、機能していたいと思っているのです。私たちは、軌道に乗るように少し手伝ってあげるだけでいいんです」

ヘザーの場合、二四〜三六セッションあればいいという。

ヘザーはやる気だ。

ニューロフィードバックでミクログリアをハッキング

では、ニューロフィードバックは正確にはどのようにして過活動のミクログリアを鎮め、患者を助けることができるのだろうか？　私はｑＥＥＧニューロフィードバックとトレーニングについての第一人者であるジェイ・ガンケルマンを取材することにした。「ニューロフィードバックおよび研究のための国際学会」の元会長であるガンケルマンは、一九九六年に初めてＥＥＧの定量分析について認定を受けたＥＥＧ技術者で、これまでに五〇万以上の脳地図の評価を行なっている。彼は自宅のあるカリフォルニアから電話越しに、ニューロフィードバックとミクログリアの関連について理解を助けてくれる。ガンケルマンはこう、点と点をつなぐ。脳波――ベータ波、シータ波、ガンマ波、アルファ波――はすべて、ゆっくりしたパルスと低周波によって制御されている。これは、直流電位として知られる脳の基礎的な電磁場によって絶えず生み出され、広がっている。

体外では直流電位は、二つの物体をこすり合わせて一方の表面に電子が集まるとできる。日常目にするもので言えば、暗闇で毛布を二枚こすり合わせたときに生じる閃光や、風船で髪の毛をこすると髪の毛が逆立つのがそれだ。私たちはこれを静電気と呼んでいる。直流電位は、雷雨のときなどは大気中にも存在する。

脳内では、直流電位の活動はグリア細胞の活動によって制御されているとガンケルマンは言う。直流電位は脳の健康状態をおおむね表している。もし直流電位――脳を制御する、ゆっくりした基礎的なパルスの電気周波――が本来のように機能していなければ、各種脳波はきちんと役割を果たすことができない。そしてミクログリアがバランスよく正常に活動していないと、正常な直流電位も望めないのだ。

今まで見てきたようにミクログリアが過活動になると、シナプスと神経回路が喪失する。この喪失は基本的な直流電位から発せられる脳波によって測定できる。「直流電位の制御を補助するニューロフィードバックのような非侵襲性の負荷をかけると、ミクログリアの過剰な活動に影響を与えることができます」とガンケルマンは説明する。[13] ひいてはそれが患者の気分や認知の改善を促すのだ。

そうした良い副産物はほかにもある。特にヘザーのような患者にとっては朗報で、ニューロフィードバック治療で痛みに対する感受性を下げることができるのだ。

ミクログリアと痛覚のフィードバックループ

痛みとは、神経とミクログリアと感情が絡む複雑な経験である。ヘザーのように関節リウマチになって体のある箇所が炎症を起こす――赤く、熱をもち、痛み、腫れあがる――と、痛みの信号によって、冒された関節や筋肉の使いすぎを防いでくれる。しかし肉体の損傷や酷使、ある種の自己免疫疾患のように痛みがいつまでも続くと、痛みの感覚が悪化するように脳の経路が再構成し始めることがある。これは――またしても――ミクログリアのせいだ。

二〇一五年、カリフォルニア大学アーヴァイン校とカナダの研究者たちによって、次のことが明らかになった。神経の損傷と慢性的な痛みの感覚がミクログリアにある受容体を活性化させ、続いてミクログリアが神経刺激性の物質を放出し、この物質が体が健康であることを伝える正常な「報酬」信号をブロックし、その一方で神経の痛みのネットワークを焚きつける[14]。するとこれによって、さらに強い痛みの信号を発する新たな神経経路が形成される。そうやってゆっくり時間をかけて神経系が変化し、痛みに対する感度が高まるのだ。体の痛みが増えると、作動する脳内の痛み経路が増える。痛みの感覚を持続させ、悪化させる「焚きつけ」効果が引き起こされるのだ。

同じく二〇一五年、ハーヴァード大学医学部マサチューセッツ総合病院の研究者たちが、腰痛持ちの人の脳のPETスキャンと健康なボランティアのそれとを比較し、ミクログリアに活性化の徴候が見られるか調べた[15]。慢性疼痛《とうつう》のある被験者には、活性化したミクログリアと関連するタンパク質が非常に高いレベルで認められた。実際、研究者たちは脳スキャン画像を見ただけで、それが腰痛持ちの被験者か健康な対照群の被験者かを言い当てられたのだ。

　また、「加速した」ミクログリアが脳内の痛み経路を焚きつけると、続いてドーパミンの放出が減少することもわかった[16]。ドーパミンは脳の報酬系や快感中枢の制御にかかわる神経伝達物質だ。こうした神経伝達物質は痛みだけでなく気分の調整もする。ミクログリアが集まって痛みを緩和する脳の機能を壊すと、それによってさまざまな反応が相次いで起こり、報酬系を変化させる。その結果、快感を経験するのが困難になる。ミクログリアは痛みや快感や気分を制御する脳の中枢に集まって炎症を起こすことで、痛みの定着や持続に積極的にかかわっている。その事実は、慢性疼痛を抱えているヘザーのような患者の多くが、うつ病や不安をかなり高い割合で抱えている――そしてその逆も同様である――理由の説明となる（これは慢性疼痛症候群に長い間かかっている患者で驚くほど高い自殺率が確認されている理由でもあるかもしれない）[*4]。

　二〇一五年に発表された日本の研究によると、ヘザー（さらにはケイティのママのジェンナ）のようなリウマチ性自己免疫疾患の患者では、患部の骨から生じた全身性の炎症が脳内のミクログリアにシグナルを送っている。それに続いて神経炎症が引き起こされ、神経炎症が一因となってそうした患者では将来アルツハイマー病の発症リスクが高くなるのだという（ヘザーの祖父やケイティの祖母のアリスによく似ている[18]）。いったん骨の炎症が脳の炎症の引き起こすと、過活動になったミクログリアが炎症性物質を放出し、それが体の痛み感覚を強めるのだ[19]。

こうしたことすべてを考えると、ヘザーのような患者にとってニューロフィードバックが革新的な治療法になり得るのか、興味が湧いてくる。彼女の日常は、何人もの世話を引き受け、自分自身も大変な病気を抱え、二つの町を行ったり来たりすることに伴う大きなストレスがのしかかり、これからもかかり続けるのだ。結局トルリンガーの言うように、その境遇を考えれば、ヘザーの苦痛はほとんど予想可能なのだ。こうしたストレスが彼女の体や心にかかり続けても、ニューロフィードバックは彼女の脳に将来まで長持ちする変化を生み出せるのだろうか？

私はさらに別のニューロフィードバックの大御所に電話で取材をした。マサチューセッツ州ノーザンプトンのオプティマル・ブレイン・インスティチュートの創設者のセバーン・フィッシャーである。彼女は業界のバイブル『発達性トラウマ障害治療におけるニューロフィードバック――恐怖に支配された脳を鎮める（*Neurofeedback in the Treatment of Developmental Trauma: Calming the Fear-Driven Brain*）』〔未邦訳〕の著者でもある。電話で彼女は、脳に長持ちする変化を加える、ニューロフィードバックの力について次のようにまとめてくれた。「私たちの生存を専門に担う扁桃体はそれほど利口ではありません。危険だとみなす刺激に反応するだけです。それを書き替えるのは難しいのでしょう」。特に大きなストレスやトラウマを経験した人ではそれが当てはまるのだという。こうした患者では、扁桃体は絶えず脅威を評価している状態にあることが多く、次の瞬間、さらにその次の瞬間にやってくる危険を察知しようとしている。「扁桃体と中脳水道周囲灰白質、つまりＰＡＧとして知られる脳の領域とはつながっています」とフィッシャーは説明する。ＰＡＧは脳幹の近くに位置し、慢性的なストレスに遭ったことのある患者では「これが繰り返し扁桃体を刺激し続けます。神経系は自らを鎮めることができず――そのせいで、ミクログリアは振る舞いを変え、さらに脳の免疫システムをも変えるのです」

幼少期のトラウマや不遇な子供時代を経験した患者では、脳の主要なハブ同士をつなぐ経路に異常が見られる。ハブは十分に安定しておらず、そのせいで脳の重要な領域間のやり取りがきわめて困難になっている。

フィッシャーはこう強調する。ニューロフィードバックによる補助によって、「扁桃体が今は安全なのだと認識します。そうすると脳が落ち着きを取り戻せるようになるのです」。それによって、不幸な出来事に遭遇しトラウマを持って成長した患者では、脳の主要なハブ同士を結ぶ経路が互いにより効率的にやり取りできるようになる。

＊4　痛みと気分が関連し合っていることを明確に示す興味深い研究はまだある。[17] ある研究で、被験者の半数にはアセトアミノフェン（タイレノールの有効成分で、歯痛や頭痛、生理痛などの痛みを緩和するのに用いられる）を、残りの半数にはプラセボを与えた。被験者はどちらが与えられたか知らされないで三週間錠剤を服用した。その後、被験者は全員バーチャルのボール投げゲームに参加し、精神的苦痛の程度についての質問票に記入する。たとえば「今日はいじめられて傷ついた」などの質問に答える。アセトアミノフェンを摂取した被験者はボール投げゲームで仲間外れにされても、要するにいじめられても、あまり精神的苦痛を感じなかった。アセトアミノフェンは疼痛だけではなく、仲間外れにされたときに感じる拒絶という苦痛をも和らげるようだった（これは患者がアセトアミノフェンをやたらに飲むことを勧めるものでは決してない。アセトアミノフェンは消化管障害と関連があり、大量に摂取すれば肝不全を引き起こす。さらに別の研究では、アセトアミノフェンは共感という感覚を損なうことが示されており、これは本来望ましいことではない）。つまり、脳内で痛みの経路と感情の経路がいかに複雑に絡み合っているかについて、私たちはまだほとんど理解できていないということだ。

実は、世界の著名な瞑想の指導者たちと行なった最近の研究で、フィッシャーは、ニューロフィードバックが彼らの言う「新しい法門〔教え〕」として使えるのだと考えるようになったという。医学のメインストリームで、脳を健康に保つことは「化学よりも回路と関係がある」ことが次第に理解され始め、ニューロフィードバックは主流になりつつあるとフィッシャーは言う。「神経回路の発火を以前の悪い習慣から変えることこそがニューロフィードバックがしていることです。脳はその最適な機能を果たすことに特化しています。そうあらねばなりません。精神や肉体のこうした症状は脳内のエラーの表れです。ニューロフィードバックは奇跡ではありません。ただ既知のものではいちばん優れているだけです」[20]

私はそうしたことすべてをヘザーに伝えた。彼女はニューロフィードバックがどのように、そしてなぜ機能するのかを科学的にはきちんと理解していないと打ち明けた。しかし彼女にとっては、マーク・トルリンガーが提案した二四～三六セッションの治療を受けて違いが生じるかどうか確認してみる価値はあるのだという。

「薬によって、なんで効いたり効かなかったりするのか、それに人によってはなんで恐ろしい副作用が起こるのか、いまだにわからないわ」。ヘザーは考え込む。「まあ、私がメカニズムを完全に理解できないのは別に問題ないわ。少なくともそれには副作用がまったくない！　やるわ」

第十二章　家族のまとめ役を再起動する

一体どうしてバレリーナは続けざまにつま先旋回《ピルエット》をしても目が回って倒れてしまわないのだろう？[1]　一体どうしてコンサートピアニストは目をつむっていてもバッハやベートーベンを完璧に演奏できるのだろう？　バレリーナもピアニストも生まれつきこのような技能を持っていたわけではない。彼らの脳の神経回路が時間をかけてゆっくり変化して、脳が以前にはできなかったことをできるようになったのだ。彼らの脳はまったく違う働きをするように鍛えられたのだ。

ニューロフィードバックは新しい方法で、脳を訓練し、自らをつくり変えさせ、アップグレードする。

初回治療――脳を褒める

ヘザーの初回の治療を行なう前にマーク・トルリンガーが彼女に指示したことは非常に簡単なも

のだった。「ブザー音を聞くたびに、脳に向かってただ『よくできた!』と語りかけてください」。ヘザーがブザー音を聞くたびに、彼女の脳波がより理想的な状態に近づくと彼は説明する。それはアルファ波が弱くシータ波が強くて、認知や集中の改善に関連している状態だという。

「あなたがブザー音を聞けば聞くほど、あなたの脳がそれにふさわしいことを学んでいるのだと私たちにもわかるのです。あなたが自分の脳に向かって『よくできた』と言うたびに、脳の正しい機能が強化されます。無理は禁物です。ただ仰向けになって、テレビの前でウトウトしているときのような、でもテレビの音はなんとなく聞こえているときのような状態を維持しようとして下さい。ただひたすらブザー音を聞き自分の脳に『よくできた』と言うのです。ただし息はして下さい。息をするのを忘れないでね」

それ以外にヘザーがすべきことは何もない。

ヘザーが椅子の上で仰向けになると、トルリンガーはヘザーの頭皮に六個の電極を装着し、それらをコンピューターに接続する。経頭蓋磁気刺激法(TMS)では、治療中にリアルタイムのダイナミック脳スキャンを行なうことが多い。磁気パルスを送る前に脳のどこが過活動になっているか、あるいは活動不足になっているかを知る必要があるからだ。qEEG(定量的脳波検査)ニューロフィードバック治療のセッションでは、通常、治療している特定の脳の領域だけに電極を接続するので、個々のセッションの間は一~六個の電極で対象領域をモニターできる。

トルリンガーが治療状況をモニターするためにコンピューターの前に座ると、五秒あるいは一〇秒ごとに短く低いブザー音が聞こえ始めた。その音は小さい犬が「ウー!……ウー!」となっているようで、犬が吠えるたびに「よくできた」と言って招かれざる侵入者（この場合は好ましくない脳波のパターン）に向かって吠えるようにしつけているのに似ていなくもないと、ふと考えたりした。

今回に限っていうと、ヘザーがシータ波（集中と関連する）を増加させ、アルファ波（どちらかというと白昼夢の状態に関連する）を徐々に減少させていく訓練をトルリンガーは補助している。トルリンガーはディスプレイの前に座り、これらの脳波が動いて互いに近づくと、ブザーでそれに報い、ヘザーは思考で報いる。彼は絶えず音色――つまり報酬――を調整し、アルファ波とシータ波が互いにもっと頻繁に接近するようにさせ、ゆっくりと脳に型づくり〔望まれる反応に近づけば報酬を与えることによって反応形成すること〕をしている。「私はこのブザー音を使って、あのパターンを作り続けるよう脳波に教えているのです」と彼は言う。

トルリンガーによると、脳はブザー音を報酬として記録する。というのも、ヘザーはそれが良いものだと言われ、そのように自分に言い聞かせているからだ。彼女の心はさらに多くのブザー音を欲する。それが自分の脳波を改善すると信じているからだ。各セッションの終わりにトルリンガーに脳波の変化を見せられると、この信念は強化され、症状が変化し始めると、よりいっそう強化される。

これは貨幣に似ているところがあると、トルリンガーは言う。「もし一〇〇ドル札の価値についての諸々の状況を知らなかったら、お札には何の意味もないでしょう。ちょうどブザーに意味がないのと同じです。しかし一〇〇ドル札で、欲しいものがたくさん手に入り、生き抜くこともでき、一般に良いものだと思われていることがわかれば、それは報酬となります。何らかのものが置かれた状況が制御されて確立すると、それはブザーのように条件付けされ得るのです」

たとえば、ハイキング中に森の中で道に迷って正しい道を見つけようとしていると想像してほしい。もし間違った方向へ行く間違った道を何度も行き来していたら、その道は時が経つとともに踏みつけられ、明確な道になってしまう。しばらくすると、たとえその道があてにならないことがわかっていても、そこでは他の道が見えなくなる。しかし、脳が一度、別のましな道——行きたい場所までの効率のいい便利な道——を認識できるようになると、これから先ずっとその新たな道を見つけやすくなってくる。正しい道を通れば通るほど、その道は明確になってくる。それと同じようにして、ニューロフィードバックはこの世界で適切にやっていけるようにしてくれる地図を脳に与えるのだ。

ヘザーの脳がより良い道を選ぶたびに、トルリンガーはブザーを鳴らす。三〇分後、ブザー音の間隔が短くなる。そしてそれでおしまい。ヘザーの一回目の治療は終わる。

「あなたのアルファ波とシータ波が何回かクロスオーバーし、望ましいところまで近づいていましたよ」と、トルリンガーはヘザーに伝える。「ここで私たちがやろうとしているのは、アルファ波とシータ波が正しくクロスオーバーを始めたときに脳に報いることです」。彼は重なり合った二組の谷と山のような画像を私たちに見せる。一つの山が高くなり、もう一つの波打っている山が低くなっていき、一つ目の山とクロスオーバーする。二つを合わせると、クロスオーバーしている波は不格好で、まるでイモムシみたいな形だ。

ヘザーは彼を見る。「で、これはどんな意味です?」

「すでに結構な進歩をしているって意味です。幸先良いですよ」

治療六回目——ささやかな変化

ヘザーは六回目のセッションを終えた。私たちは二杯目のお茶を口に運ぶ。ヘザーは自分がいまだにみんなのことでくよくよしているのだと打ち明ける。しかし、微妙な変化が少しあるような気がすると言う。

「ちょっとしたことが変りつつあるのは確かね。というのは、ジェーンと一緒にいるとき、いつもとは違う感じがするからよ。あの子には本当に引っかき回されているの。もしあの子と一緒にいてもかき乱されないのなら、それは私にとっちゃすごいことなのよ」

彼女は先週の出来事を詳しく話す。ジェーンが足首の捻挫がちゃんと治らないまま秋休みで家へ帰って来た。大変な痛みを抱え、松葉杖をついていた。ヘザーは専門医の予約をとってやっていた。「ジェーンから帰って来る前に、行く予定の整形外科にいくつか質問を伝言してほしいって頼まれて承知したの。中間試験を受けているときは昼間に電話をかけられないからね。私は質問の答えを全部聞いたつもりだったんだけど、あの子は十分聞けてないって私に腹を立てたの」。ヘザーは頭皮を指圧するみたいに親指と人差し指で両方のこめかみを挟んで押し、ついでに髪をかき上げ、ため息をつく。

「ひょっとするとあんまり疲れていたので聞いたことを全部思い出せなかったのかもしれない。わからないわ。生意気な子だって非難したい衝動に耐えて、それがどこからやって来たのか考えたの。あの子の悩みがね。私はあの子の恐れといらいらをもっともなことだと認めてこう言ったの。『整形外科の先生に会わなきゃね。会えばもっとわかるわよ』」

ヘザーは続ける。「そのあとは黙ったままあの子といっしょにただ座っていたの。それ以上、前向きなことも、役に立ちそうなことも、安心させられそうなことも思い浮かばなかったからね」

「私は生徒たちが沈黙を破るのを待ったことが何度もあるわ」とヘザーは続けて言う。「それは全然苦痛じゃないの。でもジェーンが沈黙を破るのを待てたためしがない。いつだって助言のようなもので沈黙を埋めようとしてたのよ。修復しよう、言葉を使っていろんなものを良くしよう、と。それなのに、あの子と黙って座った瞬間、自分が落ち着いていることに気づいた。いつもなら心をかき乱すはずのものでも、今はなんともないの」

ジェーンはどうして何も言わないのかと無愛想に聞いた。ヘザーはこう言った。「これ以上言うことがないのよ。私はあなたのためにここにいて、いっしょに診察を聞くつもりよ」。二人はジェーンの超快適なベッドで、いつものように並んで横になり、徹底的に話し合った。

ジェーンは荒れ狂っていた。ママにこう言う。「それじゃ、どうして出て行かないのよ！　私の部屋にい続ける意味はないわ！」

ヘザーはジェーンにキスをして部屋をあとにした。「いつもだったら、あの子とこういう口論をしたあとではとてもいらいらしたものよ。でも、自分にできることはすべてやったのだとわかっていたし、とても……異常なほど落ち着いていたわ」

ヘザーは犬の散歩をしてからスーパーへ行った。「スーパーの通路を行ったり来たりしながら、いつもジェーンが爆発したあと、いかに自分が何時間も不快感を引きずって、別の言い方ややり方があったのかもしれないと思い悩んでいたか考えてた。でも今度はそんなことしていないって、はっきりわかった」

彼女は椅子にもたれかかる。「落ち着いた気分よ。六回通院してみたら、いつも自分をかき乱すものへの対応に変化があった。ジェーンの不安と怒りと気分を、ずっと距離を置いて見られるようになったの。もしかしたら、一歩下がって、少し視野が広がったのかもしれないわ」

治療九回目――一進一退

「機械はうそをつかないと思う」。ヘザーが電話越しに言う。「じゃなかったら、機械をだますことはできないと言うべきね」

終わったばかりのセッションのことだ。彼女は治療の間、「無言の『良くできた！』」と深い腹式呼吸とを合わせて行ないながらブザーを聞いていた。しかし正常なリラックス状態に入れなかった。いろいろなことで気が散ってしまったのだ。

娘や両親の世話をするために非常勤の教員をしている今年、ヘザーは新しい保健の授業の下準備をする時間も見つけたいと思っている。彼女はソーシャルメディアがティーンエイジャーの生活に及ぼす否定的な影響に対して、学校がうまく対処できるようなプログラムを作ることにとりわけ関心を持っていた。これは彼女が長らく熱望していたもので、ジェーンと両親がよくなれば、他の学校にも導入したいと考えている。列車に乗っている間に、その計画を練る時間はあったのだが、できずじまいだった。「電話をかけたり、基本的なステップを踏んでいったりするといったスケジュールを立てるだけの自制心がなかったの」

「私は注意力をまるで持続できないってわかってきた！　今じゃニューロフィードバックのおかげ

で、私の不安の症状は良くなってる。薄皮がむけるみたいにね。四六時中不安やひどい気分でいるんじゃなく、自分がいかに散漫かということを理解できている」。トルリンガーから、面談や報告書や脳スキャン画像に基づいて注意力に問題があると初めて診断されたとき、ヘザーはあまり信じなかったという。

今では違うという。「彼は正しかったわ。いかに自分が注意散漫で衝動的で、そのせいで集中できないのかがわかった。私はいつもあちこちに気持ちが引っ張られているのよ。注意散漫はストレスフルなことを考えないでいるための対処法だったの。そしてそれはなんの役にも立っていなかったわ」。ヘザーは電話の向こうでため息をつく。「私はそんなに受動的ってわけじゃないんだけど、優先順位を割り出してそれをあくまで守り、自分の時間を上手に使い、自分自身を犠牲にして他の人の世話などせず、自分のためにやりたいことをなんとかしてやるのは、今でもほとんど無理だと思ってる」

最後のセッションの間、彼女は反芻思考をやめられなかった。「考え続けたの。『ねえヘザー、あなたどうして新たな保健カリキュラムの草案を作っていないの？　それって非常勤で教え始めた理由の一つでもあるんじゃないの？　どうして自分のアイデアを最後までやり通さないの？　そう、健康問題を抱えた家族が何人もいることは大変なことよ。そう、みんなにはあなたが必要よ。でもあなたは自分に必要なものに集中しようとしている――じゃあどうしてできないの？』

そしてこう続ける。「それから、ちょっとウトウトしたと思う」

終わったあと、そのセッションがこれまでと違っていたことが確認できるチャートをトルリンガーが見せてくれたという。イモムシ形にクロスオーバーした脳波がなかったのだ。

私は、治療の道は平坦なものではないと、ヘザーに伝えた。むしろスイスのアルプスを踏破するようなものだ――正しい方角へずっと進んでいても、登って下ってまた登って下っていく。そして彼女はまず間違いなくそうしているのだ。

治療一四回目――体の変化

ある木曜日の午後、一四回目のセッションが終わったあとで、ヘザーと私は久しぶりに電話で語り合った。彼女は最近ジェーンと一緒にボルティモアのヨガ教室に行ったという。教室のあと、ジェーンはお腹が空いた。

「交通量が多く、食事できるところはみんな閉まっていて、ジェーンは本当にいらいらし始めたの。そうね、二重駐車してるから走って行って好きなもの買ってらっしゃいって言ったの」ヘザーはそう私に話した。

ジェーンは気がすすまない様子だった。駐車禁止ゾーンに駐車している母親を置いて一人で店へ入ることにとても不安を覚えていたからだ。

そこでジェーンは精神的にこたえたり、パニックになったりしたときによくすることをした。ママに向かってわめいたのだ。

「あの子が私でガス抜きをしてきたとき、私は体と心に生じるいつもの不安と不快のうずきをまったく感じなかったの。家族の誰かがおかしくなったときは、必ず胃腸が反応してトイレへ駆け込まなきゃならなかった。でもそんなことはなく、ひとつ息をして自分に言い聞かせたの。『放っておくのよ。いずれ治まるんだから。結局それが一番。今だけのこと。今だけよ』って」

「もう胃の調子で悩むことはないの？」と私は尋ねた。初めて会った日、彼女は、胃痛と胃腸障害があって、トイレへ駆け込まなければならないのがつらいと言っていた。そのせいで普通の生活を送るのが困難になっていたのだ。

「もう悩むことはないわ。今じゃ、なんともないのよ。正直な話、振り返ってみると、そのせいで私の生活は何もかも振り回されてたわね。でもそれについて誰にも話さなかった。多分、不安を抱えた多くの人は胃に問題があっても、そのことを誰にも話さないわ」。さらに続ける。「毎日はつらつと過ごせてるし、体の調子も良い。効果を自分でも気づけるという治療法は、そう多くはないわ。おかげでエネルギーをもう一度好ましいものごとに注ぐことができるの」。ヘザーはちょっと笑う。「話し合い療法でも、私は部屋から出ていくかもしれないわ。そしてへとへとになって打ちのめされた気分になるだけ。でもニューロフィードバックだったらセッションのあとにネガティブな影響はない。効果はわずかだけれど、時間とともにそれが積みあがっていくの」

治療一八回目——心の変化

ジェーンの大学の医療担当の学生部長から、ジェーンが学校で深刻なパニックを何度か起こしたという電話を受けたとき、ヘザーの治療成果が真に試されることになった。ヘザーが電話で話したときにはジェーンは気分が良くなっていたが、ヘザーが会いに行ったほうが良いだろうということで、親子の意見が一致した。

ヘザーは自分が住んでいるコネティカットからボルティモアへ運転して行くことにした。着いたときには夕方になっていた。「部屋に入ってあの子をうんと強くハグしたの」。ヘザーは思い起こす。「心の中には、明確なものがあった。以前にはなかった感覚よ。あの子を安心させるために私のやるべきことはただそこにいることだけだと、よく承知していたの。その通りなのよ。前は、ああなったらどうしよう、こうなったらどうしようと、パニックになってた。あの子が望んでいることや感じていることなど、私にはわかりっこないところまでてんこ盛りでね。そうでなければ、自分が口にしたことでくよくよしてた。あの子にまずいことを言ったんじゃないかと考えたり、きちんと話せなかったことで落ち込んだりしていたのよ。でも今度は迷いがなかった。ジェーンを安心させてやり、抱きしめてやる必要があるとね」

ジェーンはここ数年で初めて母の腕の中で泣いた。

ヘザーは少し間を置く。「治療を始めてから九週か一〇週しか経ってないのよ。でも、私は今までにはない境地にいるの。たとえストレスいっぱいのことが起こっていても混乱のさ中からなんとかして抜け出している」。そしてこのことが彼女を聞き上手にした。「私は敏感なほうじゃないから、他の人たちの話をちゃんと聞き取ろうともしているの」。友人のなかには、ティーンエイジャーや青年期の子供のことで深刻な問題を抱えているママは他にもいるという。「みんなが話したがらないことだけれど、自分たちの苦しい闘いについて打ち明けてくれるようになった友達が少しいるの。以前はそんなことなかった。それは私が解決しようとか、自分のことを聞かせようと話に割り込むとかせずに、ただ一緒にいてあげられるようになったからよ。他の人たちの言っていることに心から耳を傾け、よく考えることができるのっていい気分よ。自分自身のことを考えるんじゃなくてね」。

また少し間を置いて、「この新しい自分が好きよ」と言う。

あとになってヘザーは他にも新しい変化があるのに気がついた。「集中力が高まったって感じ始めてる。ちょっとした決断をするのに苦労していないの。いつもは、突然ジェーンに会いに行くような急な遠出の準備をすることになると、気もそぞろで、バッグに物を詰め込み、忘れ物をしたり、切符を買うのさえ忘れたりしたものよ。そういうときは、支離滅裂で忘れっぽい自分を責めたわ。でも今度は、土壇場で準備を整えるのは……簡単だったわ。手に負えないとは感じなかったの」。彼女は少し黙ってから付け加える。「日常の雑務を……あまりつらいとは思わなくなったの」

こうしたことには、ちゃんと決断できることや、自分が必要としていることを他の人に正確に伝えられることなどが含まれるという。たとえば、ジェーンからSOSの電話を受けたあと、「取り繕ったり、夫のデイヴを気遣ったり、自力ですべてを処理したり、不安を隠したりせず、こう言ったの。『ねえ、こんなことが起こってるの。とても心配だから行くわね。誰か雇って動物たちに餌をやってもらってほしいの。それからこの請求書にあるイアンの授業料を払ってね。調理台の上に置いとくから。ボルティモアに着いたら電話するわ』」

以前には、とヘザーは思慮深い口調になる。「助けが必要だと人に知らせるのに遠回しなやり方をしてたと思うわ」。ひと呼吸ついてちょっと笑う。「『ねえ、私具合が悪いの』ってみんなにわかってもらうために、ツリーハウスに隠れなければならなかった。でも今じゃ『ねえ、助けてほしいの』って言うだけ」

治療二二回目――自己制御

次に取材したときにヘザーは「ずっと手が痛くない」と言う。彼女は全般的な痛みの感覚が、過去数週間かけて次第に改善されてきていることに気づいた。「手の痛みのせいで、何年もの間、いかに多くのものを避けていたのかがわかったわ――文字を書くことやタイピング、犬のリードを持つこと、料理なんかをね。そうしたことすべてができるようになってきている」

ヘザーとデイヴは最近二匹目の犬を飼い始めた。「とても長いあいだ、子犬の体に触れるなんて考えもしなかったわ。たとえ触りたいと思ってもよ。でも今じゃ触れることができるってはっきりわかったのよ。体の痛みはひいている。ニューロフィードバックをやらなかったら子犬を飼おうなんて考えなかったと思う」。同時に、自分ひとりでしょい込まなければとはもう思わなくなり、そういうことから自分を解放できるようになっている。「みんなのために何もかも解決するなんてできないって、受け入れられるようになったの」と説明する。ヘザーは最近両親に、人を雇って家の中の〝物〟を分類して箱に詰めてもらう必要があると告げた――彼女には全部はできないし、それに、やりたくないのだと言ったのだ。そこで彼女の母親と父親は荷造り業者を雇い、ヘザーは仕事をしているみんなの指揮をとった。

「いつも魔法を使えるわけじゃない」と言い、彼女は長い吐息をついた。「特にジェーンにはね。私は一緒にいてやれるし、一緒に荒波に乗ってやれる。でもパニック思考から助け出すことはできない。あの子は自分で抜け出さなきゃならない。もちろん私たちはサポートするわ。でもこれはあの子の旅路なの」

最近ヘザーはジェーンにニューロフィードバックを受けることを提案した。ジェーンは春の学期の間にやってみてもいいと言った。「私が自己制御できて、どんなにいい気分なのか、どれほどニューロフィードバックに助けられているかを、あの子は見ている。私は自分自身が治療を受け、ジェーンにもっと治療の選択肢があることを見せてやったのよ」

最終治療

ヘザーはツリーハウスを取り壊した。「そう、あのツリーハウスよ」。彼女はうちのキッチンに座って、お茶のマグを両手でくるんで手を温めながら言う。「前から傷んでたのよ。それに、何年も誰も入っていないの。去年の夏、私がちょっと行った以外はね」。二、三週間前に、彼女はときどき庭仕事をしてくれる便利屋に撤去してくれるよう頼んだ。翌日取り壊された。

「私、別れの儀式を計画してたの。でもその日はいつになく忙しく、ソーシャルメディアに関する保健カリキュラムのアイデアについて、学校で先生や管理者たちと会議してたの」とヘザーは言う。「だからツリーハウスが壊されたとき誰もそこにいなかった。誰も立ち合わなかったのよ。あれには思い出いっぱいだったのに、庭に落ちていた棒切れと一緒にぞんざいに撤去されたわ」

ヘザーはキッチンの窓から外を見る。「もう、きれいさっぱりよ。正直なところ庭の見映えがよくなったわね。ひょっとしたらそのおかげで私は、双子たちの子供時代が過ぎ去ってしまったことをありありと感じ取ったのかもしれない。ツリーハウス、ぶらんこ、テント、砦、ダンスの発表会、自転車、キックスケーター……そんな日々は、みんな過ぎたのよ。でもとてもハードな子育ての年月でもあったわ」

「長い間、私はあの子たちの子供時代を手放す気になるなんて、思いもしなかった。鏡をのぞき込んで、自分が誰か、何をしたいのかを知ろうとする気も起きなかった。今では両方とも簡単にできるわ」へザーはそう説明する。

一方でヘザーは、自分が提案した、思春期の女子を対象としたソーシャルメディアと保健のプログラムのことが楽しみだという。「不安を持った少女たちを本気で助けたいと思っている管理者たちと仕事ができているし、私たちは本当に胸躍るプログラムを開発してるの」。彼女の声からは興奮が聞き取れる。「教師を訓練するためのクラスを運営するつもりよ。そのために、たくさんの仕事を片付けているところ。研ぎ澄まされた脳の反応を一揃い、新調した気分よ」

彼女はほかにも少し変化を起こした。「ガソリン食いの大きなＳＵＶを売って、小さな中古のプリウスを買った」と言う。「ずっと前から、そうしたかったのよ」

マーク・トルリンガーの診察を受け、ｑＥＥＧとニューロフィードバックの治療を始める前に比べて、今の自分はどうかと、彼女に尋ねた。

「四六時中謝ってばかりいない。私はもっと自分に思いやりを持つようになったから。それに自分のゴールや目的と、その達成の仕方にもっと自分を合わせるようになった。自分で自分の面倒を見てる。一〇時にはベッドに入り、毎日瞑想してる。毎日犬と散歩して、取って来いをしている。小さなクルマを転がしてる。こういうことがとても楽しいの。自分に楽しむ資格があるなんて思いもしないで大きくなったの。今は自分が自分であることを感じているわ。これはセルフケアの新たな段階よ」

「私の人生の新たなモットーは、もし目の前で起こっていなければ――また左でも右でも起こっていなければ――それは安全だということよ」

ヘザーはこう締めくくった。

「マーク・トルリンガーに電話して、『いったい、何をやったんです？　私、まったく別人なんですけど』って言おうかとか、ときどき考えたりするのよ」


後日ヘザーの感想をトルリンガーに伝えた。ヘザーが経験している変化を、トルリンガーは神経科学の用語と詩的な言葉で説明する。「時を経てヘザーのアルファ波とシータ波は自然に交替し始めました。本来あるべき形へ、穏やかに流れるように。彼女の扁桃体の働きは叫び声から囁《ささや》き声へと落ち着いたのです。そして海馬の機能は増大し、パワフルになった。おとなしく囁いていたのが反響するように力強くなったのです」

トルリンガーは強調する。「私たちがヘザーの人格を変えたわけでも、ニューロフィードバックが変えたわけでもありません」。そうではなく、次のようなことだと彼は見ている。「脳が正確に機能していないと、その当人や周囲の人々、そして彼らの本当のパーソナリティがもつ世界が奪われてしまう。すっかり覆われてしまいます。ですから最終目標は常に、脳の変化を助けることで、彼らが自力で機能不足の脳を克服できるよう後押しすることです」

最近ヘザーは、庭のツリーハウスがあった場所を見渡し、揺れ動く木々の青葉にまだら模様をつける陽射しの中で祝杯をあげたという。以前は古い木造の砦のせいで、そこまでは見通せなかった。

「私はツリーハウスに隠れていたあの朝とはまるで別人よ。生まれ変わっているところ」

第十三章　脳のための消火器を探して

一九九一年、サンフランシスコにある退役軍人省医療センターの神経学のチーフだった、アラン・フェイドンは、キャリア上の記念碑的決断を下した。彼は一六年間臨床医と研究者を兼務していて、いくつかのトップレベルの軍部医療機関に在職中に、頭部損傷や脊髄障害を被った退役軍人を何百人も治療した。キャリアの初期では何年も地域の総合病院の救急科に非常勤で勤務し、救急医療というやりがいのある仕事に喜びを感じるかたわら、ひどい傷害を受けた子供や大人を治療するのに軍事の専門知識を提供してもいた。[*1]

とはいえ当時それは、いらだたしさの募る分野だった。初めに患者の損傷を診てしまうと、脊髄

＊1　フェイドンは若い頃、神経生物学者としてウォルター・リード陸軍研究所に務め、外傷性ショックと脊髄損傷を主に扱った。その後、設立にかかわった陸軍医学校（ＵＳＵＨＳ）の神経学副学部長と神経生物学部長になった。

や頭部の傷害による長期的な影響を避けるという点では、医者が患者に対してできることはほとんどなかったのだ。

そこでフェイドンは神経科医として一六年を過ごしたすえ、臨床から身を引き研究に専念する決意をした。まずジョージタウン大学の研究科長に就き、一八年後の二〇〇九年には新たに創設されたメリーランド大学のショック・外傷・麻酔学研究センター（ＳＴＡＲ）の所長になった。この施設は外傷の合併症とその予防法に特化したアメリカ合衆国初の研究センターである[1]。

臨床医兼研究者から研究一本に絞ったわけは単純なことだったという。フェイドンと私は、彼のオフィスにある個人用の会議室で、キルティングレザーの椅子に腰かけている。オフィスからそう離れていないところに、広大な研究スペースをいくつも構えている。研究スペースは二つのビルにわたり、延べ七五〇平米ある。三五人の研究者やポストドクや研究技官で活気に満ち――みんな脳震盪の問題に取り組んでいる。

「脳震盪を含めた軽い外傷性脳損傷の研究では、長期的に悪い結果をもたらす根本的な脳内のメカニズムにはほとんど焦点が当てられなかったのです」とフェイドンは言う。白髪まじりの短い髪はこめかみのあたりでひときわ白くなっている。「臨床医として四〇年過ごしてみて、退院した患者をどのように支援すべきか、いまだに医師にわからないことがとても多いと実感しました」。たとえば、と彼は言う。「ここボルティモアのメリーランドショック・外傷センターは、世界中の外傷センターの中で最高の治療成果をあげていることが知られています。でも、認知機能の低下や気分変調などの長期の障害を発症する患者がいる理由はわかっていません」。頭部損傷後の神経機能障害にかかわる細胞の経路が、現代の医学ではまだほとんどわかっていない。軽度の脳損傷が多くの患者の人生を変えることがあるという長年の難題に取り組むべく、この分野は研究に重点を置く必要がある。フェイドンにはそう思えたのだ。

フェイドンの努力は十分に報われている。過去三〇年にわたって彼は外傷性脳損傷（ＴＢＩ）研究を牽引してきた。そして彼のグループは私たちみんなにとって幅広く意義のある数々の新発見をなしている。

ＴＢＩというと大抵の人はおそらくは真っ先にフットボールの選手や退役軍人を思い浮かべるだろう。その理由は、ナショナルフットボールリーグの九九パーセントもの選手が繰り返し頭部への打撃を受けたことで変性脳疾患——慢性外傷性脳症（ＣＴＥ）と呼ばれる症候群——をわずらっていることが彼らの脳の剖検からわかったという記事をたくさん目にしてきたからかもしれない。ＣＴＥは何年もあとになってさえ記憶喪失やうつ病、意識障害、認知症を引き起こす。(2)*2 退役軍人も——たとえば簡易爆発物の爆発でジープから吹き飛ばされて脳震盪を経験したヘザーの夫、デイヴも——もちろんリスクは高い。交戦地帯に展開する軍の人員の二〇パーセント以上が外傷性頭部損傷を被っている。(4)

実際に、アーネスト・ヘミングウェイは、伝記作家によると、度重なる脳震盪のせいで生涯にわたって悪化する記憶喪失や癇癪、頭痛、偏執病をわずらっていたと考えられている。救急車のドラ

＊2　度重なる頭部への衝撃による認知機能の低下が初めて記載されたのは、一九二〇年代という早期だった。ボクサーについての報告で、「拳闘家認知症」と呼ばれた。(3)

イバーをしていた第一次大戦や、報道記者をしていた第二次大戦のロンドン大空襲で受けた脳震盪から何十年もあとのことだ（またヘミングウェイはボクシングをするのも好きだった）。

しかしフェイドンはこう主張する。メディアが有名なアスリートのＣＴＥや退役軍人のＴＢＩに注目するあまり、私たちが実感している以上に「はるかに大勢の普通の人々や年配者が脳震盪を経験しているという事実がなおざりにされている」。合衆国には年間四〇〇万件近くの頭部外傷が起きていると、彼は力説する。[5]「これは非常に大きな数値ですが、十分に認識されていません」。サッカーやラクロスをしている中学校の生徒、自転車やスケートボードで転ぶ子供たち、雨どいを修理していて屋根から落ちる、あるいは祝日の飾りを架けている最中に梯子《はしご》の上でバランスを失う親たちのことを思い浮かべてほしい。

こうした日常の脳震盪は患者の人生をかなり変えることがあるのだ。フェイドンは、脳や脊髄に外傷性傷害があると、「それによって脳に炎症が発生し、そのせいで何カ月も、ときに何年もかけて脳細胞が失われ、組織の破壊が続く」と言う。

脳震盪を研究していた他の研究者たちも同じ結論に達した。「中等度の」ＴＢＩが一度あると、脳内の炎症が持続してしまい、それが何年ものちに、認知機能の低下やうつ病、気分変調、記憶喪失の一因となる。[6] 脳に損傷を負った子供、少女、女性は一三年経ったあとですら不安、パニック発作、うつ病性障害を起こすリスクが高かった。[7] また脳震盪を起こした人の脳は実年齢よりも五歳上に見えた。[8] 二三万五〇〇〇人の患者の健康診断書を調べた最近の研究では、軽度の脳震盪を一度起こした人は、初期損傷を受けてから九年後でも自殺をするリスクが三倍高かった。[9] フェイドンによれば、たった一度脳震盪を起こした人でも、その四〇パーセントには四年経ってもまだ大きな障害が見られた[10]。

フェイドンは、頭部外傷の結果として広く見られる状態を、ＣＴＥ（慢性外傷性脳症）と区別するために「慢性外傷性脳炎症（ＣＴＢＩ）」という用語を提唱した。ＣＴＥと違ってＣＴＢＩは治療可能な疾患であることを強調してのことである。

脳の損傷と荒れ狂ったミクログリア

では、頭部に受けた衝撃が高度な心の働きを台無しにしたり、それが損傷を受けた何年もあとまで長引いたりするのは、一体どうしてだろう？

外傷性脳損傷をわずらい、何年も経ってから別の原因で死んだ人の検死解剖から、彼らの脳ではミクログリアの活性が異常に高レベルであったことが、かなり前から知られていた。しかしミクログリアが活性化し狂乱状態であったことは、進行した脳損傷の重要な因子としては見られていなかったのだとフェイドンは言う。

フェイドンと彼のチームはもっと詳細な観察を始めた。彼らは軽度の外傷性脳損傷を受けたマウスの脳をＭＲＩ画像診断を用いて検査し、最初に損傷を受けてから一年経ってもミクログリアが過度に興奮したままであったことを発見した。これらのマウスでは海馬の神経変性が見られたほか、神経炎症のバイオマーカーのレベルが正常な個体より相当高かった[11]。

「私たちはこうしたことのうちどれをミクログリアが担っているのか、疑問に思ったわけです。そしたらびっくり仰天。ミクログリアが無数の役割を引き受けていることを発見したのです。いろいろと異なるミクログリア細胞の集団を多数見つけることができました」。フェイドンは説明する。「ミクログリアは単に善玉か悪玉か、陰か陽かじゃなかったのです。神経毒について異なる能力を持ったいろいろな小集団がたくさんありました」。そして、その多くが脳に大混乱を引き起こしたのだ。

そしてひとたびフェイドンのような研究者がこれら新たに知られた脳内の免疫細胞のことを考慮に入れると、この分野の脳震盪に関する理解は急速に進む。

脳震盪におけるミクログリアの役割に関するフェイドンの研究がなされたのは、ベス・スティーヴンスがハーヴァード大学で行なった研究のわずか数年後のことだ。活性化されたミクログリアの一部がシナプスを食べる一方で、別のミクログリアが炎症性のカクテルを噴出し、それが神経炎症を引き起すことを明らかにした草分け的研究のあとだ。

現在フェイドンは、有害なミクログリアの活性化は、CTBIおよびそれに伴う脳細胞消失と、CTBIの特徴である脳の機能不全の主な要因だと信じている。頭部の損傷はミクログリアの働きを脳の保護と修復から炎症性物質分泌へと切り替えてしまう[12]。そして炎症性の物質はミクログリアによる炎症の暴走を加速させる。これが起きると、活性化したミクログリアは巨大化する。大きくなり、かさばって、樹状の構造が密になる。顕微鏡下ではゆっくり走るタランチュラのように見える。それはシナプスを噛み切り、その結果、記憶が失われたり、集中力が低下したり、明晰な思考や快活な気分が損なわれたりする。

こんなふうに、いったんミクログリアに火がついてそれが広がりだすと、医療介入がなければ消火がどんどん難しくなり、ＣＴＢＩを発症するかもしれない。

だが頭部損傷のあとにミクログリアが慢性的に活性化して破壊的に振る舞うことを、科学者があまりにも長い間見逃してきたため、臨床家はそこに重要な関連があるとは見なさず、治療の進歩に役立てることがなかった。たとえば、もし一人の少年が中学生のときにサッカーボールが当たって気絶し、のちに高校でうつ病やパニック障害を発症したり、学業不振に陥ったりしても、以前の頭部損傷と学習障害やうつ病との関連はまったく気づかれないまま過ぎ去ってしまう。

このことがフェイドンの最新の――そして私にとっては最も驚くべき――発見につながる。二〇一七年、フェイドンは外傷性脳損傷を受けた動物ではそうでない動物に比べて特殊な微粒子の量が血液中に多いことを発見した。彼はこの粒子の発生源をたどっていき、それがミクログリアから放出されていることを発見した。損傷を受けたあと、ミクログリアの反応があまりに激しかったので、この微粒子は損傷部からはるか離れた脳の別の領域まで広がり、炎症を悪化させ、さらに広範な組織の損傷をもたらした。驚いたことに、ミクログリアが放出した粒子の一部は体の血流中に放出されていたのだ。[13]

彼の発見は恐ろしくもあるが、その分、非常に有用で有望な情報だ。

ベス・スティーヴンスが示した見通しを思い出してほしい。ミクログリアが天使から刺客に豹変するときに分泌される因子を正確に反映した血中バイオマーカーがまもなく見つかるだろうというあの話だ。そうなれば、簡単な血液検査で、シナプスの刈り込みという点からミクログリアが脳でやっていることをより正確に把握できるようになる。

ミクログリア由来の微粒子が通常の血液検査で正確に測定できれば、こうしたバイオマーカーを脳震盪の治療や回復のチェックに用いることができる。たとえば、自動車事故で頭部に軽い外傷を受けたとする。いつの日か血液検査によって、臨床医が脳内にどのくらい炎症が起ころうとしているのか、脳震盪がどの程度重篤なのかを確認し、その後も治療効果を継続して評価できるかもしれない。もし臨床検査でミクログリア由来の炎症性微小粒子の血中レベルが依然として高いとわかれば、治療と観察が引き続き必要になるだろう。一方ミクログリア微小粒子のレベルがすみやかに下がれば、医師は患者が順調に回復に向かっていると判断できる。

フェイドンの研究室はもう一つ優れた発見をした。従来の脊髄損傷の研究では、損傷による脳機能への影響が無視されてきたと彼は言う。しかし脊髄損傷によって――ミクログリアが活性化して、見えない大混乱が脳に生じ――広範囲に及ぶ継続的な脳の炎症と、ゆるやかな脳細胞の喪失、認知機能低下、うつ病症状が引き起こされる場合があるのだ[14]。

こうした中枢神経系の免疫応答（脳の髄膜スペースにあるリンパ経路と交わる脳脊髄液による応答）とミクログリアとの双方向のやりとりからはっきりとわかるのは、脳と体とが常に会話しているということだ。

たとえば、スウェーデンのカロリンスカ研究所が行なった二〇一七年の研究では、八万人の成人の医療記録をくまなく調べ、一三～一九歳のときに脳震盪を一度経験した人はのちに多発性硬化症を発症するリスクが、脳の外傷を負わなかった人に比べて二二パーセント高いことがわかった。また複数回の脳震盪を経験した人では多発性硬化症を発症するリスクは一三三パーセント高かった[15]。そう聞いても、今の私たちはそれほど驚かないだろう。体と脳の間のフィードバックループ――そして脳のミクログリアと体の免疫細胞とがやり取りする方法――を私たちは知っているのだから。

　ここでもう一度、頭部損傷と脳震盪に関する新しい知見が非常に恐ろしいものであることを確認しておこう。私はぞっとしてしまう。なにしろ私は自己免疫の問題に加えて、軽度の脳震盪を二度経験しているのだ。二五年前、夫と映画を見に行ったときのこと。映画館に着いて夫が車を駐車するとすぐ、私は入場券を買いに車から飛び出そうとした。そのとき財布の紐がシフトレバーにからんだので、それを夫が解くと、反動で私は後方に跳ね、車の屋根に頭をぶつけた。その当時、これは脳打撲と呼ばれた。二回目は一六年前、友達の運転する車に乗っているときだった。坂道を下っていると、車が透明な氷の塊に当って電柱に衝突し――私は助手席側の窓で頭を打った。私は安静にし、氷で冷やし、少しずつ回復した。しかしその事故が怪しい。自動車事故で二回目の脳震盪を起こした年、事故後にギラン゠バレー症候群――多発性硬化症と病因が同じ病気――を発症したのだ。両者の間に何か関係があるのだろうか。断言はできない。しかし、慢性の外傷性脳炎症が起き、心身に思いもよらない悪影響が生じているかもしれないと考えただけで、頭部損傷の経験のある人や、そういう子供を持つ親が恐怖を感じるのは明らかだ。

　私はフェイドンに、こういう話に読者が怖がってしまうのではないかと伝えた。彼らはこの本を窓から放り投げますよ、と。「確かに恐ろしいと思ってしまうでしょうね」。そう言う彼の顔つきは晴れやかだ。「しかし最も大切なメッセージはこうです。CTE（慢性外傷性脳症）は治療可能な病気ではありませんが、軽度あるいは中等度の脳震盪はまさに治療可能になりつつあります」。身振り手振りから興奮が伝わってくる。フェイドンは二〇年間、他の医療介入と並行して、頭部損傷を治療し回復させられる抗炎症物質の開発に携わってきた。この新しい治療法によって脳震盪による脳損傷の悪影響を抑えられるかもしれないと感じているのだという。

フェイドンはキャリアの中で――ミクログリアが脳震盪に果たす役割が知られるずっと以前――、共同研究者たちとともに、抗がん薬や、甲状腺刺激ホルモン放出ホルモンのプロラクチン、グルタミン酸受容体拮抗薬などのさまざまな薬剤を用いる治療を行なっては、期待と挫折を繰り返してきた。こうした治療を損傷後数分、数時間、あるいは数日以内に施すと、頭部損傷による神経毒と細胞死のレベルが劇的に下がった。

だが問題があった、とフェイドンはしばらく手のひらを頬に当てて言う。それらの薬剤のいくつは特許が切れていたため、製薬会社が治療法の開発に投資しようとしなかった。儲からないというわけだ。残念ながら、とフェイドンは続ける。「実験では、これらの薬物療法はきわめて有望でした。しかし、大規模な臨床試験は決して行われないでしょうね」

では、どんな新しい治療法が生まれつつあるのだろう？

またしても、話はミクログリアの有望性と危険性に集約される。フェイドンは、新たに研究された非侵襲的な手法を複数組み合わせれば、軽度あるいは中等度の頭部損傷が起こってから、たとえ数週間や数カ月が経っていても、過度に活性化したミクログリアを押さえつける手助けができることを発見した。損傷からの経過時間がさまざまな患者をたくさん治療することが可能になるのだ。

フェイドンのラボでは目下「シンプルで簡単にできる三つの手法」の併用の効果を研究しているという。「その三つとは、有酸素運動、断続的絶食などの食事法の変更、コンピューターによる脳トレです」

カリフォルニア大学ロサンゼルス校（ＵＣＬＡ）の研究者たちは最近、運動（脳震盪のあと一定の時間枠内に、医師の承認を必ず得て行なう）がミクログリアの過活動を静める脳内の因子を増やすことを発見した。[16] フェイドンのラボはまた、断続的絶食法――通常の食事と食事の間に長時間の絶食をする――を有酸素運動と組み合わせて行なうと、脳の保護因子が増加するかということを最初に調べたラボでもある（動物実験では外傷性脳損傷後の断続的絶食は有望だった）。[17] 彼は、認知機能を向上させるのに、運動と食事の変化に加えてコンピューターによる脳トレをも行なえば、さらに効果が増すと考えている。[*3] 今のところフェイドンのチームはこのシンプルなアイデアの組み合わせをマウスで実験しているが、将来は人間で臨床試験を行なう考えだ。

新しい研究をまとめれば、さらに多くの知見が得られるとフェイドンは言う。「どうすれば、損傷を受けてから何カ月、何年と経っても医療介入ができるのか、つまりどうすれば初めに損傷を受けたずっとあとで新規の治療法を提供できるのか、ということについてです」

フェイドンたちは現在、ミクログリアを標的とする新しい治療法の実験を進めている。善玉も悪玉も含めてほとんどのミクログリアを除去するという治療法だ。治療後には、新生のミクログリアが再び脳で増え始め、新しいミクログリアは神経に対し有害ではなく保護的になる。大型で悪玉の刺客ミクログリアどもはいなくなり、天使のミクログリアたちだけが脳を監視するようになるのだ。一カ月後も、「炎症性の有害なミクログリアの集団は著しく減ったままです」とフェイドンは興奮

＊3　脳震盪あるいは頭部外傷を受けた患者は、医師または脳震盪の専門家に相談して、運動や絶食療法、脳トレ、ニューロフィードバックを行なうのが適切かどうか、適切ならいつ行なうべきか、個々のケースに応じて助言をしてもらう必要がある。こうした治療は医師の指示や監督がない場合は、行なってはいけない。

を隠さない。
これはコンピューターを初期化するのと似ている――すべてを削除して、コンピューターウイルスや欠陥のないオペレーティングシステムを復元するのだ。
この経口薬による抗炎症療法――いわば脳の消火器と思ってもいい――は、臨床試験が行なわれたり承認されたりするにはまだ何年もかかる。しかし、脳震盪や頭部損傷の患者にとっては希望を与えてくれる話だ。[*4]
「複数の治療法を同時に行うことで、ミクログリアが起こす炎症の程度を変えることができれば、脳損傷後の結果を変えることができます」とフェイドンは言う。「私たちはかなりいいところまで来ていますよ」

＊4　もちろん、あらゆる新薬と同様、この治療法についても徹底的な臨床試験を行なう必要がある。有効性と安全性と潜在的な副作用を評価するために、試験を繰り返し、結果を再現しなければならない。

第十四章　絶食で絶好調？

ライラ・シェンと私は、丸い松材の朝食テーブルに置かれた、きれいな白いパッケージの箱を見つめている。つい先ほど宅配便で届いたばかりだ。「プロロン～プロモーティング・ヘルス・アンド・ロンジェビティ（健やかに長寿に）」という緑色の優雅な文字が箱の上面に大きく印刷されている。ライラはプロロンを試そうとしているところだ。南カリフォルニア大学の研究者たちが開発した、免疫の健全さと脳の機能とを高める疑似絶食ダイエットプログラムである。購入にあたっては、脳に霧がかかったような症状と記憶の欠陥がますます進んだこと、炎症性腸疾患であるクローン病の再発時にとりわけそれがひどいことが大きな後押しとなった。

ライラ（第四章に初出）は彼女が「屁みたいに役立たずの脳」の最近あった例を二、三話し始める。「冷蔵庫を開けてみて何を取り出すのか思い出せないなんて程度じゃないの」。悩ましげにすぼめた唇の間からゆっくりとため息を漏らす。「それくらいなら誰にでもある。でも私の場合は危険と背中合わせなの。あんまり頻繁に鍋とやかんを焦がしているので、夫が電気湯沸かし器と炊飯器と電気鍋を買ってくれたの。火を使って料理をするときは、次のことに取りかかる前に必ずタイマーをセットしなきゃならない。何かを火にかけていることを思い出すためによ。そうすれば、火を使っていることを忘れないし、出かけて家を焼いてしまうこともない。私ったら、医者に予約したのを忘れてるし、駐車場へ車を入れるのを忘れたままエンジンを切ってるし、犬を庭に残して空港へ車を走らせたわ」。ライラは、ワシントンＤＣにある、寄付金集めの小さな非営利組織を運営している。仕事場では二つのホワイトボードに貼ったポストイットを色で使い分け、誰が何をどこでいつやったかを追跡できるようにしている。ところがそうしていても、以前よりヘマが増え、それで彼女は神経質になっている。

彼女の寄付金集めの評判はすこぶる良く、仕事は順調だ。しかし本人は、「もし誰が何を寄付したか、何て名前だったか、どのイベントで会ったのかを思い出せなかったら、いつまでこの仕事を続けられるのだろうか」と気が気でない。彼女はときどきテレビドラマ「ヴィープ」のことを思い浮かべるのだと打ち明ける。メインキャラクターの注意力散漫な女性政治家は耳打ちしてくれる助手がいるおかげで、部屋じゅうの人々との対応に努めている間、誰とおしゃべりしているのか、彼らについて何を思い出すべきかがわかってくるのだ。「近頃じゃ、うちの職員はかなり頻繁に私に助け船を出さなきゃならなくなったの。まったく落ち着かないわ」

体と脳の自然な老化はさておき、ここで肝心なのは、ライラがなんとかやっていけるという感覚をほとんど持てないことだ。集中して業務を続けることや、必要なことを意のままに思い出すことは、「窓の向こうの木の葉や雲の輪郭を見ようとしても窓ガラスにワセリンが塗ってある」のにちょっと似ている（ここしばらくは似ていた）という。

ライラの抱えている炎症性腸疾患という自己免疫疾患が彼女の認知や気分、明晰な思考力にも影響を及ぼしていること——クローン病の患者でも見られる——はこれ以上なくはっきりしているようだ。

実際、ミクログリア共通病因説によれば、これはまさにライラのような患者で起こりがちなことだとわかる。体の炎症プロセスは——次々に起こる神経生物学的な事象を介して——脳内の興奮したミクログリア免疫細胞とやり取りをしている。そのなかで、双方向に伝わる神経炎症に火が付き、それが脳に霧がかかったような症状や、記憶の欠落、強迫的な心配性、突然襲う悲しみなどをさらにあおるのだ。

もちろん、もしライラの体の興奮しすぎた免疫系のマクロファージと脳のミクログリアが年がら年中やり取りをしていれば、気持ちを落ち着かせて精神のバランスを取り戻すためにできることはすべて、脳と体に有効だ。何百という研究によれば、ストレス満載の考えや反芻思考を抑えるそうした戦略は、ストレス応答の高ぶった神経系から夜となく昼となく放たれる「闘え、逃げろ、またはじっとしていろ」という炎症性物質のカクテルを減らすのに役に立つ。ライラはさまざまなマインド・ボディ・メソッドを駆使している。ボディスキャンや誘導イメージ法、呼吸法、神経セルフトーク法、催眠術、筋力トレーニング、リストラティブ・ヨガ、自然散策などを愛好している。使えるものは全部使ってストレス応答を抑制し、免疫システムを鎮静化しようと懸命なのだ。

しかしライラのような患者には——特に年を取ってくると——ヨガや瞑想のような単純なライフハックは効果が不十分かもしれない。とりわけ過活動になったマクロファージその他の免疫細胞が脳のミクログリアに「おーい、君たち！　こっちに問題があるんだ！　一番きつい方策を準備してくれ！」と叫び続けているとなればなおさらだ。そのシグナルのせいでミクログリアは暴走し、炎症やシナプスの破壊を繰り返し、ひいては物忘れや脳に霧がかかったような症状などひどい脳の狂いを引き起こす——そして鍋はコンロの上で炎に包まれる。

これではまったくだめだ。

だからライラは自身の働きすぎのミクログリアに対して、これ以上何かできることはないかと思いをめぐらせた。彼女はニューロフィードバックとＴＭＳ（経頭蓋磁気刺激法）を受ける適性があったが、彼女の保険ではこれらは適応外な上、すでに医療費は大きく膨れあがっている。

ライラのような人が体と神経、両方の炎症を同時に狙ってできる、ＤＩＹ式の対処法はあるだろうか？

それでは、科学者たちが提唱している、体と神経の炎症に同時に対処するための最新かつ、これ以上なくシンプルな脳ハッキング法をご紹介しよう。それは疑似絶食法だ。南カリフォルニア大学長寿研究所所長のヴォルター・ロンゴは、系統立った安全で科学的な絶食法が免疫の健全性や全般的寿命にどのような効果をもたらすかについて、ここ二〇年研究を続けている。[*1]

現在四〇代後半のロンゴは実年齢より優に一〇歳は若く見える。黒髪は少年のように真ん中で分けられ、ちょうどシャツの襟に届くほどの長さだ。私は疑似絶食ダイエットと、炎症、それからミクログリアによる神経炎症とのあいだをつなぐのを手伝ってほしいと、彼に頼んだ（ロンゴは西海岸、私は東部にいるので、電話とスカイプで取材した）。

ＵＣＬＡの若き科学者だった頃のことだとロンゴは言う。彼は成長にかかわる遺伝子に特定の変異のある酵母を使って実験を行ない、それが正常な酵母の五倍長生きできることを発見した〔この研究では、酵母の不斉出芽による娘細胞との大きさの差を利用して母細胞を分離し、その分裂回数をReplicative Life Span（反復寿命）とし、また、分裂しない細胞の生存時間をChronological Life Span（時系列寿命）としている〕。マウスで同じような成長関連遺伝子の変異を発見した他の研究者たちの研究を調べたところ、マウスによっては、こうした成長関連遺伝子の変異もまた長寿と関連していることがわかった。これらのマウスでは成長因子が極度に減少しており、理由はわからないものの、それが寿命を劇的に引き伸ばす分子的な変化を引き起こしたようだった。酵母と同じで、マウスは「長寿になるある種の保護モード」に入ることができたのだとロンゴは言う。

ロンゴはヒトでも同じような遺伝子変異が見られないかと探し始め、マウスに空前の寿命と健康とを与えたのと同じ成長関連遺伝子に変異のある人々の集団がエクアドルのアンデス地方に存在することを発見した。彼らには成長ホルモンの受容体がなかった。加えてこの変異は、がんや糖尿病、加齢による認知機能低下から彼らを守ってもいた。実際に、彼らの脳は実年齢よりもずっと若く見えたし、同じ年齢の親類やその他の人々に比べて認知機能も高かった。(1)*2

このエクアドル人の集団はたとえ通常の食事をとっても、彼らの遺伝子にある変異が体をだまして飢餓状態にあると思わせるのだ。「この人たちは普通に食べていても、見方によれば飢餓モード

＊1　こうした絶食ダイエット法はかかりつけ医の助言と指導を受けずに行なってはならない。若者の間で摂食障害の発生率が急上昇しているため念を押すと、本章のテーマは摂食障害ではないので注意されたい。

＊2　内分泌学者、ハイメ・ゲバラ＝アギレが初めてエクアドルでこの集団を研究した。成長ホルモン受容体がなく、きわめて低身長の人々で、そうした症状はラロン症候群と呼ばれる。

から抜け出せなくなっている」のだとロンゴは言う。これによって、加齢の影響から彼らの体と脳が守られていたのだ。

これらの発見はすばらしいことである一方、ロンゴにとって本質的な意味をなすものだった。「細菌その他の微生物を飢餓状態にすると、あらゆる厄介ごとを始末できることがずいぶん前からわかっていました」。イタリア訛で熱弁する。「肝臓や膵臓に損傷を受けたマウスでは、飢餓によってそれらの再生が促されることも、私たちは発見しています」。そこでロンゴはこう考えた。「断続的に飢餓を経験している間は、普通の人々でも長寿遺伝子が活性化されて、それにより肝臓だけでなく、体の免疫システム全体の損傷も回復が促されるのではないか」

ロンゴはそれを調べるため、多発性硬化症と同じような自己免疫疾患のある（しかし寿命延長遺伝子に変異がない）マウスのグループを週三日、三週間にわたって疑似絶食状態に置いた。対照として別のグループのマウスには通常の食餌を与えた。疑似絶食ダイエットのマウスでは炎症の原因となるサイトカインの著しい減少が見られた。しかしさらに驚いたことには、このダイエットによってミエリンの再生が促進されたのだ。ミエリンは神経の軸索を包んで絶縁するタンパク質と脂肪でできた被覆物である。再生が観察されたのは脊椎と脳の間を走る神経のミエリンで、多発性硬化症やギラン＝バレー症候群などの神経疾患で体の免疫細胞によって攻撃される場所だ。ロンゴは二〇一六年にこの革新的な発見を発表した[2]。

「安全で、管理され、調整された絶食をしている人では、免疫システムを含めて体のあらゆるものが少し縮小します」とロンゴは言う。「体をだまして燃料が切れたと思わせることで、免疫システムはこの機会を利用してその機能を縮小し、元気を回復し、再始動します。つまり、自己を攻撃している壊れた免疫細胞を躍起になって始末するのです。再びカロリーを戻していくと、すべてが再建されます――このとき初めて、少なくともマウスでは、壊れた細胞が消え去り健康で新しい幹細胞が以前のように体内で増えてきます。この細胞が必要な修復を始めるのです」

変性したミエリンは再生する。

疑似絶食ダイエット下の動物では（対照群に比べて）体内の炎症性マクロファージも脳内の炎症性ミクログリアも著しく減少する。体も脳も、共にリフレッシュボタンを押すのだ。(3)

同じ頃、この成長分野――生物老年学として知られる――のもう一人のリーダーである、国立加齢研究所の神経科学研究室室長兼、ジョンズ・ホプキンズ大学の神経科学教授、マーク・マットソンが、断続的絶食ダイエットがシナプス剪定と炎症に対する脳内ニューロンの抵抗性を増すことを、アルツハイマー病、パーキンソン病、ハンチントン病および脳卒中の動物モデルで実証した。(4)*3 二〇一八年発表のある研究でマットソンは、絶食がミクログリア媒介性の炎症を抑制し、したがってニューロンをストレスから守って神経を発生させることで、認知と気分を改善することを立証した。(5)

ロンゴは、疑似絶食ダイエット（ＦＭＤ）が「免疫システムの不調に対して自然が持っている最

＊3　擬似絶食ダイエットは他の二種類の絶食、断続的絶食ダイエットと時間限定絶食と似ている。これらは脳の損傷の治療を補助する新たな併用療法の要素として、第十三章でアラン・フェイドンが言及したものだ。断続絶食プログラムには五：二プログラムというものがある。これは普通の栄養量の食事を週に五日間取り、週に二日間は五〇〇から六〇〇キロカロリーに制限した節度ある食事を一日に一度だけ取るというものだ。時間限定絶食は計画的な絶食で――たとえば、ある一日日の八時間の間は食事を取るが、それ以外のより長い一六時間は何も食べないという具合だ（例、午後七時から午前一一時まで絶食）。

も古くて最も直接的な対処法」のスイッチを入れ、慎重な絶食をすれば「副作用を最小限に、あるいはもしかすると皆無にして、再生と自己治癒のプロセス」を始動させられるかもしれないと思った。そして、これに自分の科学者生命を賭けた。

しかしマウスは人間ではない。同じことが人間を対象とする臨床試験で再現できるかどうか、ロンゴには確信が持てなかった。彼は、人間でこのトリックを働かせるには、院外、さらには自宅でも安全に行なえるよう、十分なカロリーの得られるFMDの開発が必要なことがわかっていた。ロンゴは、患者が元気を回復するのに必要な栄養やビタミンをもれなく摂取できかつ、絶食していることを体が十分に納得するぎりぎりのカロリー摂取量にしたいと思った。また、味のよい食事を提供したかった。要するに目指したのは、必須栄養素をすべて備え、卒倒や空腹時の腹痛や欠乏感覚が一切起きない、完全に健康に留意した絶食である。

彼は、特定の栄養素が免疫細胞の機能に、ひいては自己免疫疾患や脳関連疾患の罹患率にどのように影響するかについてのデータを評価し、長寿と頑健な認知機能とに関連のある世界中の食事を研究した。各地を旅し、病気と認知機能低下の割合が低い住民を観察したのだ。たとえば、日本の沖縄の老人たちは魚と野菜を基本とした食事から大きな恩恵を受けていた。彼らは、アメリカの同年齢の人々に比べてがんと心臓病が少なく、認知症が五〇パーセント少なかった。ロンゴは老人が驚くべき長寿と脳の健康を享受している別の地域を訪れた際にも、同じような相関関係に注目している。たとえば、彼自身の祖父母の生誕地であるイタリアのサルデーニャ島とカラブリアでは、人々は野菜中心の地中海式の食事を取っていた。

ロンゴは南カリフォルニア大学医療センターで人間を対象に疑似絶食ダイエット法の臨床試験を

始めた。一〇〇人の人々が彼の研究に参加を申し込んだ。この人たちは月に五日間、三カ月にわたって、ロンゴが苦労して作成した低カロリーながら栄養の詰まった特別な食物を食べた。

結果はきわめて有望なものだった。ロンゴは、ＦＭＤを行なった被検者に一定の好ましい生物学的な変化が起きていることを発見した。体重当たりの筋肉の増加量、血圧の低下、コレステロール値の減少である。前糖尿病の人では血糖値が正常範囲に戻った。被験者は学習能力と記憶力の向上や、明晰な思考力、気力の横溢を経験したという報告もした。

疑似絶食ダイエットは動物試験のときと同じように人間にも効いたようだとロンゴは言う。その理由はおそらく、細胞内部を破壊し再生すること、損傷を受けた細胞を壊し新しい細胞と入れ替えること、血中を循環する幹細胞の数を増やすことで、修復・再建・再生を始められたからだ。

ここ数年、絶食が肥満を減少させるほか、糖尿病やがん、心血管疾患、神経変性疾患のリスクを下げることを示す研究が増えてきた。[6]

南カリフォルニア大学の長寿研究所と医学部で科学的な精緻化と臨床試験が繰り返されたおかげで、今ではロンゴの疑似絶食ダイエットは、患者が自宅で行なうことができるようになっている。

私はロンゴに尋ねた。「疑似絶食ダイエット中、脳内のミクログリアには具体的にどんなことが起こっているとお考えですか？　絶食がどうやってならず者ミクログリアを押し退け、善玉ミクログリアに再びニューロンを助けるように仕向けるんでしょうか？　そして、ひいてはニューロンとシナプスの損傷をある程度まで回復させるんでしょうか？」

「ミクログリアが過活動になると神経系の細胞に損傷を与えかねないことがわかっています。それに疑似絶食ダイエットには脳内のミクログリアとミクログリアが起こした炎症とに効果があることがわかっています。というのも、マウスではＦＭＤが脳内の炎症を鎮め、認知機能を向上させることが見られるからです」。ロンゴはちょっと間を置いて続けた。「でも、ＦＭＤがミクログリアの活性を変える生物学的な径路の正確なところについては、まだその詳細を明らかにしようとしているところなのです」

目下のところ、ロンゴは「アルツハイマー病に対する絶食の効果に特に関心があり」、アルツハイマー病患者を対象としたＦＭＤの臨床試験を始めている。彼はまた「ＦＭＤと特定の薬剤とを組み合わせれば、慢性疾患の患者の健康にもっと大きな利益をもたらす可能性」さえあると信じている。現在、その仮説を検証すべく、イタリアの多発性硬化症の患者を対象に、異なるメカニズムで免疫システムに作用する五剤とＦＭＤの併用療法の臨床試験を実施中だ。「損傷を引き起こす免疫細胞を標的とする薬剤の投与に加え、ＦＭＤも行ないます。すべてを修復し、細胞を健全な状態に戻すためです」

薬剤による治療だけでは「健康で新しい細胞を復活させることはできません」とロンゴは強調する。しかし疑似絶食ダイエットを第二段階として使えば、ワン・ツー・パンチを決められる——たとえばがん細胞を破壊するために抗がん薬を使い、その上で疑似絶食ダイエットを行なって、がん細胞の破壊を後押しし、健全な細胞の復旧と若返りを促進するのだ。そして、すばらしい知見が得られた。通常の治療に耐性を獲得したさまざまながん細胞——メラノーマ、乳がん、大腸がん——が絶食サイクルの間に死滅しやすくなることがわかったのだ[7]。

腸の感覚――ミクログリアと微生物叢の関連

食事と脳の相互作用を理解するには、腸の健康と脳の健康との間にある強力な関連についてわかっていることを見ておくのもいい。腸内の微生物叢《びせいぶつそう》が不健康な変化をすると、うつ病やその他の気分障害といった脳の疾患が誘発されることが、多くの研究からわかった。(8)一八歳から五六歳までの女性を対象にしたある研究では、大うつ病性障害の患者の腸内微生物の構成がうつ病でない人とは相当異なっていた――一六種類の腸管内細菌の量が多かった。(9)不安障害、病的肥満、拒食症、パーキンソン病、多発性硬化症などの精神疾患や身体疾患の患者同士でも、腸内の微生物叢の細菌構成が異なっていた。(10)

慢性ストレスは炎症性免疫応答を活性化する一方で、微生物叢の構成をも変えて危険な微生物の数を増加させる。するとそれが遺伝子の発現に影響して中枢神経系の炎症を増進し、気分や行動に影響を及ぼす。これは腸・体・脳の間の果てしなきフィードバックループである。(11)*4 私たちの微生物叢は、脳内のセロトニンのような神経伝達物質の濃度に直接影響するほか、神経伝達物質を直接産生することまでする。神経伝達物質は私たちの脳および神経系のシナプス間でシグナルを運ぶ化学的メッセンジャーだ。(12)腸内の微生物が神経径路を通して中枢神経系および脳と連絡していることは

＊4　最近、カリフォルニア大学サンフランシスコ校の科学者たちが、3D－ミニ腸管なるものの製作に成功した。彼らは、脳がアドレナリンなどのストレスホルモンを送り、それが体内を順々に伝わると、腸管の内側を覆う細胞の表面にある受容体でそれが認識されることを発見した。(13)腸管細胞はストレスホルモンの信号を受け取ると、脳にあるシナプス接合が発火したときに作られるものと同じような化合物を産生して、神経線維と情報を交換し始める。

良く知られており、「腸脳相関」などと呼ばれたりする。[14]

二〇一八年発表のある研究では、患者の治療において腸脳相関に働きかけることには潜在的な力があることが明らかになった。ジョンズ・ホプキンズ大学の研究者たちが精神科の患者にプロバイオティクス——健康な腸にすむ数種類の微生物で構成されたもの——を用いて、免疫機能と精神症状の両方が改善するかどうかを調べた。科学者たちは躁病《そうびょう》で入院歴を持つ双極性障害の患者に注目した。多くの双極性障害の患者では躁症状の発現期間に炎症性サイトカインのレベルが上がっているからである。常用の薬剤に加えてプロバイオティクスを六週間摂取した双極性障害の患者は、摂取しなかった患者に比べて躁病発現を理由とする再入院が七五パーセント少なかった。[15]

これは腸内の微生物叢から来る情報の変化が脳内のミクログリアの活性にも劇的に影響を与えた事例と言えるかもしれない。環境の変化——ストレス、傷害、栄養不足、超加工食品——によって腸内微生物叢にスイッチが入ると、腸管の免疫細胞がマクロファージと反応し、マクロファージは炎症性サイトカインを吐き出す。すると、高レベルの炎症誘発性の物質が脳‐免疫ハイウェイを高速で伝わる。[16]それに反応して、脳内のミクログリアはサイズと数を増やし、その結果シナプスの剪定が進む。[17]反対に、腸内微生物叢が炎症性の低い細菌で構成されていれば、脳内ミクログリアも炎症をあまり起こさなくなるだろう。

二つの脳——脳と中枢神経系、そして「第二の脳」たるわれらが腸脳——は、一種独特の暗号で互いに話し、議論し、交渉し、メッセージを送り合っている。そしてその信号を受け取ると、ミクログリアを鎮めるか、さらに焚きつけて損傷をもたらすかするのだ。

絶食によって、私たちはミクログリアに影響を与え、この小さな細胞を暗黒面から引っ張り出して光の下へ連れ出してやれるのかもしれない。

だから（簡単に言えば）、もしミクログリアがシナプスを修復するか切断するかを決めるのに、腸内微生物叢が重要な役割を果たしていて、絶食ダイエットが腸内微生物叢とミクログリアを好ましい方へ向かわせられるのなら、言うことなしではないか。

一週間の挑戦

プロロンは医学的食事プログラムなので、ロンゴが始めた会社、Lニュートラはライラのような患者に健康に関する質問表への記入を求めている。それを看護師がチェックし、申込者の健康状態が良好なら、ウェブサイトから自分に合った食事キットを購入することができる。[*5]

健康状態に問題があれば、医師の処方箋が要る。これには非常に重要な理由がある。「自己免疫疾患のある患者には、いくつかの臨床試験の結果を待ってから自宅での疑似絶食ダイエットを勧め

＊5　絶食ダイエットプログラムが自分の健康に役立つかどうかは、プログラムを購入しないとわからないというわけではない。自宅で（医師の指導の下）できる断続的絶食ダイエットでも同様の恩恵を得られることが、研究によってわかっている。これには断続的な絶食（一週間に二日連続して摂取カロリーを五〇〇キロカロリーに制限する）と時間限定的な絶食（八時間ないし一〇時間は食事を取り、その後夜間を含めた一六時間絶食する）がある。マットソンはこう言う。「同様に、毎月連続五日間は健康的な食物から七〇〇キロカロリーだけを摂取すれば代謝が変わり、健康と認知機能に同様の改善が得られるでしょう」。プログラムを始めるにあたっては、断続的絶食が自分に合っているかどうか医師に質問して、具体的な指針を示してもらうようにしてほしい。

たいのです」とロンゴは言う。
ライラはかかりつけの内科医に電話して意見を聞いた。内科医は少し調べて、FMDに含まれる食品と食事プログラムの中身を見たところライラがやってみても大丈夫だと返事をよこした。そしてプロロンのウェブサイトを調べて、疑似絶食ダイエットのオンライン処方箋をライラに書いてくれた。しかし条件が二つあるという。一つはその週の間に疑似絶食ダイエットを行なうこと。もし何らかの問題――腹痛や下痢、失神、めまいなど――が起これればただちに診てあげられるからだ。もう一つは、もし厄介な症状――通常の浮き沈み以上の何か――が生じたときは即座に中止すること。
ライラは、腸の疾患と脳の疾患の両方をわずらっているし、医師が了解し、いざという時に備えてくれるのだから、挑戦するだけしたいと思った。[*6]
彼女はキットを一個発注しており、次の週の平日の初日から始めるつもりだ。

というわけで、私たちは彼女のキッチンでパッケージを開けている。プロロンの包装は上品だ。もっとも、キットの食事には若干不安を抱いてしまう。食事は白い「一日分の箱」に分けてあるのだが、そのサイズときたら新型アイフォンのパッケージの二倍ほどしかないからだ。一日分の食事はロンゴが慎重に設計した植物中心の料理を組み合わせたものだ。保存がきき、低カロリーで栄養素の豊富なスープ、バー、飲み物、スナックなどにハーブティー、ビタミン、サプリを添えたものがあらかじめパック詰めにしてある。すべてスケジュールどおりに食べるようになっている。
ライラは一日目のラベルが付いた箱から小さく分包された食品を取り出し、「みんなやせっぽちね」と言う。朝食はマカダミア、アーモンド、ココナッツ、それにオメガ3とDHAのサプリ（両方とも錠剤）が入ったLバーという亜麻仁バーだ。FMDのモーニングティーはカフェインフリーでスペアミント・レモン風味だ。昼食は小さな密閉容器に入ったトマトスープにオリーブと少しばかりケールクラッカーが添えてある（オリーブは昼食のメインのようだ――そしてありがたいことにこのオリーブはイタリアのブドウ園で収穫されたもので、ニンニクが添えてある）。午後にはNR－1と呼ばれる粉末野菜でできた小さなビタミン錠剤を二個と二回目のLバーのスナックを取る。夕食はグルテンフリーのミネストローネスープで、チョコクリスプというチョコレートクッキーバーで食事を終える。

「まるで宇宙食ダイエットか何かするみたいね」とライラは軽口を叩く。

私は笑う。まったくその通り。宇宙飛行士の食事だ。

「でも効くんだったら……」と、彼女は手のひらで朝食用のバーの重さを測ってわずかに肩をすくめる。「もしこれで、私のお腹の中の小さな微生物が脳の中のグリア細胞に、元のように行儀よく

＊6　ライラが（医師の指導の下で）FMDを試そうと決めたからといって、自己免疫疾患やその他の症状のある読者にFMDを勧めているわけではない。プロロンに付いてきた書類にはこう書いてある。「プロロンは以下の人々を対象にしたものではない。健康問題あるいは病気があると診断され、現在罹患している人。病気あるいは医療処置によって極度に衰弱している人。失神歴のある人」等々。そこには、脊椎痛から、気絶、めまいなどの副作用の可能性も挙げられている。患者は絶食ダイエットを開始する前に医師に相談すべきである。本書で論じているあらゆる療法と同じで、ここでも専門家による医学的助言や診断、治療に取って代わることを意図してはいない。健康問題や治療について疑問があれば、担当の医師や資格を持った医療提供者に助言を求めてほしい。

しろって言ってくれるなら、試してみたいわ」

ライラは絶食ダイエットを始める前にパソコンの前に座り、自己テストとして、神経科の患者にする作業記憶検査と似たオンラインの記憶テスト「ワードリスト・リコール」を開く。私は彼女のそばに座り、彼女は一五個の単語を覚えようとする――各単語は数秒間画面上に表示される。単語が全部現れて消えたあと、ライラは覚えられた限りの単語を書きとめる。そして、がっかりする。もう一度やる。四語だ。もう一度。六語だ。

一日目

プロロンの一日目のプログラムは一二〇〇キロカロリーあり、そのため残りの五日の一日分よりも量は多い。「正直なところ、これは普通の日にいつも食べているのよりうんと少ないというわけじゃないわ。少なくとも、自分に言い聞かせているくらいの量ね」とライラは言う。

その晩七時半ごろ、私は彼女に電話して聞いた。「お腹空いてる？」

「いいえ」

「何か少しでも変ったことある？」

「とても栄養をもらった気分よ」とライラは言う。「まったくいつもの通り。本当に。職場からの帰りにトリマーのところから犬を連れて帰るのを忘れたわ。玄関までやって来てあの子が迎えてくれないのに気づいて初めて思い出したの。迎えに行くために引き返さなきゃならなかった」。ため息をつく。「いつもの通りだわ！」

二日目

二日目、ライラはプロロンキットについてきた説明書に従い、Lドリンクという独占販売のカリウムミックスをおよそ二リットルの水で溶かし、一日かけて少しずつ飲めるようにした。キットには巨大なプラスティックボトルがついてきており、その側面にはプロロンのロゴがこれ見よがしに描かれている。

「これを会議の間じゅう飲み続けるつもりよ」と彼女は言う。Lドリンクを加える以外にも、一日目と違うことがある。「今日はもらえる食べ物が少ないの」。彼女は冗談を言う。「ケールクラッカーがない。ケールクラッカーが大好きだったのに！　それに午後のスナックバーだってないわ。でも私はやる気よ。一日は終わった。残り四日ね」

プロロンのチームは二日目にすべきことを自動送信メールでライラに伝えてきた。ちょっとした注意事項が書かれている。二日目には多くの人が疲れを感じるため、気楽に構えてゆっくり過ごすという趣旨だ。「体が変容し始めているため疲れるのは正常なことです。今日はくれぐれも頑張りすぎないこと」

ライラには、それがぴったり当てはまった。

彼女にはその日、会議が二つあった——一つは自分のオフィスで、一つは午後遅くワシントンDCの町の反対側で。「二つ目の会議を終えて駐車場へ戻ってきたときには、ふらふらになってた」。ライラは言う。「駐車場の階段を登っているときには津波のように疲労の波が私を襲ってきた。段を一つ上がるのが大変だった。頭は頭蓋骨の中でガンガンするし、体から血液が全部吸い取られたみたいな気がしたの。インフルエンザにかかったみたいだった」

それでも彼女はやめないという。「もしこれがこのプログラムの底なんだったら、私〝腸《ガット》〟やれ《スルー》るわよ」と言って笑う。「ハッハ、駄じゃれを言うつもりじゃなかったのよ！」

「夕食はまた別のちっぽけな宇宙食でした」とその晩遅くライラはメールで知らせてきた。「でも今のところ考えられるのはベッドへ潜り込むことだけ！」

三日目

翌日はテキストメッセージでライラと連絡をとる。

「二日目といっしょ」とライラは書いてきた。「疲れてる！　でもすこしは楽かも。九時にベッドに倒れこんで九時間後に目が覚めました。これまで九時間眠るなんて考えられなかったわ！」

「脳の働きはどうなの？」

「何かが起こっているかもね」と書いてくる。「しっかりした感じよ。冴えてるし、覚醒してる。脳の制御が少しは効いているかな？　脳がざわついているかな？　悪いふうじゃなくて良いふうに。まだ何とも言えない」

明日もう一度話し合うことにした。

四日目

「飢え死にする！」。翌朝七時にライラはメッセージをよこした。「朝四時に起きたの。腹ペコで枕でも食べたい気分だった。ひもじすぎて眠れない！」。そして付け加える。「でも脳は軽くなった感じ。すっきりしてるのよ」

その晩、様子を見るためにライラに電話をかける。彼女は水を加えて戻したキヌア〔アカザ科の植物。ヒエ状の実を食用にする〕のスープにオリーブを添えたご馳走を終えたばかりで、残り四八時間という時点で電話に出る。「私、あの大事な会議を切り回していて、突然気がついたの。次にやるイベントの不確定要素をいくつかはっきりと思い浮かべることができるってね。心のうちで、ほとんどの要素を同時に捉えることができた。近頃はできそうもなかったことよ」

ライラが言うには、会議が終わると、彼女は次のイベント用の座席カードを全部出して会議用テーブルの上に広げ、寄付者たちみんなが満足し評価してくれる、座席表をつくるという悪夢――スタッフたちを一日中悩ませていた難題――を解決した。「どちらかというと、自分が年を取ったような気がしたわ――パターンが読めて、みんなが解決に苦労していた問題を解けたんだから。でもそのために、私はこの事業を始めたんだったわ。パズルのピースがぴったり合って、みんなが幸せになって、同時に世界のためにもなるのを見るのが好きなのよ」

五日目

ライラが疑似絶食ダイエットをする最後の日だ。今日、彼女のメニューは朝のLバー、トマトスープ、ケールクラッカー、ミネストローネスープだ。

「今日は今までみたいにお腹が空いてないわ。もしかしたら体が馴染んだのかしら？」

彼女は自分が気づいた微妙な変化について、これでもかとばかりに話す。「たとえば、運転が楽になったわ。いつも、駐車場から出るときには周りの車の位置をつかむのに本当に苦労するし、何かにぶつかりやしないかと気が気じゃないの。ここ四、五年で小さな事故をそれはたくさん起こしてるのよ。でも仕事のあと、用事でいくつかの駐車場に出し入れしてみたら、いつもより簡単にできたんだけど、そのことにあとになって気がついたのよ。わけなかったわ」

「もっと体で感じられるようになったし、冴えてるし、頭がすっきりしてる。半面、苦しみは少なくなって、将来について悩むことも減った……もっと私というものを感じる」と付け加える。

それが本当に試されたのは、翌日の夕方にワシントンDCで開催される彼女の組織の祭典でのことだ。そこでは寄付者全員とその配偶者の名前、子供たちが通う大学、その他諸々を覚えている必要がある。そうすれば、彼らの気前のよさに対してどんなに感謝しているかが伝わるような会話ができるからだ。

「ミニクラブケーキを食べたりシャンペンを飲んだりしないのはつらいでしょ?」と私が尋ねる。

「いえ! 今の私はそういうものにまったくひかれないの。それに私はこういうイベントでは食事する時間もないし、何一つ飲まないの。シャンペンを飲むふりするだけ。小さなミクログリアたちには、残らず私のために働いてもらわなくっちゃ」

六日目

六日目、ライラの五日間のFMDは正式には終わったのだが、キットの説明書では控えめに食べるよう提案されている。今日は移行期なのだ。彼女は朝食にトーストを、昼食にスープを取って、驚いて言う。「そんなにお腹がすかないわ」

彼女はパーティドレスを着ると、はっとしてこんなことを言う。「胴回りの中年っぽさが減ったんじゃないかしら」。服はほとんどだぶだぶだと、夫と戸口に向かいながら言う。

七日目

七日目にライラと私は一緒に公園へ散歩に出かけた。ライラは普通の食事に戻っている。二人の息子にはスクランブルエッグとトーストを、自分には卵料理を作ってきたところだ。

「思っていたほど腹ペコじゃないわ」と私に言う。「そう！　それに卵を炒めてる間にタイマーをセットする必要がなかった！　料理を作り始めたことを忘れて、犬の水入れに水を入れに行き、それから別のどこかへ行ってしまい黒コゲしてしまうんじゃないかなんて心配はしなかったわ。あの頭がぼーっとする感じはある程度消えた。完璧じゃないわよ。身の回りでいろんなことが起こると、今でも簡単に圧倒されちゃうの。でも脳がうまくリフレッシュできるようになった感じがするの」

「胃はどうなの？」と私は尋ねる。

「気のせいかもしれないけれど、お腹が少し丈夫になった感じよ。前ほど腹痛はないわ。ガスも減ってる！　会議するにもいいわ」と笑う。それから真面目になって言う。「いつもは四六時中お腹のことを考えているのよ。だってとても辛いんだから。家族のために調理しているとき、『これを今から食べられるの』って自問するのが習性になってた。でも、今は自分のお腹がどういう感じかなんて気にしてないのよね。これってお腹がこれまでのような惨めな状態じゃないってことのしるしに違いないわ」

私は、最近日本の研究者たちが報告した絶食の利点についてライラに教えた。彼らは断続的絶食が結腸の炎症を劇的に減少させることを動物実験で発見したのだ(18)。そして、さまざまな分野の新しい知見を一緒に見れば、ライラの腸の調子がよくなったのは大いに納得できる。クローン病の患者では、大腸が炎症を起こして病気が再燃するときに、脳内で深刻なシナプスの変化が起こりやすいことがわかっている——活性化されたミクログリアによって海馬に炎症が生じることが原因で起こるのだ。[19] そしてこれに続いて認知機能と気分に障害が起きることがある。また、腸内微生物叢が常にミクログリアと連絡をとっていることもわかっている。だから、FMDはライラの腸内微生物叢に良い変化を起こすだけでなく、ライラの結腸の炎症と、ミクログリアによる脳の炎症を鎮める働きもあると考えられる。

「で、パーティーはどうだったの？　寄付者たちはみんな満足したの？」と私は尋ねる。

「この頃はこの手のイベントを楽しめた試しがなかったの。何かまずいことが起こらないか、気が気じゃなくて。それにかなり……疲れがたまっていたから」。しかし、彼女は続けてこう言う。「夕べは、昔のエネルギーが戻ってきたみたいに感じたの。誰かの顔を見るじゃない？　そしたらその人たちの名前がぱっと浮かぶのよ。突然、頭の中のファイルから昔の情報を引っぱり出せるようになったって感じ」。彼女はため息を、幸せのため息をついた。「頭の中がすっきりしてるってのは、こんなにほっとすることなのね」

「誰が誰だかわからなくなったときのために、そっと名前を教えてくれる係が必要だった？」私は尋ねた。

「前ほどではなかったわね。彼女にはそばにいてくれと言ったんだけど、教えてもらう必要はほとんどなかったわ！」

ライラが言うには、あとで、息子たちリアムとジェイソンを夫と見送ってから、好奇心から一五単語の記憶テストをもう一度やるつもりだという。

その夜テキストメッセージをよこす。「この四八時間を考えると、へとへとのはずよ。でもぜんぜん。ＦＭＤのおかげ？」

「そうかもね！」私は返信する。「ロンゴに言わせると、ＦＭＤのあとはエネルギーが増えるんだって。記憶テストはやったの？」

「ええ、一一語思い出したわ！」

「すごい！」さらに返信する。

「こんなに頭がすっきりして、楽天的で、元気いっぱい、幸せな気持ちになれて、副作用のない薬があったら、私は飲むかしら？」ライラはそう書いてよこす。「そう、飲むわよ」

私は思わずほほ笑んだ。

「湿疹もほとんどなくなったの。鼻詰まりもよ」。慢性の鼻詰まりと皮膚の発疹は、彼女と知り合った頃からずっとライラを悩ませていたものだ。

そして三〇分後、さらに彼女からのメッセージを受け取る。「ジェイソンがフロストの詩を暗記してるの。その手伝いをしてるの。『選ばなかった道』の一語一語が心によみがえってくる！　四年生のときだったわね！☺」

ライラが経験していることは、どれくらいが健康な細胞が増えたことで元気になったシナプスと微生物叢のおかげなのか、またどれくらいが食事療法が与えてくれたエネルギーのおかげなのか。あるいはプラセボ効果によって、単にそう感じただけということはないのだろうか。もちろん私には何とも言えない。それでも、ライラのミクログリアが以前ほどシナプスを叩かなくなったと考えても、そこそこ妥当なのではないかと思う。おそらく彼女のシナプスは、新しい健康な神経結合を活性化させていて、それによってライラは再び自分らしさを強く感じるようになったのだろう。

第十五章　将来の医療

ミクログリア共通病因説が科学界に受け入れられていくにつれ、新たな治療法が生み出されるのはもちろんのこと、脳内の過剰に活性化したミクログリアを鎮める既存の医療介入の信頼性も増しつつある。経頭蓋磁気刺激、ニューロフィードバック、ガンマ光点滅療法、新しい脳震盪治療法、疑似絶食ダイエットなどは、脳内のミクログリアに働きかけ、ニューロンやシナプスとミクログリアとの相互作用に影響を与えて、患者の生活の質を改善することが科学的に期待されている方法の一例である。

実用間近の多くの新療法は、高度に個別化されたアプローチで患者を治療できると見込まれている。そうした治療法はミクログリア共通病因説によるところが大きい。すなわち、その新療法は体の炎症と脳の炎症との双方向のフィードバックループと、治療抵抗性精神疾患における神経炎症の役割についての新しい知見に基づいているのだ。分野の垣根を越えた研究が急速なペースで進捗しており、患者ごとの神経炎症の程度と遺伝子プロファイルによって個別化された介入ができるようになるかもしれない。
そうした将来の希望はどこにあるのだろう。

セロトニンを超えて

選択的セロトニン再取り込み阻害薬（SSRI）は間違いなく一世代の間、うつ病と不安の最も画期的な新治療法だった。しかしミクログリア共通病因説によって、今日うつ病と不安の治療の主戦力である抗うつ薬に対する私たちの理解は一変している。

二〇一八年四月に「ランセット」誌および「ランセット・サイキアトリー」誌に発表された三編の論文を読むと、ミクログリアとうつ病の重症度、抗うつ薬治療との間の複雑な相互作用がよくわかる。まず五二二の臨床試験を分析した研究によると、大うつ病性障害の成人に対して、二一種類の一般的な抗うつ薬はプラセボよりも適度に有効であることがわかった(1)（これは、うつ病に対して抗うつ薬は砂糖の錠剤よりもほんのわずかしか有効性がないとする、有名な先行研究と相反する）(2)*1。

第二の研究では、抗うつ薬が適度に効いた理由の一端が、そう、明らかにミクログリアの振る舞いにあることがわかったのだ。抗うつ薬を一度も飲んだことのない大うつ病性障害の患者のうち、一〇年以上治療を受けずにわずらっていた人たちでは、もっと最近になってうつ病を発症した人たちに比べて、ミクログリアの活性レベルが高く、神経変性関連タンパク質の濃度が三三パーセント高く、脳の灰白質の容量が減少していた(4)。このことから、うつ病を治療しない期間が長ければ長いほど、ミクログリアが脳に引き起こすダメージが大きくなると考えられた。

抗うつ薬を飲んだ患者と飲まなかった患者の両方を調べた第三の研究では、別の驚きの事実が明らかになった。[5] 抗うつ薬を飲んでいた患者では、年ごとのミクログリアの活性と神経変性の悪化が飲まなかった患者に比べ顕著ではなかったのだ。

こうしたことから何がわかるのか。まず、うつ病を治療しないと次第に神経回路がダメージを受けるということ、そして、抗うつ薬で治療すると、メカニズムの詳細は不明ながら、ある程度はミクログリアによる損傷の速度を遅らせられる可能性があるということだ。

抗うつ薬が「効き始める」までしばしば二、三週間を要する理由を、こんなふうに考えることができる。まず、薬によって過活動のミクログリアが鎮まる。新たなニューロンが増殖して神経組織

＊1　余談だが、いわゆるプラセボ効果は、偽の治療を受けたあと病状が好転するというだけの現象（たとえば、砂糖でできた錠剤を患者に渡すと、はっきりした理由もなく頭痛が消えるというもの）ではないことがだんだんわかってきている。[3] ハーヴァード大学医学部プラセボ研究および治療エンカウンター〔治療における患者と医療従事者とのあらゆる形態の接触〕プログラムを率いるテッド・カプチュクは、プラセボ効果は医師や治療者から手当てされたことで生まれる感情への生物学的な応答であり、患者と治療者の関係の質や量によってその効果が増すことを示した。カプチュクの同僚でハーヴァード大学の分子生物学者、キャスリン・ホールの研究では、特定の遺伝子のサブタイプを持った人では医療提供者の手当てに応答して回復効果が高まった。ホールの関心をひいたのはドーパミンなど脳の物質の濃度に影響する酵素の産生をつかさどる遺伝子の rs4680 というサブタイプだ。機能的MRIを使った研究によって、rs4680 を持った人では、治療への応答に関連する脳の領域が治療を受けているときに強く光ることがわかった。この発見から考えられるのは、プラセボの心理的効果と薬物の生理的効果は同じ生化学的経路を経て治癒に影響しているかもしれないということだ。この経路が強力な治癒のシグナルを発し、それによって精神と身体の両方の生物学的なプロセスにスイッチが入るのだ。

を形成。そして、脳が発火し、新たなシナプス結合をつくってニューロン同士をつなぐ。[*2]

しかし、抗うつ薬による症状の軽減効果が、多くの患者が待ち焦がれていたほどではないこともわかっている。世界中の三〇〇万人の大うつ病性障害患者の三分の一以上の人々には、どんな抗うつ薬も効果がないのだ。たとえ効果があっても、次第に薬が効かなくなる人もいる。[(7)]

ひょっとすると、いったんミクログリアが全開で暴走炎症モードに入ると、ある程度、抗神経炎症効果が期待できるという程度の抗うつ薬では焼け石に水なのかもしれない[(8)]（とはいえ投与量を増やせば危険な副作用も増す）。これが、抗うつ薬を飲んでいても、すっかり良くなったり、寛解を長期間維持したりする人がきわめて少ない理由の一端なのかもしれない。

これに加えて、ＳＳＲＩの背後にある前提――ケイティやヘザーのような人は特定の神経伝達物質がアンバランスであるという考え――には、ミクログリアが脳の健康に果たしている役割が勘定に入っていないという事実がある。セロトニン、ドーパミン、アセチルコリン、ＧＡＢＡ、アドレナリン、ノルアドレナリン、グルタミン酸などの神経伝達物質はニューロンの受容体に結合するもので、シナプスを介してメッセージがどれくらいうまく伝わるかに大いに影響している。これらの物質の濃度が変化すると、いずれ脳の回路が適切に機能しなくなり、うつ病や認知症、統合失調症、パーキンソン病振戦、不安、強迫性障害などの症状が発現し得る。

しかしこの考え方には、神経伝達物質のアンバランスを精神障害の一番の要因と捉えるという問題もある。

まず、うつ病の人のなかにはセロトニンその他の神経伝達物質のレベルの低い人もいるが、多くはそうではない。異常にセロトニンレベルの高い人もいるのだ。神経伝達物質が正常でないのかもしれないが、結果として生じる物質のアンバランスは人によって異なる。なぜなら神経伝達物質のアンバランスがそれ自体としては病気の原因ではなく、むしろもっと深くて基礎的な問題の表れだからである。

一方、ミクログリア共通病因説はこう説明する。ミクログリアと脳の免疫システムが容赦ないストレスやトラウマ、感染症、病気、毒素などを感じ取るか、あるいは腸内微生物のアンバランスによって発せられた炎症性シグナルを受け取るかすると、ミクログリアが脳の救済者からシナプス殺害者へと変身し、有害なサイトカインを放出するようになる。それによって、神経伝達物質と成長因子の利用可能な量が変化し、それを受けて、ニューロン間のシグナルの伝わりやすさが変わる。脳の物質合成能力が減退すると、気分や睡眠、スタミナ、集中、認知などを損なう神経障害が引き起こされる。(9)

一方、幸せをもたらすミクログリアはニューロンとシナプスを育み、支え、次いで神経伝達物質を補給してこれらを健康なレベルに維持する。

精神疾患は第一に免疫の疾患であり、脳内の基本的な免疫の健康状態の変化を反映する。無論、脳疾患のセロトニン説は、当初考えられたような大きな希望とはならなかった。物質のア

＊2　ある動物実験では、わずか数週間、予測不能なストレスをかけ続けただけでミクログリアに正常な状態を逸脱させ、うつ病症状を発現させることができた。抗うつ薬を与えると、ストレスに起因するミクログリアの活性化が阻害された。(6)

ンバランスは問題の原因ではなく、症状なのだ。

こんなふうに考えてもいいだろう。ミクログリアは私たちの脳の忠実な庭師である。ミクログリアは環境から受け取るシグナル次第で、さまざまな遺伝子のスイッチを入れたり切ったりすることができる。庭師が蛇口やホースを操作するように、水の勢いを強くしたり、したたる程度に弱めたりして、これらの遺伝子を微調整する。操作されるこれらの遺伝子は脳内のいろいろな神経伝達物質の量を決め、その供給が適切かどうかで、シナプスが花開くのか、しぼむのかが決まる。しかし蛇口がとてもたくさんあるため、すべての蛇口をそれぞれの人にちょうど良い程度に開けられる介入方法がわからないのだ。

その代わりに、ミクログリアをバランスの取れた健康な状態に維持するか、再起動して健康な状態に戻すことができれば、神経伝達物質のバランスを保ちシナプスの健康を育むのに、ちょうどいい具合に、すべての蛇口を開けることができる。そういうわけで、気分障害と認知障害はもはや一義的に神経伝達物質の障害だと見るべきではなく、ミクログリアと免疫システムの病気——グリア生物学者の言う「ミクログリオパシー（ミクログリアの病）」と見るべきだと、多くの科学者が提唱しているのだ。

当然、研究者たちは抗うつ薬2.0とでも言うべき新型の抗うつ薬を開発しようとしのぎを削っている。彼らは、ミクログリアの活性を下げようとしているのだ。

次世代型の薬剤の多くは過活動のミクログリアを抑制するか、抑制されたミクログリアを活性化するように特別に設計されている。たとえば、いくつかの神経精神疾患では、ミクログリアが丸く大きくなって活性化し、大きな炎症応答を引き起こす化合物を分泌することがわかっている。しかし別のケースでは、非常に多くのミクログリアが死に絶え、生き残ったミクログリアも小さく弱々しくなってしまう。[10]

ミクログリアは、さまざまな環境ストレス因子に直面し、その時々で種々多様な振る舞いをする。ということは、ミクログリオパシーの医薬品には画一的なアプローチではなく、個別化医療や精密医療のアプローチで患者ごとにあつらえた治療戦略が求められる。*3

こうした新型の医薬品探索を進めるにあたっては、十分用心する必要がある。医学史を振り返れば、次世代医薬品にはしばしば代価が伴うことがわかる。つまり、患者によっては深刻な副作用があったのだ。危険な副作用のデータが、薬剤が市販されて何十年もあとになって初めて出てくるということもざらにある。臨床試験を大勢の患者で繰り返し、長い時間をかけて再現する必要がある。そうしてやっと、ミクログリアを標的とした薬を患者に投与しても安全だと言えるのだ。

遺伝子を標的とした治療

ミクログリアにはさまざまな遺伝子のスイッチをオンにしたりオフにしたりする能力があるため、その活動はあらゆる人の精神疾患や神経変性疾患の発症リスクに大きな影響を及ぼす。[12] だから科学

＊3　動物モデルでは、健全なミクログリアを脳内に戻してやるとあらゆるうつ病の徴候が消失した。[11] 同じことを人間で行なうことはもちろんできないが、この研究は脳内のミクログリア集団が健全であることがいかに重要かを如実に示している。

者たちがミクログリアで高発現している遺伝子を標的にしているのは筋が通っている。たとえば腸内細菌叢が分泌した物質に対する脳の免疫応答を含めて、うつ病を発症する分子経路の多くは、ミクログリアでの遺伝子発現の変化と関連している。その遺伝子発現の変化によって、神経に対する保護作用や有害な作用が、オンになったりオフになったりする。[13]

アルツハイマー病の場合、TREM2遺伝子に変異がある人は、ミクログリアがアミロイドプラークを効率よく囲い込んで除去することができず、変異のない人よりもアルツハイマー病を発症するリスクが三倍高い。しかし、ミクログリアの疾患関連遺伝子にスイッチが入るのを安全に阻止する方法が見つけられたとしたらどうだろう？[14]

六番染色体上のC48遺伝子が変異したティーンエイジャーを想像してみよう。この変異したC48は統合失調症や精神疾患に強く関連することがわかっている。この変異遺伝子によって、脳内で「私を食べて」シグナルの付くシナプスが過多になりやすく、その結果シナプスが過剰に破壊され、脳から大量の灰白質が失われてしまう。[15]このティーンエイジャーの母親には双極性障害があり、父親は感情面の虐待をする、つまりこの子の家庭生活には予測不能なストレスが充満しているとしたらどうだろうか。家庭生活の有害なストレスと、統合失調症の遺伝的素因（変異したC48遺伝子）によって、ミクログリアがストレスにかかわるエピゲノム〔遺伝子のオン・オフに関与するDNAの修飾〕のスイッチと、C48を含む統合失調症関連遺伝子のスイッチをオンにするリスクが急上昇するだろう。そしてミクログリアにおけるこの二つの変化によって、シナプスの過剰剪定が開始され、統合失調症や別の精神疾患の素地がつくられるかもしれない。

ミクログリアの疾患関連遺伝子の発現を促進したり抑制したり、またそのような患者のエピゲノムを調整したりする正確な方法は、体のがんですでに行なわれている遺伝子を標的とした免疫療法と同様のアプローチであり、その探索は今や研究者にとって有望な研究領域だ。

　またしても前途遥かである。研究は緒に就いたばかりで、試行錯誤を重ねていくのだろう。ことにミクログリアの調子や働きを促進または抑制する最適な時期がまだわからないとあってはなおさらだ。

脳のための免疫療法

　神経精神疾患の薬剤開発にいそしんでいるラボもある。この薬剤は脳内のミクログリアの振る舞いには見向きもせず、全力で体の免疫システムを標的とする。つまり、神経伝達物質とシナプスの健康状態の変化と同時か、それらに先行して生じ、疾患の基礎となる神経炎症を標的とする。[16] 体の炎症を治療するのとほとんど同じ方法で、脳の免疫システムに対して安全に抗炎症薬を使えると見込んでいる。

　脳－免疫の科学における過去五年間の研究によれば、体と脳の免疫システムは連携して機能している。今まで見てきたように、精神疾患の患者には、体内の高レベルの炎症性バイオマーカーと、脳内の高レベルの異常なミクログリア活性との両方がしばしば見られる。そしてもし炎症の誘因――トラウマであれ、感染症であれ――が継続して存在すれば、脳内の高レベルの炎症性サイトカインがミクログリアを常に活性化させ、神経伝達物質のアンバランスと神経炎症の暴走を引き起こす。[17]

研究からは、炎症性バイオマーカー――腫瘍壊死因子（TNF）、インターロイキン6（IL－6）、C反応性タンパクなど――のレベルの高い患者には抗うつ薬がしばしば効かないことがわかっている。[18] こうした患者は、治療抵抗性うつ病や双極性障害、精神疾患など、きわめて複雑な症候や状態に苦しんでいることが非常に多い。彼らが治療抵抗性で、その症状で衰弱してしまう原因は高レベルの神経炎症があるからだと、ますます多くの研究者が考えるようになっている。

だから、精神疾患の患者に抗炎症薬を併用することによって、抗うつ薬や気分安定薬から効果を得られる人の割合が増えると十分に考えられる。さらに患者によっては、抗うつ薬や気分安定薬を飲む必要さえなくなるかもしれない。[19]

二〇一七年、「米国科学アカデミー紀要」誌に発表された論文によると、関節リウマチの患者に抗炎症薬、レミケードを投与すると、疾患活動性の低下が臨床検査ではっきりする前であっても、患者は気分がよくなったと報告した――臨床医が一般にレミケード・ハイと呼んでいるものだ。[20] また、サイトカインのTNFをブロックする抗炎症薬を摂ると、精神状態も改善した。大うつ病性障害の患者を対象にした臨床試験では、抗TNF薬は対象者全員には効かなかったが、実は体の炎症性バイオマーカーをも非常に高レベルで持っている患者のうつ病を緩和したのだ。[21]

エモリー大学精神医学・行動科学科で行動免疫学プログラムの主任を務めるアンドリュー・ミラーは、炎症性バイオマーカーが高く、かつ抗うつ薬に抵抗性のある患者は抗TNF薬、レミケードの静脈内投与から最も恩恵を受けることを見出した。[22][*4] ちなみミラーはチャールズ・レイソンとともに、うつ病と免疫システムと病原体の進化的な関連を調べる研究（第七章の話題）で論文を発表している。

関節リウマチに用いられる別の薬剤、アクテムラは認知機能を改善することが、統合失調症患者を対象にした小規模な臨床試験で明らかにされた[24]。さらに、英国で進行中の研究では、多発性硬化症の治療に用いられる免疫調整薬を月に一回静脈内投与することで、ミクログリアによる脳の回路への攻撃を防ぎ、統合失調症患者の生活が改善されるかどうかを調べている[25]。

しかし、こうした精密医療を地域の精神科病院で受け、炎症性バイオマーカーの正常値と脳関連疾患が疑われる値を正確に決め、精神疾患患者それぞれで体の炎症の関与の大きさが正確にわかるようになるのは何年も先のことだ。そして、臨床で使える血液検査の方法が確立され、うつ病症状の重篤度に加え炎症性サイトカインの値を計測し、それに応じて抗炎症治療を処方できるようになるまでには、さらに多くの臨床試験を行なわなければならない[26]。

免疫療法はアルツハイマー病の治療にも期待が持てそうだ。最近、免疫療法の薬剤、アデュヘルムがミクログリアを破壊モードから友好的なお役立ちモードへ戻し、アルツハイマー病に関連するアミロイドプラークなどの脳内の毒素を食べるように仕向けることができた。毎月一回、アデュヘ

＊4　ミラーはもっと賢いやり方でデザインした臨床試験を考案している。この試験ではC反応性タンパクなどの炎症性バイオマーカーが高い患者を試験に組み入れる。というのは、炎症性バイオマーカーの高いうつ病や不安障害の患者は抗炎症薬治療に、より反応すると考えられるからだ。ミラーはまた、C反応性タンパクの血中レベルをもとに、精神疾患患者がドーパミンを標的にした抗うつ薬とセロトニンを標的にした抗うつ薬のどちらから、より恩恵を受けられるかを高い精度で決定する研究をしている[23]。ミラーによれば、「炎症はドーパミンに影響を及ぼし、ひいてはそれが無快楽症など多くの炎症関連の症状へとつながる。このような患者には、抗うつ薬療法としてドーパミンを標的にした薬剤が適していると考えられる」。

ルムの静脈投与を受けた一六五人の患者ではプラセボ投与を受けた患者に比べてアミロイドプラークの減少が見られたのだ。[27] この免疫療法によって、アルツハイマー病の進行を遅らせられるように見えた。

しかしアデュヘルムは完璧とはほど遠い。多くの被験者が深刻な副作用のせいで脱落したのだ。脳内に水が溜まったり、脳内出血が起きたりした。

繰り返しになるが、新しい治療法の開発においては慎重さが求められる。炎症を遮断することには落とし穴があるかもしれない。危険な炎症もあれば、有用で必要な炎症もある。炎症応答のレベルを引き上げ、新たな脅威や侵入者や怪我から身を守る必要があるときもあるからだ。

また、抗うつ薬治療に抗生物質を併用するという研究もある。体や脳で免疫システムが過活動になっていれば、その背後には感染が起きているだろうという考えに基づくものだ。というのは、炎症は感染に対する免疫システムの自然な応答であり、ミクログリアと、ミクログリアにシグナルを送って活性化させる免疫細胞は、感染を撃退することが仕事だからだ。ミノサイクリン、セフトリアキソンその他の抗生物質を併用する小規模な臨床試験が進行中である。

おもしろいことに、免疫器官としての脳という新しい理解によって、いわゆるナイチンゲール病についての新たな知見がもたらされている。夜に歌うナイチンゲール（夜鳴鶯《ヨナキウグイス》）のように、この病気を見ることはめったにないため、研究者から関心を持たれることがまずない。これには、筋痛性脳脊髄炎／慢性疲労症候群（ＭＥ／ＣＦＳ）、肥満細胞活性化症候群（ＭＣＡＳ）、線維筋痛などが含まれる。たとえば、線維筋痛では過活動のミクログリアがサイトカインＴＮＦを過剰に吐き出して症状を悪化させることがわかった。[28] これは慢性疼痛全般についても言える。こうした疾患に共通して見られるのは、神経炎症と過活動になったミクログリアである。したがって、次世代の医薬品開発では身体と精神に別々にアプローチするのではなく、神経の炎症と身体の炎症の両方を標的としており、期待が持てるかもしれない。[29]

とはいえ、はっきりしていることが一つある。ひとたび患者に役立つ方法がわかったなら、すぐに医療介入しなければならないということだ。ミクログリアが殺し屋に変貌したあとに医療介入がなければ、その人の全生涯にわたって長い影を落とすことがわかっている。たとえば多発性硬化症をわずらう多くの患者は、人生の後半に認知症あるいはアルツハイマー病を発症する。[30] 線維筋痛の患者は認知症を発症するリスクが二倍ある。[31] また、深刻な不安とうつ病を抱える若者や、認知障害または学習障害を経験する若者は、年を取ってからアルツハイマー病を発症するリスクが一三五パーセントも高くなる。[32]

ミクログリアの多種多様な振る舞いを調整する最善の方法を見つけ出すには、私たちはまだ遠く及ばない。どういうときに、どのようにすれば、ミクログリアの脳への攻撃をやめさせられるのか？　どういうときにミクログリアによる脳の補修を強化させるべきか？　誰に、どのような介入を、なぜ、そしていつ行なうべきか？　こうした一筋縄ではいかない疑問の解明に向けて、数多くの取り組みが続けられている。

体内最大の神経が脳の最小の細胞をリセット？

科学者たちはまた、体内最大の神経である迷走神経をハッキングすることで免疫システムとミクログリアを再起動させようとしている。神経が束になってできている迷走神経は「さまよえる神経」とよく言われる。というのは、これが脳幹（首で脈拍をみるときに左指を置く動脈の裏側）に始まって胴部を貫き、心臓、肺、肝臓、消化系、脾臓（主たる免疫器官）へ根を伸ばしているからだ。[*5]

迷走神経は自律神経系も調節する。自律神経系は交感神経系と副交感神経系の両方をつかさどる。交感神経は闘争・逃走・凍結（立ちすくみ）反応というストレス応答を起こす。心拍数が上がり、緊張で胸がどきどきし、腕と脚の血流が急激に増して闘争や逃走に備える。副交感神経はストレスフルな出来事や脅威のあとでも、ちゃんと休息したりくつろいだり消化したりできるように調節する。

迷走神経とその枝は脳からあらゆる主要器官へ神経インパルスと免疫シグナルを送っているので、迷走神経の健康状態と活動性――「迷走神経緊張」――からは、感情面のストレス因子と、感染やウイルスや傷害など、その他ストレス因子に直面したときに、あなたがどの程度うまく対応できるかが推し量れる。加えて、ミクログリアの応答の良し悪しについても予測できる。

迷走神経緊張の健康状態は（医師が）心拍数と呼吸の関係を計算することで測定する。息を吸い込むと心拍数が上がる。息を吐き出すと心拍数が下がる。息を吸ったときと吐いたときの心拍数の違いが大きければ大きいほど、迷走神経の緊張度は高い。

全身性エリテマトーデス、関節リウマチ、自己免疫性甲状腺病、線維筋痛、慢性疲労などの患者では、しばしば迷走神経に大幅な萎縮が見られる――迷走神経緊張が非常に低いのだ。迷走神経緊張が低いことはうつ病や気分障害、心臓病、脳卒中、認知障害、その他さまざまな心身の健康上の懸念とも強く関連している。

反対に、迷走神経緊張が高いことは気分の良さ、ストレス順応性、不安の少なさ、低い血圧、適正な血糖値、脳卒中や自己免疫疾患や頭痛の低リスクなど、健康に良いと考えられる多くの因子と関連している。

しかし、迷走神経が人間の免疫システムの働きに何らかの役割を果たしているのではないかと研究者たちが感じ始めたのは、わずか二〇年前のことだ。最初の兆しが現れたのは一九九〇年代半ばだった。ボールダーにあるコロラド大学の神経科学者たちが、発熱を引き起こすことがわかっていたサイトカインを動物に注射し、同時に迷走神経を切断したところ、発熱が起こらなかったことに気づいた。(33)

当時の医学のドグマでは、免疫細胞は神経系とはやり取りしないと考えられていた。神経系には迷走神経も含まれる。これは科学の謎だった。迷走神経が発熱とどんなかかわりがあるのか？　発熱は免疫システムの支配下にあるというのに。

二〇〇〇年のこと、ファインスタイン医学研究所の神経学者ケヴィン・トレイシーが動物の迷走

＊5　ギリシャの解剖学者ガレノスは、二世紀のローマ帝国時代の著名な医師で、迷走神経の経路を脳から心臓その他の器官へ初めてたどった。

神経に電気刺激を与えてみた。迷走神経と脳との間で行なわれる炎症シグナルのやり取りに変化が起きるかどうかを見るためだ。彼は露出させたラットの迷走神経を一秒間、電気パルスで刺激し、サイトカインＴＮＦの値を上げることがわかっていた細菌毒素を注入した。通常では細菌毒素を注入すると本格的な炎症と発熱が引き起こされる。しかし迷走神経を刺激したあとでは、ラットにはきわめてわずかな炎症しか見られなかった――ＴＮＦの産生は四分の三まで抑えられた。つまり、迷走神経を刺激すると、普通なら炎症を誘発するシグナルの伝達が妨げられたのだ。[34]

迷走神経は大規模コールセンターみたいに機能しているようだった。脳に電話して「おい、こっちでは本物の炎症の暴動が起こってるよ。そっちでも暴動を起こしなよ」と言ったり、あるいは「すべてうまくいってる。張り切る必要はない。力を抜いて、いつも通りにやってくれ」と言ったりしているようなものだ。

脳、中枢神経系、迷走神経、体の免疫システムの間にあるこの関係は、今では炎症反射と呼ばれている。それはこんなふうに起こる。体と脳が感染や組織の傷害、炎症を感じ取ると、その情報を中枢神経系全体に伝達する。すると中枢神経系は迷走神経を通して反射的に大量のシグナルを各器官へ送って、いたるところで小さな火を焚きつけるよう免疫細胞に伝える。迷走神経はただ免疫システムと連絡をとっているだけではない――免疫システムの一部なのだ。

トレイシーのチームは最近、治療抵抗性関節リウマチ患者を対象としたごく小規模な研究で、埋め込み型デバイスを使って微弱な電気刺激――六〇秒間の刺激を日に四回まで八四日間行なう――を迷走神経に与えるとＴＮＦの産生が弱まり、関節痛が軽減することを発見した。[35]この研究に参加する前は鉛筆を握ることもできなかったある患者は、治療を受けたあとでは三〇キロ以上先まで自転車に乗って行けたのだ。
この迷走神経刺激デバイスは二つの部分からなる。首の左側の迷走神経の近くの皮下に外科的に埋め込んだ小さな器具と、電池とマイクロプロセッサーを含むパルス発生器である。両器具は細いプラチナ合金のコードでつないである。これは心臓のペースメーカーと構成が似ている。ペースメーカーでは、本体を心臓の近くに設置し、そこからリード線を心臓内へ通して刺激し、心臓の電気リズムを修正する（だがペースメーカーでは筋肉を刺激するが神経は刺激しない）。
もちろん、高レベルの炎症がかかわる多くの病気の治療に、埋め込み型の迷走神経刺激デバイスを普通に用いることができるようになるのはまだ遥か先のことだ。それに、埋め込み型であるがゆえに安全面に対する懸念も多い。迷走神経刺激デバイスは治療抵抗性てんかんに用いられたこともあったが、安全性が不十分だという報告がある。このデバイスに関連した死亡例が数百件あったのだ。[36] しかも迷走神経刺激について研究の多くは齧歯類《げっしるい》を対象に行なわれている。科学ではありがちなことに、人間に当てはめて考える際、齧歯類は常に良いモデルとは限らない。[37] 人間を対象にした試験はほとんど行なわれておらず、行なわれていても少数の患者を対象としたものであり、その患者たちは以前に施された他の治療には反応していなかった――つまり、ほかに試すべき治療法が残っていない患者たちだったのだ。さらにジョージア工科大学の研究者たちによれば、場合によっては迷走神経の刺激は意図とは逆に、炎症を激化させることがある。患者によっては有害である可能性があるのだ。そこで彼らは微弱な迷走神経刺激を与え、同時に神経遮断〔麻酔〕薬を注入して、迷走神経刺激によるマイナスの効果を抑えられるかどうかを調べている。[38]
それでも、ミクログリア免疫細胞は脳が受けた電気的なメッセージに影響されるのだから、最大の神経である迷走神経をハッキングし、身体疾患と精神疾患で炎症を推し進めるミクログリア－体のフィードバックループに大きな影響を与えられるかどうかを調べるのは意味のあることだ。迷走神経を刺激することによって、大腸炎、クローン病、敗血病、糖尿病、慢性疼痛、骨盤痛、線維筋痛、頭痛、てんかん、心不全、記憶喪失、うつ病の症状と炎症を改善できるかどうか、現在、動物実験と小規模な人間の臨床試験でさかんに研究されている。[39]

デンマークの研究者たちは、腸内微生物叢の悪化が迷走神経を通じて脳へ伝わることがパーキンソン病の前段階になるのではないかと考え、研究を行なっている。[40] ハーヴァード大学のマイケル・ヴァネルザッカーは、どんな末端の感染でも免疫システムがそれを感じ取れば、迷走神経が炎症シグナルを探知し、脳への免疫の仲介者として働いてミクログリアに疲労症状やうつ、疾病行動（慢性疲労症候群と共通する症状）を開始するようシグナルを送るのかどうかを調査している。たとえば、迷走神経が腸内に不健康な微生物叢を探知したら、神経炎症を引き起こしてその情報をミクログリアに伝える。[41] ヴァネルザッカーはまた、伝染性単核症やライム病などの軽度感染性病原体が、迷走神経を構成する双方向性の脳神経の管束の中に潜んでミクログリアと末梢免疫システムを絶え間なく刺激し、混乱と不快感を引き起こしているという可能性を研究している。彼は、迷走神経そのものがウイルスや細菌に感染すると、体の免疫細胞が脳内に同じ反応を誘発する、つまりミクログリアを活性化させて炎症性サイトカインで脳を砲撃させると考えている。[42] ヴァネルザッカーが言うところの「大げさで厄介な疾病行動シグナル」である。

迷走神経の混線が生じると、体と脳が危険信号を出して、炎症がエンジンをふかすようなものだ。争点は、迷走神経を刺激することで、安全にエンジンをスローダウンできるかどうかだ。

幻覚誘発薬

幻覚誘発薬、ケタミンは長い間病院や、やけど治療センター、動物病院で麻酔薬として使われてきた。ケタミンは非常に低用量で強力な抗うつ作用を発揮することも次第に明らかになってきた。有害な炎症性サイトカインを脳内に放出するミクログリアの能力を阻害し、それによって神経新生を可能にして新たなシナプスを形成させるからだ。[43] こうしたミクログリアの知見は動物実験によるものだが、低容量ケタミン静脈注射による治療の有効性は最近行なわれたヒトでの臨床試験で裏付けられている。[44]

ケタミンは明らかに抗炎症作用と抗うつ作用を持つ。ミクログリアの振る舞いを修正し、ひいてはそれが神経伝達物質のグルタミン酸の濃度を変えて、シナプスと回路を復活させ、スイッチをオンにするのを助けるのだ。

メイヨークリニックのトランスレーショナル・ニューロサイエンス研究室の前室長であり、現在オーストラリアはクイーンズランド脳研究所の機能的神経調整・新治療学研究室のグループリーダーを務めるスザンナ・タイは最近、うつ病治療の改善を目的としたプロジェクトチームをアメリカ合衆国内の複数の病院と共同で設立した。[45] 治療抵抗性うつ病タスクグループ――うつ病センターの国立ネットワークの一部門――として知られるこの共同事業体は、最近バイオマーカーの多施設共同臨床試験（Bio-K Study）をスタートした。治療抵抗性うつ病および双極性障害に対するケタミンの有効性を調べるのが目的だ。メイヨークリニック、ミシガン大学、ジョンズ・ホプキンズ大学など、同事業に参加する病院は、血液中の炎症性バイオマーカーの濃度が高い患者がケタミン療法から大きな恩恵を受けるかどうかを調べている[46]。患者は炎症性バイオマーカーの検査を受ける前に、低用量のケタミン静注を三回受け、各回の治療後に、うつ病症状、やる気、気力などが血液中バイオマーカーの変化とともに評価される。ケタミン療法の効果を測定するために患者のバイオマーカーを使うことで、この研究は「精神疾患の新しい個別化医療に先鞭をつけているのです」とタイは言う。研究と証拠を積み重ねていけば、「高レベルの炎症のある患者は病態生理を狙い撃ちにする治療を受けられるようになるでしょう——ケタミンあるいはその他の新しい抗炎症薬を用いる治療です」。そうなる公算は大きいと彼女は考えている。これまでのところ、これらの臨床試験は小規模ではあるが前途有望だ。

タイはこう希望をにじませる。「精神疾患の治療に果たすミクログリアと炎症の役割について得られた私たちの知見を応用するために治験責任者たちがやっていることが、精神医学や臨床診療の場へ橋渡しされるはずです」。現状のままでは、とタイは付け加える。「あなたがご存知の普通の医師や精神科医は、一般的な炎症が治療の結果に影響し得ることに気づいていないかもしれません。精神科医によっては、身体的プロファイルが非常に異なった三人の患者に大うつ病性障害という同じ診断を下すかもしれないのです。もしこの人たち全員に同じ方法の治療を行なえば、病理を狙い撃ちできていないことになります」。彼女は主張する。「私たちはいまだに患者の生物学的側面よりも病名によって医療を行なっているのです」

「基本的な脳の機能と精神疾患におけるミクログリアと神経炎症に関する理解は年を追うごとに進歩していますーーこれは医学のニューフロンティアなのです」。タイは付け加える。「現在私たちには、患者への治療法を変えてゆくだけの知識の積み重ねがあります。かつてないほど目標に近づいているのです。でも、それには神経科学からもたらされる日進月歩の知識と、この小さな細胞が健全な脳機能と精神疾患に果たす役割を精神医学が受け入れる必要があります」

これらの臨床試験が完了するのを待たずに、すでに低用量のケタミン静注による治療を自分たちの診療所で行なっている医師もいる。抗うつ薬、気分安定薬、経頭蓋刺激療法、認知行動療法その他の治療が奏効しなかった患者を対象として、七五パーセントもの奏功率があったと主張している。(47)

米国立精神衛生研究所の先の所長、トーマス・インセルは「最近のデータによると、ケタミン静注は数十年来の抗うつ薬治療の中でも最重要な飛躍的前進かもしれない」とまで言う。(48) ケタミンが効くときには症状が軽減するのに何週間もかかりはしない。患者たちは世界の見え方が数分から数時間以内という電光石火の速さで変わると報告している。

しかし重大な欠点がある。ケタミンは（ずっと高用量では）パーティードラッグの「スペシャルK」、それにいわゆるデートレイプドラッグとして知られてもいる。あっという間に人を動けなくするからだ。したがって、厳格な規制対象の薬物であり、病院に限定して安全に管理すべきものである。重度のうつ病患者に対するきわめて低用量の静注では、パーティードラッグとして高用量のケタミンを濫用した場合に報告されているような依存症や認知機能の低下を起こしたことはない。しかし患者によっては、たとえ低用量でも意識が解離したり、明晰夢〔夢見ていることを自覚しながら見る夢〕や幻覚を経験したりすることがある。[*6] 院内で高用量のケタミンを麻酔薬として投与された

＊6　精神疾患の病歴のあるうつ病あるいは双極性うつ病の患者は四〇分の静注を受けている間に強い解離感覚を経験するかもしれない。しかし最近の小規模な研究では、この症状は治療後に改善することが示されている。

患者の約半数が、精神疾患に似たいわば「麻酔覚醒時現象」（麻酔が解けて意識が戻る際に起きる幻覚やせん妄などの症状）を経験することを考えれば、それも納得である。[*7]

ケタミンはおそろしく高価でもある。現在、病院の指導のもと週に三回の点滴が求められるが、点滴一回あたりにおよそ五〇〇ドル――しばしばそれ以上の値札が付いてくる。ただし費用は治療が進むにつれ下がると期待できる。患者の報告では、時が経つにつれてケタミンの効果がかなり長期間にわたって持続するようになり、そのため点滴の間隔を何週間も、時には何カ月も空けることができる。[49]

ケタミンを投与する医師を見つけるのも難しい。その理由の一端はケタミン投与を知悉《ちしつ》している医師が麻酔医で、彼らは精神科の患者を治療しそうもないからだ。一方、精神科医は、いずれの患者の脳でも神経伝達物質のアンバランスが起こっていると想定しており、その可能性に対する薬剤処方について十分教育を受けているが、ケタミン点滴治療と患者を結び付けるなど当分はありそうもない。

一方では、適用外の低用量ケタミン点滴によるうつ病治療を受けた多くの患者は、うつ病や双極性障害、不安、ＰＴＳＤ、強迫性障害などの難治性の疾患から回復したとまで報告している。この薬剤は精神的苦悩をすみやかに和らげてくれるだけでなく、他の人々や周囲の世界とつながっているというすばらしい感覚をもたらしてくれると、多くの患者が口を揃える（ひょっとすると「この宇宙で自分たちは一つだ」という薬剤の幻覚効果が一部はあるのかもしれない）。[*8]

別の幻覚誘発薬でマジックマッシュルームとしても知られるシロシビンは臨床試験で研究されており、末期のがん患者のうつ病と不安の症状を改善することが明らかになった。[52]これがなぜ、どのように効くのかはまだわかっていないが、シロシビンはうつ病や不安に特徴的な、ネガティブで自己注目的な反芻思考を阻害するようで、がん患者の場合、世界に対して超自然的な観念を強く抱くようになり、がん治療による強迫観念症を和らげる働きがある。

南アメリカのネイティヴアメリカンが何世紀も使ってきた、ハーブを原料とする飲料アヤフアスカに注目している研究者たちもいる。この飲料は脳内の神経新生を促進することが確認されていて、それはつまり、有害なミクログリアが元に戻ることをも示唆している。アヤフアスカがうつ病患者に有効かどうかを評価する研究が進行中である。[53]

強力な組み合わせ効果

どんな人の病気も多因子性であるが、回復もまた同様だ。治癒したという成功例の多くがそうで

＊7　興味深いことに、病院で麻酔としてケタミンを投与されたあと「麻酔覚醒時現象」を経験する患者は、グルタミン酸（神経伝達物質）受容体に、ＡＤＨＤ（注意欠如・多動症）やてんかん、統合失調症と関連する遺伝子型を持つ可能性が高い（とはいえ、これらの疾患をわずらっているというわけではない[50]）。

＊8　二〇一九年、ＦＤＡ（米国食品医薬品局）は治療抵抗性うつ病患者用に、ケタミン誘導体のエスケタミン配合の鼻スプレーの使用を認可した。[51]だが懸念はある。初月の治療だけでケタミンの点滴治療よりも高価なのだ。ケタミンの点滴同様、鼻スプレーは体外離脱感覚と幻覚を引き起こし、濫用のおそれがある。そのため、医師のもと院内のみで吸引させ、処置後数時間は患者を観察しなければならない。またエスケタミンの鼻スプレーは発売間もないため、長期の有効性や潜在的リスクについてまだわかっていない。

あるように、神経免疫の健康を改善する従来もしくは新しい手法をいくつも併用するアプローチによって回復の可能性がぐっと高まるだろう。ケタミンと疑似絶食ダイエットを組み合わせた患者「Aさん」はある日、症状の改善に気づくかもしれない。患者「Bさん」には免疫療法と経頭蓋磁気刺激との組み合わせが最も有効かもしれない。さらに神経炎症のレベルをモニターしながら抗うつ薬が併用される可能性もある。

こうした手法が安全で、容易に実行でき、保険が適用され、手頃な価格という条件で提供されれば、どういう集団のどの年齢の人、どの遺伝子型やどの病気を持つ人に、何が最も有効であるのかがわかってくる。そうすれば科学者たちはさらに歩を進め、すべてのなかで最も効果の高い併用アプローチを探して研究するだろう。

これはまだ発展途上の分野だが、嬉しいのはそれが途方もない速さで前進しているということだ。私たちは新時代の入り口に立っている。新しい時代では、心理療法、認知行動療法、マインドフルネス瞑想、トラウマフォーカスト認知行動療法、現行の抗うつ薬、神経可塑性に訴える介入など、長年続いてきたきわめて重要な治療法が置き替わるわけではない。そうではなく、ミクログリアの力を利用し、一生を通じて個々人の脳の基礎健康を調整してゆく新しいアプローチが加わるのだ。脳を特殊な免疫器官だとする立場は人々の苦痛を軽減している現行の手法を否定するものではない。むしろそれは、苦痛緩和が切実に求められるときに、ツールボックスの中にあるツールの新しく有望な組み合わせについて深い洞察を与えてくれるものだ。

第十六章　最終分析

啓蒙思想時代以来、脳と、体の免疫システムと、人間の苦痛とのかかわりについて、科学者、医師、患者たちが真実だとみなしてきたことの多くは、精神の働きは肉体のメカニズムとは無関係であるという古い考えに基づいていた。哲学者デカルトが一七世紀に初めて心身二元論として知られるこの概念を提唱し、その結果生じた精神と身体の機能をそれぞれ独立したものとする医学の定説が浸透して、人間の精神疾患に対する私たちの考え方と対処が二一世紀までの長きにわたって影響を受けたのだ。

私たちは精神と身体の働きを「政教分離方式」で考えるよう習慣が染みついてしまっている。だから、気分をコントロールするとか、周りに対して落ち着いて対処するとか、前向きに人生を生きるとかといったことを上手くやれないと、心や感情の状態を真っ先に問題にしてしまうのだ。私たちはケイティやヘザーやライラのように、定着したうつ病や不安、健忘症、喜びの欠乏について早とちりして、心の状態における失望を「自分という人間」における失望とごっちゃにする。すると今度は、自己の感覚まで書き直して、かつての自分とはずいぶん違う何者かになってしまったとか、なろうとした自分とはずいぶんかけ離れてしまったなどと感じるまでになるのかもしれない。

しかし新しい知見によれば、脳は新たな脅威の可能性に対して常に警戒を怠らない敏感な免疫器官である。そして無数の免疫誘発因子は脳内のミクログリア細胞の習性をゆっくりと変え、シナプスを最適ではない状態に改造する。それはちょうど環境の誘発因子が体の免疫細胞の習性を変え得るのと同じだ。この新知見が、私たちのメンタルヘルスの根本的な理解に三〇〇年ひそんできた欠陥を消し去る。

ヴァージニア大学のヨニー・キプニスが最近述べたように、「私たちにはよく知られた感覚が五つある――嗅覚、触覚、味覚、視覚、聴覚だ」。そして固有感覚、つまり自分の体が空間のどこにあるかという感覚はしばしば六番目の感覚と言われる。六番目の感覚は「私たちの外部および内部環境について脳に報告し、自己保存に必要な活動を脳が計算するための基礎を提供する」。キプニスはこう主張する。免疫システムの典型的な役割の一つは私たちの環境に脅威があるときにそれを探知し、常にそのことを脳に知らせることである。そして、もしこの「免疫応答が脳に先天的に組み込まれているなら」、免疫システムと脳のやり取りは「七番目の感覚」なのではないか。[1]

ボールダーにあるコロラド大学の研究者たちは最近、キプニスのこの考えを推し進めた。中枢神経系は精神的ストレスにさえも「それがあたかも細胞の損傷であるかのように」応答し、脳内に危険信号を伝えて、感染の脅威に応戦するようにミクログリアに振る舞わせることを立証したのだ。[2]

脳の免疫システムは脅威が知覚されると七番目の感覚として機能し、種々の変化を次々に引き起こして、さまざまな精神の障害をゆっくりと進めていく。こう考えることによって、患者たちは自分たちの病気に対して新たな理解を得て、一方で医療提供者は患者たちにどのように介入して健康を取り戻してもらうかについてまったく新しい戦略を手に入れるのだ。

本物の「脳の一〇年」とでも呼ぶべき過去一〇年間のめざましい研究は、私たちの自分たち自身に対する見方や、私たちが今あるように存在する理由にとって重要だった考えを根本から変えている。[*1]実際、これは自己を形成したり破壊したりすることを知るための新たなアプローチにほかならない。

もちろん、免疫器官としての脳ばかりに目を向けることにはリスクがある。もしミクログリアの働きと脳の病気が現れる生物学的メカニズムを強調しすぎれば、ある種の生物学的還元主義を招く。すると、心とそれが人の意識を生み出すあり方との間の密接なつながりを過度に医療の問題にしたり、軽視したりしかねないのだ。しかしこの科学は人それぞれの内なる生活や健全な心の本質などという底の知れない複雑さを分析しようというわけではない。そうした類いのことはＰＥＴスキャンには反映されないし、血液バイオマーカーや、一個の細胞の活動を明らかにすることからはわからない。感覚を持った人間としての感情的あるいは精神的な経験は、決して細胞の作用を組み合わせただけで説明できるものではない。人間同士の結びつきとかかわり合いの力は、心と精神を形作

＊1　アメリカ合衆国の元大統領、ジョージ・Ｈ・Ｗ・ブッシュは国立衛生研究所と国立精神衛生研究所との連合に当たって、「脳の研究によって得られる恩恵について広く一般に認識してもらうため」に、一九九〇年から一九九九年までを「脳の一〇年」と称した。

る上で、また感情やトラウマに対処する上で、また内なる深い悲しみや喪失感をほぐす上で、あらゆる患者の治癒になくてはならないものだ。患者と治療者の間の思いやりと共感の質が生物学的な治癒効果と医学的治療の結果を大幅に増強することが次第にわかってきた。この効果は決して単純な機械論的生物学の説明で矮小化されるものではない。

コロンビア・バセット・プログラムの研究および研究教育部門の指導者である小児科医、ロバート・C・ホイタカーが書いているように、「体の『外側』を研究することで免疫システムの多くを理解することはできると思われる。しかし心は、体の外側から理解することができない。実際、心は脳とイコールではないし、たとえ脳を理解するためだったとしても脳を体から取り外すことはできない」。続けてホイタカーは記述する。「いまだに健全な心の本質を理解しようとしているところである」

同様に、この科学を利用して私たちが、心を分解できるものと見なしたり、脳の生来の回復力を過小評価したりして、脳の脆弱さを厄災だと触れまわるようなことがあってはならない。むしろこの科学の有望性と危険性を理解すれば、私たちの感情と身体の能力が分かちがたいものであることがわかる。すると感情的なものは次第に身体的に、身体的なものは次第に感情的になる。

科学からその力を見過ごされてきたこの小さな細胞は、人間のあらゆる苦しみの物語で——あるいは自我の消滅と思われるものの中で——何らかの役割を演じている。

およそ一世紀前、精神分析学の父、ジークムント・フロイトは医学と心理学とを結びつけることを戒めた。精神分析には「精神科学、心理学、文明の歴史および社会学」からできる限り情報を拾い集める必要があるが、「解剖学や生物学や進化の研究」からはそうではないと警告したのだ。(3)

だが一〇〇年後、これら二筋の道は合流し、科学が知り得たことを総動員して、心と身体についての根本的に異なる理解という三〇〇年来のギャップを完全に埋めるよう私たちに迫っている。患者の神経免疫システムがその人の将来性や情緒を変えるようになっても、今の私たちはいつか新しい技術の助けでミクログリアが守護者の役割を取り戻すことを期待できる。初期発生期、青年期、中年期、高齢期など、人生のさまざまな時期において、彼らの脳を育む生来の能力を復活させる方法を私たちは学びつつあるのだ。

デカルト——そして三世紀間に及ぶ医学のドグマ——はこれ以上ないほどの間違いだった。[*2]

精神疾患を治療する手法は限られているので、成功の見込みはほんのわずかしかない。うつ病、気分障害、認知機能の低下を経験した多くの人々は、自分たちの苦痛を緩和する上で現行のメンタルヘルスの改善手法は不十分だと感じている。

ケイティのような例を見ればはっきりしているように、抗うつ薬や気分安定薬は命を守ってくれる、とりわけ精神疾患が急激に悪化するときにはそうなのだが、これらには多くの副作用が伴い、

＊2　興味深い傍注が少々ある。デカルトは肉体と精神の二元論的見方を私たちに与えたのだが、古代ギリシャの哲学者たちは霊魂、精神、肉体および自己をつくるその他の部分の間の区別に興味を引かれていた。思考過程は脳で生じると信じる者がいた一方で、アリストテレスは脳が冷却器官だと推測した。のちにガレノスは脳を知覚、思考、感情を統合する複雑なシステムを支配しているとしてその地位を高めた。また、デカルトによる精神と肉体(ここには魂が位置する松果体も含まれる！）の厳密な分離は、彼が頻繁に文通をしていた女性、ボヘミア王女エリザベートから異議を唱えられた。

そのせいで生活が困難なものになる。副作用が非常に多いため、治療を受けても、患者は人生を存分に楽しんだり、生きる喜びを味わったりするにはほど遠いのだ。

精神科医でさえ、精神医学という分野は他の医学分野からすっかり引き離されてしまっていると認める者は多いだろう。心臓病やがんなど、他の深刻な疾患の生存率や回復率は過去五〇年間で大幅に改善されてきた。一方、精神疾患の回復率にはほぼ変化がなく、アルツハイマー病のような神経変性疾患の進行を止めることにおいては何も進歩していない。これらの疾患の患者数は上昇し続けているというのに。

アメリカ合衆国では一九九九年から二〇一六年までの期間、一七歳以上の自殺率が上昇したという恐るべき事実は、現在の治療の限界をこの上なくはっきりと物語っている。自殺は一五歳から三四歳までの死因の第二位であり、一〇歳から一四歳までの子供たちの死因の第三位だ。そして自殺者のおよそ四分の一は抗うつ薬治療を受けていた。

私の望みは、脳の疾患でミクログリアが演じる役割についての新知見によって患者に新しい治療の選択肢に気づいてもらうだけでなく、彼らの苦しみに対する不名誉を晴らすことだ。私たち皆が体の免疫の健全性に依存しているのとまったく同じように、私たちは皆、脳の免疫システムの健全性に依存している。そのことを、ミクログリア共通病因説は認識させてくれる。

ベス・スティーヴンスはこれを次のようにまとめている。「私たちはどんな影響があるか十分わかりもしないで、脳に投薬を続けてきた」。そしてこのことが患者に失望と混乱を与えてきた。しかしスティーヴンスは提唱する。「脳内でまずいことが起こりつつあることを示す遺伝的メカニズムと経路を見つけて、こういう厄介な神経精神疾患と認知障害の中心によくある、遺伝的相互作用のマップをつくっていけば、これらの疾患の不名誉を晴らすことにもなる。こうした遺伝的相互作用は彼らの落ち度ではないわけで、したがって疾患も彼らの落ち度ではないことを患者に理解してもらうの。このことを私たちは今まで、これほど明確に理解したことがないのよ[*3]」

生物学は複雑な上、脳の健康は感情面と環境面からの多種多様なストレス因子に加え遺伝的素因にも左右される。精神疾患や神経変性疾患をミクログリアの病気と免疫システムの障害として新しく分類することは、研究と理解を進める上で有用だ。

それには、脳の疾患を記述するのに長い間使われてきた言語が危険なまでに時代遅れになったという理由もある。言葉の問題はそれだけで患者と医師とが治療を選択する際の邪魔になる。精神疾患と神経変性疾患をミクログリアの病気と免疫システムの障害だと解釈することは、新しい答えを切望している患者の治療に当たる内科医や精神科医に気づきを与えるという点でも重要である。

そうした言語は資金面にも影響を与える――これは何にもまして必要とされるものだ。二〇一七年に開催された世界有数のグリア細胞研究者と神経免疫学者の会議で、出席者たちは「現在投じられている神経炎症疾患の研究資金の少なさ」に悲嘆の声をあげた[(4)]。

一方で精神と脳の疾患は重い出費負担をもたらす。二〇一三年（数字がわかっている最新の年）、アメリカ合衆国は精神疾患の治療に二〇一〇億ドルを費やした――がん、心臓病、糖尿病など、他

＊3　ここで使っている「遺伝的」という用語は親から受け継いだ遺伝的性質と、エピジェネティクス、つまり環境に反応して変化する遺伝子の性質の両方を指している。

のどんな病気よりも多額だ。(5) この負担の大部分は家族の身に降りかかる——こうした疾患は体のものではなく、それゆえ「医療」保険の完全な対象にする必要がないと私たちが決めたからというのが、その理由だ。患者の保険を受け入れる精神科医やセラピスト、精神疾患治療センターはきわめて少なく、患者とその家族は感情面でも金銭面でも疲弊しきっている。

さらに、アメリカの家族が他の病気よりも精神疾患に多く出費しているというのに、精神疾患の治療を改善するために投じているアメリカ合衆国の予算は、がんや心臓病よりも少ない。

もし患者を助けようとするなら、彼らの健康のために安全な新しい治療法の設計や開発に取り組んでいる研究者に資金を投入しなければならない。

そして、私たちの医療システムがこの情報を利用し、苦しんでいる患者により実用的な知識と選択肢と力を与えられるように働きかけていかなければならない。

私たちは精神医学の大転換に立ち合っている。もうおわかりのように、これは医学のあらゆる領域の垣根を越え、精神医学を書き換える巨大なパラダイムシフトだ。そしてその大本にあるのは、ミクログリアが脳を形作り、私たちのメンタルヘルスと健康に生涯にわたり深く影響を与えるという新しい知見なのである。

将来への希望

ミクログリアは簡単に言えば自分自身の刺客でもあり自分自身の守護者でもある。そして科学のおかげで、うつ病や不安、強迫観念、注意欠如、記憶障害に苦しむ人がバランスを取り戻し、人生を奪い取る盗人から逃れられるかもしれない。精神疾患のある人たちは、「彼らの傷の内部では時が止まり、そのせいで決して回復しそうにない」と言われてきた。

ベス・スティーヴンスや彼女の同僚のような研究者たちは、この先一〇年を見ている。そして、この科学が私たちを連れていく先を見ている。患者やその家族に新たな希望を見てもらおうと。スティーヴンスは言う。それを達成するために「いちばん大切なことは、科学者たちがそれぞれ別々の縄張りの中に閉じこもるのではなく、いっしょになってデータ、手法、研究を完全な透明性をもって共有することが全員に必要だということね。たとえ自分たちのデータを発表する前だったとしてもね。そうすれば、個々を越えて、目的に向かってコラボしながらどんどん前進できる。もし人々の生活や社会に大きなインパクトを与えるつもりなら、チーム科学こそがこの大きなミッションを達成する方法なの」。

スティーヴンス自身については、「まだ始まったばかりよ」と言う。「やるべきことがとてもたくさんあるの。私たちには、科学が連れていってくれる場所を想像することしかできない。一〇年前、ミクログリアをまじまじと見つめていたとき、正常に発生している脳のミクログリアを研究することが精神疾患やアルツハイマー病の謎を解くことにつながるなんて想像もできなかった。あの研究が私をここへ連れてくるとはまったく思いも寄らなかったのよ」。今後五年以内に、研究者たちは患者にもっと多くの答えをもたらし、私たちを驚かせるのではないかと彼女は期待している。

これには破壊的なイノベーションと開かれたコラボレーションが必要になるだろう。神経科学、遺伝学、心理学、精神医学、内科医療、免疫学が、脳に対する私たちの認識を改めさせた小さな細胞によって、まとまること――一つの分野であると認識することが必要だ。それができれば、私たちは能力や意義や満足を享受する、この上ない生活を送ることができるようになるのだ。

エピローグ

脳の健康についての新知見はケイティやヘザーやライラにどう役に立ったのだろうか？　ミクログリアの振る舞いに影響を与え、免疫器官としての脳を標的にするであろう治療を評価するには、短期間で有用かどうかだけではなく、長期にわたって有効性を維持できるかどうかを調べることが重要だ。

ケイティ・ハリソン

私は最後の取材のためにケイティ・ハリソンと会っている。場所はニューヨーク、ブロンクスビルにあるハサン・アシフ医師の診療所からそう遠くない。ケイティは六カ月ぶりにアシフ医師のもとを訪れていて、ちょうど経頭蓋磁気刺激によるチューンナップを受けてきたところだ。ブルックリン植物園のベンチに腰掛ける。そばにはスイレンやハスの花の咲く大きな長方形の池がある。隣接する庭園ではアヒルが数羽歩きまわっている。爽やかだが暖かい秋の朝だ。

最初に気づいたのはケイティが髪を短く切ったばかりであること、頬に紅をさしていることだ。

「見違えるようだわ！」と私。

「昨日ブロンクスビルをぶらぶらしていて美容室に寄ったのよ。ふらっと店に入って空きがあるかどうか聞いたの。髪を切ってブローして整えてもらったのよ！」と彼女。背後ではアヒルたちがよたよた歩きながら庭中をつつきまわっている。「今までは自分で髪をカットしていたわ。美容室でカットしてもらうと自分の内面と外面とが一致しないように感じたから。そりゃあ切ってもらったらヘアスタイルは良くなったわよ。でも鏡を見ると、なんて不釣り合いなんだろうって思ったものよ。だってその頃はまだ、心の内は自己嫌悪でいっぱいだったんだもの」

この時、私ははっとした。おそらく出会ってから初めてケイティは私の目を見て話している。

ケイティの振る舞いに著しい変化があることに気づいたのは私一人ではない。最近たまたまスーパーで出会った友人から「ケイティ、あなたとっても……元気そうだわ！」と言われたそうだ。

ケイティの日常は完全に変わったのだ。「せんだって友達から電話で、一時間ほど子供たちを預かってくれないかと頼まれたの」と彼女は説明し始めた。「私がいいわって言うと、友達はためらってこう言ったの。『ケイティ、本当に大丈夫なの？　あなたに頼んでもいいか、ちょっと迷ってる。前のあなたには大変なことでしょ』。私は言ったわ。『わかってる。わかってる。でも今は大丈夫。それに、楽しそうだし！』ってね」。とても嬉しそうに心地よい声で笑う。「子供たちみんながやって来ると、四人とも車に乗せてアイスクリームを買いに出たの。友達が子供たちを迎えに来たときには、外でみんなと警察と泥棒遊びをやってたわ。友達は言ったわ。『すごい、あなたすっかり変わったわ。本当に良くなったのね』って」

それから間もなくケイティはやはりシングルマザーである別の友達と、二人の子供四人を連れてレゴランドへ旅行することにした。「前回、四、五年前に遊園地へ行ったときはまったく楽しめなかった。子供を見失うんじゃないかと心配ばかりしてたのよ。今回も同じ思いがよぎったけれど、知らんぷりしたわ。そんな心配はもう浮かんでこなかった」

ケイティと子供たちが旅行から戻ると、アルバイトのベビーシッターから、この地域から引っ越すと言われた。「子供たちをレゴランドへ連れていけるんだったら、いつもベビーシッターに来てもらう必要はないって気づいたの」。ケイティはニコッと笑う。彼女は一つひとつ指折り数えながら今自分ができることを列挙し始めた。「毎朝子供たちを学校へやる準備をする、雑用をこなす、友人たちとコーヒーやランチをする、子供とお出かけする計画を立てる、治療を受けに行く、息子の空手の試合を応援する、応援席から声援を送る。こういうとき今までは、車の中でじっとしていなきゃならなかったものよ。体育館の喧騒には耐えられなかったから。それに、怖くて何年も歯医者へ行けなかったわ。でも数週間前に行ったら、何ともなかったわ！　今度の土曜日には友達と一緒にウォーターパークへ子供たちを連れて行くの。今までベビーシッターに手伝ってもらってやっていた以上のことを、私一人でやってるのよ」

以前には、とケイティは打ち明ける。「うちの子たちがビデオゲームをやりすぎてるってことはわかってた。でもそれを何とかしようなんて精神的エネルギーはなかった。それで精一杯だったのよ。もっとやりなさいって言わなきゃならないほどだった。どうしても静かにしてほしかったから」。でも今では「自分が思うあるべき親でいられるエネルギーと心の余裕がある」と彼女は言う。

習慣から腰が重くなってしまうときもあるという。そういうときは、ひと呼吸おいて「全然、大丈夫。できるわ！」と考える。こんなことがあった。「いつもエステートセール〔転居にともなう売却セール。ガレージセールよりも大規模・高級なものが多い〕に行きたいと思ってたんだけど、入っていくのがとても億劫で。でも先週末、子供たちがパパのところへ行っていた時、車でエステートセールの標識を出している家のそばを通りかかったの。たくさんの人が出入りしてた。私、中に入って行って売り物を見てまわったの。平気だったわ。いろんな人と楽しくおしゃべりまでしたのよ」

ケイティの娘、ミンディはガールスカウトに入りたいと何年も前からケイティにお願いしていた。しかし会合が夜にあって「それは私にとっては論外だった」のだとケイティは言う。この秋、ケイティはミンディを伴なって初めての会合に行った。その数週間後、ガールスカウトのリーダーが妊娠して長期の休みに入ると言ったとき、ケイティはリーダー役を買って出た。「今やガールスカウトのリーダーなのよ！　私には人生の喜びなんてないものとずっと決めてかかってた。でもそれはまったく違った。喜びはうつ病とパニックの恐怖の下に隠れていただけなの。こういうことができるってサイコーの気分ね」

彼女はしばらくのあいだ話すのをやめ、私たちは顔をよぎるそよ風を感じながらただ座っていた。スイレンとハスは斜めに射す朝の光を受けて花開いている。「私には、こんなおかしな考えが心にずっと染みとおっていたの」。ケイティは声を低くして打ち明ける。「ママたちや子供たちが楽しんでいるところや、ランチを食べてる女性たちが笑い合っているところを見て、こんなふうに思ってた。現実の人々はこんなことをするのねって。私はどこかしら自分が現実の人間じゃないって感じていたの。以前はそのふりをしていて、それが精一杯だったんだけど、ようやく今は自分が現実の人間だと感じてる。的確に表現すれば、そんなふうになるわね」

ケイティが新発見した精神的および肉体的スタミナは、新しいことに挑戦するという点に限ってみれば、人生を一変させるほどのものではない。「生活の中で静かな時間を楽しむこともあるのよ。ミンディと私はこの夏、ガーデニングをしてた。トマトとキュウリを育てたのよ。二人で収穫してガスパッチョを作って、とても楽しかったわ。娘と一緒に何かするって本当に楽しいことだった」と彼女は言う。

最近、家中のテーブルの上や本棚に何年も立ててあった空っぽの額縁全部に写真を入れたという。「写真の入っていない空っぽの額縁をそこら中に立ててたの？」と私は聞く。

「そう」、彼女は白状する。「写真を入れたことは一度もないの。何を入れるつもりだったのかしら。でも今は写真を眺めている。そこに映ってる人たち——そして家族をね。以前とはまったく違う人生を生きている家族よ」

「体のほうも本当に具合がいいの」。ケイティは続ける。「以前には毎日二〇分ゆっくりしたジョギングかウォーキングをしていたんだけど、それでも歯を食いしばってた。ウォーキングのせいで疲労に拍車がかかって、気分も悪くなったりした。暑いときは特にね。へたり込みそうに感じたものよ。今は週に二回ジムへ行ってるの。体が強くなったのよ」

ケイティは時々こんなふうに感じるという。「失ってしまった時間を思うと本当につらい。決して取り戻せないのよ。それに子育てで、仕事で、人付き合いで失ったことも。二度と元には戻せない」。彼女が感じるもう一つの苦悩は、いつも自分で自分自身を非難してきたことだ。「他の人ができることをどうして自分ができないのかわからなかった。だから自分を激しく非難してたわ。私は周りの人を観察して、こんなふうに思ってた。なるほど、親であることや友人を持つことに問題がある人は誰もいない。問題があるのは私だけ。自分が宇宙のゴミになった気がしたわ」

ケイティは仕事に復帰する準備までした。「友人の一人がヴァージニア州北部でメンタルクリニックをしていて、彼女からＴＭＳ（経頭蓋磁気刺激）について従業員に話してくれって頼まれたの。専門書をどっさり読んで、その科学的事実をまとめなきゃならなかったわ。パワーポイントを使って自分の話をしたの。みんなとても喜んだわ！」

「あなた、専門家たちに向かって専門的な話をしたのね」

「そうよ！」

「ソーシャルワーカーとして職場復帰したい？」

「そのとおり」と彼女は言う。「この社会で病気であることの持つ意味や、精神疾患を抱えながら自信を持つことの大変さについてうんと考えてきた。ひどいうつ状態になるとね、知性や能力や可能性を無駄にしてるって思うようになる。そのせいで、自分は今もこの先もずっと未熟者で、自分自身を取り戻せないし、誰もこの絶望をわかってくれないと感じ始めるの。そしてこういう思いに、どうしようもない疲労感がのしかかる。新しい可能性が開けること、うつ病に対する新しい見方を持てるというのは、暗闇に射すひと筋の光なの。臨床の現場に戻って、人々の生活に新しい可能性という光をそそぐ手助けをしたいのよ」

「それを全部やりながら自分のこともするわけ？」と私は尋ねる。

「そう！　昔は厳しい食事制限を続け、運動をし、休息をとったの。そうしなければならなかったからよ。強制的な自己管理だった。果たすべき仕事だったのよ。だから最低限でしかやれなかったの。でも今はやりたくて自分のこともしてるの。もう仕事って感じはしないわ」。たとえば、と彼女は説明する。「この前の週末は子供たちがパパのところへ行ってたから、土曜日は一日中自分の好きな料理を作り、ファンタジー小説を読んでいたの。そんなこと、子供の時以来だったわ」。彼女の顔に笑みがこぼれる。

「何を読んだの？」と尋ねる。

「『リンクル・イン・タイム』シリーズ〔児童向けSFファンタジー〕全巻よ！」と言って笑う。

「アシフ先生の経過観察には今ではどのくらいの頻度で行ってるの？」と尋ねる。ケイティには維持のためのTMS治療がどのくらい必要なのか知りたかった。

「六カ月ごとよ」。次の六カ月が終われば、一年に一回程度でいいだろうとアシフ医師が言っていたと付け加えて、ほほ笑む。

「薬物療法はどうなってるの？」と尋ねる。この前の取材では、何年も飲み続けていた抗うつ薬と気分安定薬を半量に減らせると話していた。

「二五年来飲んできた薬をすべてやめてるの。睡眠導入薬を飲まなきゃならないことはたまにあるけど、それは今じゃ普通じゃなくて例外ね。昔は小型の薬局を携行して旅行していたものよ」

こうした変化すべては自分自身に対する見方だけでなく、他人に対する見方をも変えた。「両親は私を理解していない、そうじゃなかったら私がどれだけ苦しんでいるかをわかっていないと思ってた。そしてそれはある程度は事実かもしれない。でも、今では両親がどんなに私を助けようとしていたか、どんなに大事にしていたかがわかるの。あの人たちにできる方法、知り得る限り最善の方法でね。今、私はよくなったから、私がとても苦しんでいるのを両親が見て同じように苦しんでいたことがわかるの。今ではみんなお互いにとても素直になったの。うんと親密になったのよ」

そのおかげで彼女の家族は「私の脳に起こっていたことをちゃんと理解している」ようだという。「体のさまざまな器官で免疫細胞が活動過剰になっていたのと同じように、私の脳の中の小さな免疫細胞が活動過剰になっていたとね」。免疫器官としての脳という新しい知見とミクログリアが果たす役割を「あの人たちは本当に理解してる。私はそう理解してる。これほどものの見方が変わるの。ミクログリアの科学のおかげで非難と恥がすっかりなくなったわ」と彼女は言う。

ケイティが話しているのを見ると、彼女はもう疎外感にさいなまれていないように思える。「病気になればみんな気が滅入るわ」。ケイティは思いにふける。「病気で困っている人がよくなれば家族全員の気が晴れる。うちの両親も子供たちもみんな明るく幸せになったわ。ハサン・アシフは一人の人間を救ったんじゃないの。私たち五人を救ったのよ」

ヘザー・サマーズ

ヘザー・サマーズと私はボルティモアのベーグルショップで久しぶりの近況報告に花を咲かせている。彼女がマーク・トルリンガーのところで二四セッションのqEEG（定量的脳波図）ニューロフィードバックを完了してから九カ月が過ぎた。彼女は腰を下ろすと、治療を受けて以来彼女の身に起きた最もエキサイティングな変化について話し始めた。彼女は自分の学校の保健プログラムを軌道に乗せている。少女たちの自尊心とソーシャルメディアを重点的に取り扱ったものだ。そしてそれは「根を下ろし」つつあると教えてくれる。

彼女はそのプログラムを「ビッグシスターズ・オン・ソーシャルメディア」と表現している。手始めに高校の年長の女の子と中学校の女の子を組み合わせて、年長の子に年下の生徒のソーシャルメディア上のお姉さんとして振る舞うようにお願いする。「この子たちは学期の最初の保健の授業中に出会い、ソーシャルメディアの短いビデオを作る。ビデオに撮るのはソーシャルメディアの使い方についてのアドバイスとか、ソーシャルメディアに使う時間を制限することの利点について年長の子が学んだ教訓とか、あとは年長の子がした後悔ね。年下の子たちに学べるものがありそうなビデオというわけ。撮ったビデオは私たちの非公開のホームページにアップする。その年を通して、いじめや、友達からの同調圧力や、体形についての侮辱なんかが起こったり、年下の子の手に負えないことがあったりすれば、姉さん役が介入するの。もし年長の子に手助けが必要になったら、スクールカウンセラーを参加させる」。ヘザーは別の学校で自分のプログラムの成功譚を話してきたばかりで、興奮冷めやらぬという様子だ。

「これをやりとげられたことには、私の感じ方に二つの大きな変化があったことがよく表れてるの」。グルテンフリーベーグルの、サケの燻製とクリームチーズのサンドウィッチを旺盛に食べながら言う。「いちばん大事なことは、自分の考えを実際のプログラムに落とし込み、それを実行できるくらい、頭が整理され集中できていると感じることなの。わずか九カ月前にはこれをやりとげるなんて想像もできなかった。私は集中力を維持できなかったの。今では集中できる時間をもっと伸ばそうと考えてるくらいよ!」

二番目の内心の変化は、説明が難しいとヘザーは言う。「たとえ自分にかかわる人たちの調子が悪くても、自分の幸せに集中したってかまわないって、生まれて初めて感じるの。私にとってこれは初めてのことよ。いつも、自分が幸せかどうかということが、愛する人たちが幸せかどうか、彼らの調子がいいかどうかとつながっていた」

最近出張に行ったヘザーは、いつもやりたいと思っていたことをやるために業務が終わったあと、二、三日滞在を延ばした。「私が講義をしていた学校から三〇分のところに、フランク・ロイド・ライトが設計した『フォーリングタワー』があることに気がついたの。ずっと見たいと思っていたのよ。私は自分の旅行のために時間とお金を使うことを躊躇《ちゅうちょ》していたんだけど、やったわよ。一晩よけいにホテルを予約して見に行ったの。素晴らしかったわ！」

私は去年の彼女にとっていちばん厄介だった問題について聞いてみた。「ジェーンはどうしてる？」

「いま学校よ。うまくやってる。キャンパス近くにいるニューロフィードバックの専門家に診てもらっているわ。少しずつ成果が上がってる。そうだ！　それにジェーンはひと夏じゅう『ビッグシスターズ・オン・ソーシャルメディア』の研修生として仕事をしたのよ」。ヘザーは小さく笑う。

彼女は言う。この一週間「うちで過ごすクリスマスの計画について、みんないろいろ言ってきた。私の両親とデイヴの両親よ。それで私はほとほと困っていたの。クリスマスはいつもうちでやってたのよ。準備と買い物と掃除と調理とに何週間も費やすことになるの。みんなにとって一瞬一瞬が素晴らしいものであるためにね」。でもヘザーは自分に正直になることができ、今年は「七人のおとなの世話係と家政婦」にはなりたくないと思った。「子供たちが小さかった頃は本当に楽しかった。でも今は仕事を山のように抱えてるし、それ以外にもやることがいろいろある。私はみんなの世話などせず、みんなと一緒に休日をただ楽しみたいの」と言う。そこでヘザーはネットを調べ、ニューハンプシャーのリゾートを予約した。彼女とデイヴと双方の両親が費用を分担して。

ヘザーは打ち明ける。かつては「私にとってこうした感情は矛盾した厄介なものだったの。私にとっての最大の変化は、陰湿な攻撃性がなくなったこと。私は自分が強くなっていることに気づいているし、それがきっかけになって自分に必要なものが理解できている。そして理解できれば、もっと集中してやりたいことを決められる。それだけでなく、大切な人たちをもっと愛していられるし、そばにいてあげられもする。するとみんな、私に対して愛情をもって接することができるの」

ライラ・シェン

ライラはヴォルター・ロンゴのプログラムに従って疑似絶食ダイエット（ＦＭＤ）を初めて試したあと、さらに二回行なった。プログラムではプロロンＦＭＤを月に一回、三カ月行なうように指示している。

ライラは、ＦＭＤを終えるたびにわずかずつ効果が増していることに気づいた。「初めてのときは、まるでエネルギーがドシンとぶつかったみたいに感じ、おかげで頭がすっきりして、それがおよそ一週間続き、その後やや衰え始めたの」。地元の公園で週末の散歩をしながら彼女は私に言う。「あれは一時的な高揚だったと言っていいわね。でもＦＭＤをやり終えるたびに、良くなる時間が少しずつ延びていると感じた。ＦＭＤを始めるたびに全体的に少し良くなっているだけだから、効果はそんなにすごい感じでもないわ。でも持続効果が積み重なっていくようにも思えたの」

ライラは、今かつてないほど頭が冴えているおかげで、この世界での自分のあり方が全然違っているように感じると言う。「以前はこんなふうに思うことがあった。三十数年前の大学院入学適性試験でAを取り、大学から大学院、働き始めの頃まで、懸命に知力と技能に磨きをかけてきた。でも、そうした能力をすべてなくしてしまった。それが私。カーナビの使い方や、ポッドキャストのダウンロードの仕方がわからないとき、一つの段落を八回も読み返さなければならないとき、自分が聡明さを失ったことを私はただ受け入れてた」

「自分の認知能力がどんなに衰えたか、実感していたはずだったんだけど、頭の中のいろんなことがはっきりして初めて、それがどれほどまずいことかがわかったの。それほどぼーっとしてたのよ。どれほどぼんやりしてたことか。まるでレーダー画面の壊れた飛行機を操縦しているような感じ。私には身の回りの狭い範囲しか見えてなかった。ただぶつからないだけ、ついさっきいた場所がわかる程度のものよ。計画を立てて決断するのに必要な情報を集めるのがとても大変だった」。ライラは疑似絶食ダイエットを毎回やりとげたと言う。「レーダー画面を少しずつきれいにしているみたいに思えたわ」

ライラは、反対方向へ向かってすれ違う知り合いの女性たちにほほ笑み、手を振って挨拶する。こんにちはと言いながら大声で彼女らの名前を呼ぶ。

「今の、見た?」、私に目くばせしながら尋ねる。「あの人たちには四、五年会ってなかったのよ。でもすぐに名前が出てきたわ。半年前には絶対なかったことよ。まるで私のレーダー画面がこうこうと灯ったみたいよ! 自分の脳をアップグレードしちゃったみたいな気がする」

謝辞

本書のことを読者の皆さんに最初に話したとき、私は皆さんの反応に胸を打たれました。何百人もの読者の方々が、息子さん、娘さん、夫、妻、姉妹、兄弟、両親、友人たちの話も含め、うつ病、不安、気分障害、学習障害、認知障害、自己免疫疾患など、体と脳とがかかわる症状や病との長年にわたる苦闘を教えて下さいました。皆さんはまた、ご自身や愛する方々が待ちこがれている、健康のための決定的な答えがまだ見つかっていないことに、たびたび失望し、疲れ、悲嘆されていることを教えて下さいました。

お手紙を下さり、胸に迫るお話を寄せて下さったすべての皆さんに心から感謝します。本書は皆さん、および皆さん同様、難治性の脳関連疾患や精神疾患に苦しんでいる何千人もの人たちに向けたものです。

取材を引き受けて下さった女性たちに感謝します。自分自身の答えを探されていた一年のあいだ密着させていただき、本書にその話を書くことを許して下さいました。その勇気と決断と寛大さに言葉もありません。取材を通して感動をもらうとともに、多くを学ばせてもらいました。

本書は、四人の非凡な女性の支援と導きなくしては日の目を見ることはなかったでしょう。数年前、私の友人で著名な神経科学者のペグ・マッカーシーが、ミクログリアという小さな脳細胞によって、脳と脳の病気に関する考えが一変したと、私に話してくれました。私は彼女の興奮に感化されました。ペグ——複雑な科学の伝道師として最高の人——は、この謎めいた小さな細胞について私がディナーの会話やメールでぶつけた質問に答えてくれました。そのたびに、私はこの科学が持つ可能性に引き込まれていきました。二年間に及ぶやり取りから、本書へと花開く種をもらったのです。彼女に感謝します。

私は徐々に、ミクログリアの研究と、脳を免疫器官と見る新たな解釈、メンタルヘルスに取り組む上でのその意味あいとをつなげて考えるようになりました。そして、そうしたことがまもなく患者のもとに届くかもしれないという可能性について方々で話していたとき、耳を傾けてくれたのは（それも何度も）生涯の著者代理人で友人のエリザベス・カプランでした。ある日、彼女はマーニー・コクラン（以前一緒に仕事をしたことがあり、私にとってはオールタイムベストの編集者）に電話をかけ、内容の固まっていない本書についてとにかく話を聞いてやってほしいとお願いしてくれました。二〇一六年秋の、あの最初の電話は二時間に及びました。そのとき自分の執筆スタジオから見渡した野原の眺めを私は忘れられないでしょう。マーニーはこの科学の重要性をただちに理解し、本書の構想を練るのに力を貸してくれたのです。そうして、小さな細胞、ミクログリアの物語をたどり、この細胞に命を吹き込むことにしました。あの日の午後、一つのアイデアが一冊の本のコンセプトへと花開きました（電話を切って間もなく、彼女は本書のタイトルも提案してくれました）。

しかしもちろん、研究の中心にいる科学者たちなくしては本書が生まれることはなかったでしょう。とりわけベス・スティーヴンスは、私を信頼し自身について話をしてくれました。インタビューや密着取材を快く受けてくれました。そして、本書のために多くの時間を割いてくれました。彼女のおかげで、私は正確さと、思いやりと、忍耐を持ってこの科学を理解することができました。

以上の四人の女性たちに感謝します。ペグのおかげで、私はミクログリアにのめり込むことができました。エリザベスは話を聞いてくれ、この話の重要性を信じてくれ、出版社を探してくれました。マーニーは最高の（あえて言えば古風な？）共同編集者でいてくれました。彼女は本書執筆のすべての過程でパートナーとなり、コーチとなり、保護者となって、本書をずいぶんと良くしてくれました。そしてベスは、精神疾患に対する私たちの理解を改め、患者の生活を改善するべくこの研究に心血を注いでくれています。

この本が日の目を見ることができたのは、つながる力のおかげ、そして、私たちが他の人々を助けようとするなかで、新しく有意義な何かをつくろうと希望を持って、つながり合い、深く議論し、耳を傾けたときに起きることのおかげだと思っています。

また、このプロジェクトに力を貸して下さった非凡な科学者たちに感謝いたします。とりわけアラン・フェイドン、ヨニー・キプニス、ヴォルター・ロンゴ、アントワーヌ・ルーボー、アンドリュー・ミラー、アルヴァロ・パスカル＝レオーネ、チャールズ・レイソン、ドリ・シェイファー、リー＝フエイ・ツァイ、スザンナ・タイは、ご自身たちのすばらしい発見やアイデアを本書で教えてくださいました。ありがとうございます。

ハサン・アシフとマーク・トルリンガーは患者の治療について本書に書くことを許可していただき、またセバーン・フィッシャーとジェイ・ガンケルマンはニューロフィードバックの科学に光を当てて下さいました。感謝いたします。

読者の皆さんがここで知った科学的事実はいずれも本書で紹介した研究のおかげですが、もし誤りがあれば、その責任はすべて私にあります。

私を個人的に支えてくれた人々、本当に長年にわたって家族ぐるみの付き合いをしてくれている友人たちにはお礼のしようもありません。キンバリー・ミネアー、どうやって感謝すればいいんでしょう。クリスティ・ベゼル、シャノン・ブラウンリー、フェイス・ハケット、サラ・ジャッド、エイミー・カーレン、バービー・ホイテカー、ボブ・ホイテカー、あなた方の友情と寛大でやさしい心のおかげで、私はなんとか自分を保っていられます。

本書を早い段階で読んでくれた、ニーナ・ヘイグニー、アーメット・ホーク、サラ・ジャッド、エイミー・カーレン、ペグ・マッカーシー、ダイアン・ペトリーラ、貴重な意見とアイデアをありがとう。シャノン・ブラウンリー、あなたの編集者としての提案のおかげで本書はずいぶん良くなりました。ありがとう。

本書を執筆していた頃、自分自身と、そして心から愛する家族の何人かが健康面で大変な時期でした。医師の皆さん、健康管理を助けて下さったおかげで締め切り内に書き上げ、講演旅行に出かけ、介護することができました。何よりも自分の心身を整えることに気づかせていただき、ありがとうございます。アニータ・ベインズ、アナト・バニエル、マーティ・グレン、ジム・ヒル、アル・リャオ、ライザ・マディル、ジョシュア・ナックマン、ヒロシ・ナカザワ、ジョージ・オールドフィールド、ダイアン・ペトリーラ、メーガン・リッチ、マーラ・サンゾーン、それにエリック・シュナイダー、ありがとう。

ヴァージニア創造芸術センターには三週間の名誉ある会員にしていただいて感謝いたします。おかげさまでブルーリッジ山脈に抱かれた小さな執筆スタジオで本書の仕事をすることができました。大切な時間を過ごすことができました。

最後に、そしていちばん大事な感謝を。私の家族に感謝します。親友でありパートナーである夫のゼン、ここでは言い尽くせないほど感謝しています。あなたがいつも言うように「私はあなたとともに成長できるのが嬉しい」。あなたがいなければ（もちろん、あなたが作った砂糖を使っていないグルテンフリーのアップルパイも）、私は締め切りまでに書き上げられなかったし、家族の健康問題という難題にうまく対処できなかったはずです。そして、息子のクリスチャンと娘のクレア。二人は、私が延々と電話でインタビューしたり、取材のため何百回もアムトラックへ飛び乗ったり、キッチンテーブルで何千ページも編集作業をするのを二〇年にわたって目にしながら大きくなりました。あなたたちが生まれた日、私はあなたたちを愛してた。若き男性と若き女性となった今、私はあなたたちを愛し、尊敬しています。

本書を娘のクレア、その不屈の精神、勇気、寛大な心に捧げます。

訳者あとがき

本書は二〇二〇年にBallantine Booksから刊行された『*The Angel and the Assassin: The Tiny Brain Cell That Changed the Course of Medicine*』の全訳です。

著者ドナ・ジャクソン・ナカザワは多くの精神神経疾患に苦しむ人々と交流があるだけではなく、自らがギラン＝バレー症候群という自己免疫病に罹患したことがあり、医学の成果をいち早く患者たちに届けようとしている科学ジャーナリストです。

脳の中には神経細胞（ニューロン）のほかにグリア細胞と呼ばれる一群の細胞があり、その内のミクログリアという小型の細胞が本書の主人公です。この細胞には脳に生じた老廃物の始末以外に大した役割はないだろうと思われ、長い間研究者の注意を引くことはありませんでした。しかし、ニューロンの点検を行なっていることが観察されてから、次第にその役割に関心が集まるようになりました。

体の免疫では、病原体など好ましくない物に補体と呼ばれる目印の分子がタグ付けされ、それを見分けたマクロファージが貪食、除去することが知られています。発生中の脳では、シナプスが過剰に作られており、正常な脳になるためには不要なシナプスを剪定しなければなりません。そこでは補体のタグが付いたシナプスが消えることが観察され、ひょっとするとミクログリアがシナプスを食べて消したのかと推測されました。そして、ミクログリアがシナプスを食べることは巧妙な実験によって証明されました。

ニューロンを点検し、不要なシナプスを始末するミクログリアは、脳の免疫細胞だという認識が広まりました。ミクログリアはまた、養分を分泌し、健康なニューロンの成長を促し、新品のシナプスを作らせます。

ところで、体の免疫系が時として暴走し、さまざまな自己免疫疾患を引き起こすのと同様に、ミクログリアが暴走して脳内に病変を引き起こすのではないのかという懸念が持たれました。この懸念は当たっていました。多くの脳関連疾患では、ミクログリアが異常に活性化して必要なシナプスを剪定し、炎症性物質を放出していることが観察されました。ニューロンを育んでいた天使とも言えるミクログリアが、シナプス消滅を担う刺客になったのです。しかも介入がなければその悪行はやむことなく続くのです。

アルツハイマー病では、異常に高レベルの補体がシナプスにタグ付けされていました。そしてシナプス喪失は、疾病発症やアミロイドプラークが認められるずっと以前に起こっていることがわかりました。シナプス喪失あるいはミクログリア活性化のバイオマーカーを検出することができれば、発症のずいぶん前にそれを知り、もしかしたら予防できるのではないかと思われています。

ところで、脳と体の間には血液脳関門があって脳には体の免疫は届かない、つまり免疫特権があると長い間信じられていたのですが、そのドグマに反し、体と脳の間を繋ぐリンパ管が発見されました。ここを通って化学信号や一部の細胞が行き来することがわかりました。つまり、脳の免疫システムと体の免疫システムとがやり取りしていることがわかったのです。

このことからは、体の炎症を引き起こすものは何であれ、脳の炎症を引き起こすということが導かれます。腸管の感染症を誘因とする著者のギラン＝バレー症候群に続く脳の不調のように。自己免疫病に脳関連疾患が付随している例は、本文に多数挙げられています。

しかし、現在の脳関連疾患はそれだけではすみません。以前に比べて圧倒的に清潔になった先進諸国では、かつては絶えず応答していた、微生物や寄生虫に出会う機会が格段に少なくなった免疫システムが、別の物質を抗原に設定しました。住居、家具、おもちゃなどに含まれる化学物質、排気ガス中のダイオキシン、あるいは内分泌攪乱物質、それに農薬や超加工食品などです。これらはどれをとっても共進化してきた病原微生物などとは違い、私たちの免疫システムが対応に戸惑う新来者です。そのため体の免疫システムは混乱して暴走を始め、それが脳の免疫システムの暴走を誘導します。

さらに、こうした物質的免疫暴走源に劣らず影響するさまざまな社会的ストレス源があります。こうしたストレス源に来る日も来る日も浸っている最近のアメリカ人のうつ病や自殺者の数は、はね上がっています。また、ことにアメリカの十代の女子では、ソーシャルメディアの使用とうつ病発症に強い相関関係があると言います。メディアの情報によるストレスがミクログリアの性格を変えているのかもしれません。

しかし、さまざまな脳関連疾患に対し、科学者や医師たちは各種のツールや治療法を開発し、苦しむ人々に希望を与えています。本書で三人の女性たちが恩恵を受けた経頭蓋磁気刺激療法、ニューロフィードバック療法、疑似絶食療法などです。いずれもミクログリアを刺客から天使に戻す方法です。

本書翻訳に当たっては、白揚社の筧貴行氏はじめスタッフの方々のお力添えをいただきました。丁寧にニューロンをチェックする天使型ミクログリアのようなお仕事に深謝いたします。

夏野徹也

2015), 316–24.
3 Helene Guldberg, “Review: *The Book of Woe*,” *Psychology Today*, December 9, 2013.
4 Lisa Bain, Noam I. Keren, and Sheena M. Posey Norris, *Biomarkers of Neuroinflammation: Proceedings of a Workshop* (Washington, DC: National Academies Press, 2018), 12.
5 Michael McCarthy, “US Spent More on Mental Illness Than on Any Other Conditions in 2013, Study Finds,” *BMJ* 353 (May 20, 2016), i2895.
6 Hope Jahren, *Lab Girl* (New York: Alfred A. Knopf, 2016), 49.〔『ラボ・ガール――植物と研究を愛した女性科学者の物語』化学同人〕

Post, February 2, 2016, E1.
48 National Institute of Mental Health, “Post by Former NIMH Director Thomas Insel: Ketamine,” October 1, 2014, www.nimh.nih.gov/about/directors/thomas-insel/blog/2014/ketamine.shtml（2018年9月アクセス確認）.
49 同上。
50 E. N. Aroke, S. L. Crawford, and J. R. Dungan, “Pharmacogenetics of Ketamine-Induced Emergence Phenomena: A Pilot Study,” *Nursing Research* 66, no. 2 (March 2017), 105–14.
51 V. Popova, E. J. Daly, M. Trivedi, et al., “Randomized, Double-Blind Study of Flexibly-Dosed Intranasal Esketamine Plus Oral Antidepressant Versus Active Control in Treatment-Resistant Depression,” presented at 2018 Annual Meeting of the American Psychiatric Association (APA), May 2018, New York, New York; E. J. Daly, M. Trivedi, A. Janik, et al., “A Randomized Withdrawal, Double-Blind, Multicenter Study of Esketamine Nasal Spray Plus an Oral Antidepressant for Relapse Prevention in Treatment-Resistant Depression,” presented at the American Society of Clinical Psychopharmacology, May 2018, Miami, Florida. 下記も参照のこと。Benedict Carey, “Doctors Welcome New Depression Drug, Cautiously,” *New York Times*, March 8, 2019.
52 Robin Marantz Henig, “How a Psychedelic Drug Helps Cancer Patients Overcome Anxiety,” December 3, 2016, NPR Shots. www.npr.org/sections/health-shots/2016/12/03/504136736/how-a-psychedelic-drug-helps-cancer-patients-overcome-anxiety（2018年9月アクセス確認）
53 V. Dakic, R. M. Maciel, H. Drummond, et al., “Harmine Stimulates Proliferation of Human Neural Progenitors,” *PeerJ* 4 (December 2016), e2727.

第16章　最終分析

1 Jonathan Kipnis, “The Seventh Sense,” *Scientific American*, August 2018, 29–35.
2 M. D. Weber, M. G. Frank, K. J. Tracey, et al., “Stress Induces the Danger-Associated Molecular Pattern HMGB-1 in the Hippocampus of Male Sprague Dawley Rats: A Priming Stimulus of Microglia and the NLRP3 Inflammasome,” *Journal of Neuroscience* 35, no. 1 (January

(September 2015), 1–7; A. P. Shah, F. R. Carreno, H. Wu, et al., "Role of TrkB in the Anxiolytic-Like and Antidepressant-Like Effects of Vagal Nerve Stimulation," *Neuroscience* 322 (May 13, 2016), 273–86.
40 E. Svensson, E. Horváth Puhó, R. W. Thomsen, et al., "Vagotomy and Subsequent Risk of Parkinson's Disease," *Annals of Neurology* 78, no. 4 (October 2015), 522–29.
41 B. Bonaz, T. Bazin, and S. Pellissier, "The Vagus Nerve at the Interface of the Microbiota-Gut-Brain Axis," *Frontiers in Neuroscience* 12 (February 7, 2018), 49.
42 M. B. VanElzakker, "Chronic Fatigue Syndrome from Vagus Nerve Infection: A Psychoneuroimmunological Hypothesis," *Medical Hypotheses* 81, no. 3 (September 2013), 414–23.
43 Q. Chen, J. Feng, L. Liu, et al., "The Effect of Ketamine on Microglia and Proinflammatory Cytokines in the Hippocampus of Depression-Like Rat," *Neuropsychiatry* 7, no. 2 (2017), 77–85.
44 N. Diazgranados, L. Ibrahim, N. E. Brutsche, et al., "A Randomized Add-on Trial of an N-Methyl-D-Aspartate Antagonist in Treatment-Resistant Bipolar Depression," *Archives of General Psychiatry* 67, no. 8 (August 2010), 793–802; C. Rong, C. Park, J. D. Rosenblat, et al., "Predictors of Response to Ketamine in Treatment Resistant Major Depressive Disorder and Bipolar Disorder," *International Journal of Environmental Research and Public Health* 15, no. 4 (April 17, 2018), 771; A. K. Parsaik, B. Singh, D. Khosh-Chashm, et al., "Efficacy of Ketamine in Bipolar Depression: Systematic Review and Meta-Analysis," *Journal of Psychiatric Practice* 21, no. 6 (November 2015), 427–35; and S. J. Pennybaker, D. A. Luckenbaugh, C. A. Zarate, Jr., et al., "Ketamine and Psychosis History: Antidepressant Efficacy and Psychotomimetic Effects Postinfusion," *Biological Psychiatry* 82, no. 5 (September 2017), e35–e36.
45 2018年12月18日のスザンナ・タイへのスカイプ取材に基づく。
46 国立うつ病センターのネットワークによる「バイオマーカー・ディスカバリー・プロジェクト」に関する詳しい情報は下記を参照されたい。nndc.org/programs-events/biomarker-discovery-project/（2019年1月アクセス確認）.
47 本節では、下記のサラ・ソロヴィッチのすばらしい記事から引用した。"Once-Popular Party Drug Now Used for Severe Depression," *Washington*

Severity in Rheumatoid Arthritis," *Proceedings of the National Academy of Sciences* 113, no. 29 (July 19, 2016), 8284–89. ケヴィン・トレイシーの研究を詳しく取り上げた本節では、下記のマイケル・ビハールの記事からも引用した。"Can the Nervous System Be Hacked?" *New York Times Magazine*, May 23, 2014.

36 L. Galbarriatu, I. Pomposo, A. Marinas, et al., "Vagus Nerve Stimulation Therapy for Treatment-Resistant Epilepsy: A 15-Year Experience at a Single Institution," *Clinical Neurology and Neurosurgery* 137 (October 2015), 89–93.

37 J. P. Somann, G. O. Albors, K. V. Neihouser, et al., "Chronic Cuffing of Cervical Vagus Nerve Inhibits Efferent Fiber Integrity in Rat Model," *Journal of Neural Engineering* 15, no. 3 (June 2018), 036018.

38 Y. A. Patel, T. Saxena, R. V. Bellamkonda, et al., "Kilohertz Frequency Nerve Block Enhances Anti-inflammatory Effects of Vagus Nerve Stimulation," *Scientific Reports* 7 (January 2017), 39810.

39 E. Meroni, N. Stakenborg, P. J. Gomez-Pinilla, et al., "Functional Characterization of Oxazolone-Induced Colitis and Survival Improvement by Vagus Nerve Stimulation," *PLOS One* 13, no. 5 (May 2018), e0197487; R. L. Johnson and C. G. Wilson, "A Review of Vagus Nerve Stimulation as a Therapeutic Intervention," *Journal of Inflammation Research* 11 (May 16, 2018), 203–13; G. S. Bassi, L. Ulloa, V. R. Santos, "Cortical Stimulation in Conscious Rats Controls Joint Inflammation," *Progress in Neuro-Psychopharmacology & Biological Psychiatry* 84, pt. A, 201–13; K. Chakravarthy, H. Chaudhry, K. Williams, et al., "Review of the Uses of Vagal Nerve Stimulation in Chronic Pain Management," *Current Pain and Headache Reports* 19, no. 12 (December 2015), 54; C. Gaul, H. C. Diener, N. Silver, et al., "Non-invasive Vagus Nerve Stimulation for PREVention and Acute Treatment of Chronic Cluster Headache (PREVA): A randomized Controlled Study," *Cephalalgia* 36, no. 6 (May 2016), 534–46; H. I. Jacobs, J. M. Riphagen, C. M. Razat, et al., "Transcutaneous Vagus Nerve Stimulation Boosts Associative Memory in Older Individuals," *Neurobiology of Aging* 36, no. 5 (May 2015), 1860–67; A. Grimonprez, R. Raedt, J. Portelli, et al., "The Antidepressant-Like Effect of Vagus Nerve Stimulation Is Mediated Through the Locus Coeruleus," *Journal of Psychiatric Research* 68

Begins Trial," *The Guardian*, November 3, 2017, www.theguardian.com/society/2017/nov/03/radical-new-approach-to-schizophrenia-treatment-begins-trial（2018年8月アクセス確認）.
26 M. S. Cepeda, P. Stang, and R. Makadia, "Depression Is Associated with High Levels of C-Reactive Protein and Low Levels of Fractional Exhaled Nitric Oxide: Results from the 2007–2012 National Health and Nutrition Examination Surveys," *Journal of Clinical Psychiatry* 77, no. 12 (December 2016), 1666–71.
27 J. Sevigny, P. Chiao, T. Bussière, et al., "The Antibody Aducanumab Reduces A β Plaques in Alzheimer's Disease," *Nature* 537, no. 7618 (September 2016), 50–56.
28 M. Ohgidani, T. A. Kato, M. Hosoi, et al., "Fibromyalgia and Microglia TNF-α: Translational Research Using Human Blood Induced Microglia-Like Cells," *Scientific Reports* 7, no. 1 (September 19, 2017), 11882.
29 ブロガーかつ科学記者であるコート・ジョンソンのME／CFSおよびその他の希少な免疫システムの疾患に関するすばらしい報告に感謝する。
30 M. Srinivasan and D. K. Lahiri, "Significance of NF-κB as a Pivotal Therapeutic Target in the Neurodegenerative Pathologies of Alzheimer's Disease and Multiple Sclerosis," *Expert Opinion on Therapeutic Targets* 19, no. 4 (April 2015), 471–87.
31 N.-S. Tzeng, C. H. Chung, F.-C. Liu, et al., "Fibromyalgia and Risk of Dementia—A Nationwide, Population-Based, Cohort Study," *American Journal of the Medical Sciences* 355, no. 2 (February 2018), 153–61.
32 L. Mah, N. D. Anderson, N. P. L. G. Verhoeff, et al., "Negative Emotional Verbal Memory Biases in Mild Cognitive Impairment and Late-Onset Depression," *American Journal of Geriatric Psychiatry* 25, no. 10 (October 2017), 1160–70.
33 Gretchen Henkel, "Immune System No Longer Autonomous?" *The Rheumatologist*, May 1, 2010, www.the-rheumatologist.org/article/immune-system-no-longer-autonomous（2018年8月アクセス確認）.
34 L. V. Borovikova, S. Ivanova, M. Zhang, et al., "Vagus Nerve Stimulation Attenuates the Systemic Inflammatory Response to Endotoxin," *Nature* 405, no. 6785 (May 2000), 458–62.
35 F. A. Koopman, S. S. Chavan, S. Miljko, et al., "Vagus Nerve Stimulation Inhibits Cytokine Production and Attenuates Disease

Clinical High Risk for Psychosis," *Brain, Behavior, and Immunity* 76 (February 2019), 269–74; M. Huang, S. Su, J. Goldberg, et al., "Longitudinal Association of Inflammation with Depressive Symptoms: A 7-Year Cross-Lagged Twin Difference Study," *Brain, Behavior, and Immunity* 75 (January 2019), 200–207; and A. H. Miller and C. L. Raison, "The Role of Inflammation in Depression: From Evolutionary Imperative to Modern Treatment Target," *Nature Reviews: Immunology* 16, no. 1 (January 2016), 22–34.

19 N. Muller, M. J. Schwarz, S. Dehning, et al., "The Cyclooxygenase-2 Inhibitor Celecoxib Has Therapeutic Effects in Major Depression: Results of a Double-Blind, Randomized, Placebo-Controlled, Add-on Pilot Study to Reboxetine," *Molecular Psychiatry* 11, no. 7 (July 2006), 680–84.

20 Bain, Keren, and Norris, *Biomarkers of Neuroinflammation*, 34–35.

21 同上。

22 C. L. Raison, B. J. Woolwine, R. E. Rutherford, et al., "A Randomized Controlled Trial of the Tumor Necrosis Factor Antagonist Infliximab for Treatment-Resistant Depression: The Role of Baseline Inflammatory Biomarkers," *JAMA Psychiatry* 70, no. 1 (January 2013), 31–41; A. H. Miller and C. L. Raison, "The Role of Inflammation in Depression: From Evolutionary Imperative to Modern Treatment Target," *Nature Reviews: Immunology* 16, no. 1 (January 2016), 22–34; J. C. Felger, E. Haroon, A. Patel, et al., "What Does Plasma CRP Tell Us About Peripheral and Central Inflammation in Depression?" *Molecular Psychiatry* (June 2018) (epub ahead of print); and A. H. Miller, M. Bekhbat, K. Chu, et al., "Glucose and Lipid-Related Biomarkers and the Antidepressant Response to Infliximab in Patients with Treatment-Resistant Depression," *Psychoneuroendocrinology* 98 (December 2018), 222–29.

23 A. H. Miller, M. H. Trivedi, and M. K. Jha, "Is C-Reactive Protein Ready for Prime Time in the Selection of Antidepressant Medications?" *Psychoneuroendocrinology* 84 (October 2017), 206.

24 B. J. Miller, J. K. Dias, H. P. Lemos, et al., "An Open-Label, Pilot Trial of Adjunctive Tocilizumab in Schizophrenia," *Journal of Clinical Psychiatry* 77, no. 2 (February 2016), 275–76.

25 Hannah Devlin, "Radical New Approach to Schizophrenia Treatment

Immune Cells," *Frontiers in Cardiovascular Medicine* 4 (July 2017).
10 R. Yirmiya, N. Rimmerman, and R. Reshef, "Depression as a Microglial Disease," *Trends in Neuroscience* 38, no. 10 (October 2015), 637–58.
11 T. Kreisel, M. G. Frank, T. Licht, et al., "Dynamic Microglial Alterations Underlie Stress-Induced Depressive-Like Behavior and Suppressed Neurogenesis," *Molecular Psychiatry* 19, no. 6 (June 2014), 699–709.
12 D. Gosselin, D. Skola, N. G. Coufal, et al., "An Environment-Dependent Transcriptional Network Specifies Human Microglia Identity," *Science* 356, no. 6344 (June 23, 2017), eaal3222.
13 T. Kreisel, M. G. Frank, R. Yirmiya, et al., "Dynamic Microglial Alterations Underlie Stress-Induced Depressive-Like Behavior and Suppressed Neurogenesism," *Molecular Psychiatry* 19, no. 6 (June 2014), 699–709.
14 P. Yaun, C. Condello, C. D. Keen, et al., "TREM2 Haplodeficiency in Mice and Humans Impairs the Microglia Barrier Function Leading to Decreased Amyloid Compaction and Severe Axonal Dystrophy," *Neuron* 90, no. 4 (May 18, 2016), 724–39.
15 これについて詳しくは下記を参照のこと。Amy Ellis Nutt's article "Scientists Open the 'Black Box' of Schizophrenia with Dramatic Genetic Discovery," *Washington Post*, January 27, 2016.
16 Lisa Bain, Noam I. Keren, and Sheena M. Posey Norris, *Biomarkers of Neuroinflammation: Proceedings of a Workshop* (Washington, DC: National Academies Press, 2018), 33.
17 P. K. Feltes, J. Doorduin, H. C. Klein, et al., "Anti-inflammatory Treatment for Major Depressive Disorder: Implications for Patients with an Elevated Immune Profile and Non-Responders to Standard Antidepressant Therapy," *Journal of Psychopharmacology* 31, no. 9 (September 2017), 1149–65.
18 E. Haroon, A. W. Daguanoo, B. J. Woolwine, et al., "Antidepressant Treatment Resistance Is Associated with Increased Inflammatory Markers in Patients with Major Depressive Disorder," *Psychoneuroendocrinology* 95 (September 2018), 43–49; D. R. Goldsmith, E. Haroon, A. H. Miller, et al., "Association of Baseline Inflammatory Markers and the Development of Negative Symptoms in Individuals at

66.

2 I. Kirsch, "Antidepressants and the Placebo Effect," *Zeitschrift für Psychologie* 222, no. 3 (2014), 128–34.

3 プラセボ効果に関する、このすばらしい研究の詳細については、下記のギャリー・グリーンバーグの優れた記事を参照のこと。"What If the Placebo Effect Isn't a Trick?" *New York Times Magazine*, November 7, 2018, www.nytimes.com/2018/11/07/magazine/placebo-effect-medicine.html（2018年11月アクセス確認).

4 V. H. Perry, "Microglia and Major Depression: Not Yet a Clear Picture," *Lancet Psychiatry* 5, no. 4 (April 2018), 292–94.

5 E. Setiawan, S. Attwells, A. A. Wilson, et al., "Association of Translocator Protein Total Distribution Volume with Duration of Untreated Major Depressive Disorder: A Cross-Sectional Study," *Lancet Psychiatry* 5, no. 4 (April 2018), 339–47.

6 T. Kreisel, M. G. Frank, T. Licht, et al., "Dynamic Microglial Alterations Underlie Stress-Induced Depressive-Like Behavior and Suppressed Neurogenesis," *Molecular Psychiatry* 19, no. 6 (June 2014), 699–709.

7 World Health Organization, "Depression," www.who.int/en/news-room/fact-sheets/detail/depression（2018年9月アクセス確認); National Institute of Mental Health, "Questions and Answers About the NIMH Sequenced Treatment Alternatives to Relieve Depression (STAR*D) Study—Background," January 2006, www.nimh.nih.gov/funding/clinical-research/practical/stard/backgroundstudy.shtml（2018年9月アクセス確認).

8 A. J. Rush, M. D. Madhukar, M. H. Trivedi, "Acute and Longer-Term Outcomes in Depressed Outpatients Requiring One or Several Treatment Steps: A STAR*D Report," *American Journal of Psychiatry* 163, no. 11 (November 2006), 1905–17.

9 C. C. Watkins, A. Sawa, and M. G. Pomper, "Glia and Immune Cell Signaling in Bipolar Disorder: Insights from Neuropharmacology and Molecular Imaging to Clinical Application," *Translational Psychiatry* 4, no. 1 (January 2014), e350; G. Singhal and B. T. Baune, "Microglia: An Interface Between the Loss of Neuroplasticity and Depression," *Frontiers in Cellular Neuroscience* 11 (September 8, 2017), 270; and N. Herr, C. Bode, and D. Duerschmied, "The Effects of Serotonin in

Cells Are Gut Chemosensors That Couple to Sensory Neural Pathways," *Cell* 170, no. 1 (June 29, 2017), 185–98.
13 このページの傍注の説明の一部は以下の記事から引用した。"Researchers Learn More About How the Gut and Brain Interact," *Washington Post*, June 22, 2017, www.washingtonpost.com/news/to-your-health/wp/2017/06/22/our-gut-talks-and-sometimes-argues-with-our-brain-now-we-know-how（2018年6月アクセス確認).
14 K. E. Sylvia and G. E. Demas, "A Gut Feeling: Microbiome-Brain-Immune Interactions Modulate Social and Affective Behaviors," *Hormones and Behavior* 99 (March 2018), 41–49.
15 F. Dickerson, M. Adamos, E. Katsafanas, et al., "Adjunctive Probiotic Microorganisms to Prevent Rehospitalization in Patients with Acute Mania: A Randomized Controlled Trial," *Bipolar Disorders* 20, no. 7 (November 2018), 614–21.
16 I. Gabanyi, P. A. Muller, L. Feighery, et al., "Neuro-Immune Interactions Drive Tissue Programming in Intestinal Macrophages," *Cell* 164, no. 3 (January 28, 2016), 378–91.
17 A. Castillo-Ruiz, M. Mosley, A. J. George, et al., "The Microbiota Influences Cell Death and Microglial Colonization in the Perinatal Mouse Brain," *Brain, Behavior, and Immunity* 67 (January 2018), 218–29.
18 T. Okada, T. Otsubo, T. Hagiwara, et al., "Intermittent Fasting Prompted Recovery from Dextran Sulfate Sodium-Induced Colitis in Mice," *Journal of Clinical Biochemistry and Nutrition* 61, no. 2 (September 2017), 100–107.
19 K. Riazi, M. A. Galic, A. C. Kentner, et al., "Microglia-Dependent Alteration of Glutamatergic Synaptic Transmission and Plasticity in the Hippocampus During Peripheral Inflammation," *Journal of Neuroscience* 35, no. 12 (March 2015), 4942–52.

第15章　将来の医療

1 A. Cipriani, T. A. Furukawa, G. Salanti, et al., "Comparative Efficacy and Acceptability of 21 Antidepressant Drugs for the Acute Treatment of Adults with Major Depressive Disorder: A Systematic Review and Network Meta-Analysis," *Lancet* 391, no. 10128 (April 7, 2018), 1357–

181–92.

5 M. P. Mattson, K. Moehl, N. Ghena, et al., "Intermittent Metabolic Switching, Neuroplasticity, and Brain Health," *Nature Reviews: Neuroscience* 19, no. 2 (February 2018), 63–80.

6 J. B. Johnson, W. Summer, R. G. Cutler, et al., "Alternate Day Calorie Restriction Improves Clinical Findings and Reduces Markers of Oxidative Stress and Inflammation in Overweight Adults with Moderate Asthma," *Free Radical Biology and Medicine* 42, no. 5 (March 1, 2017), 665–74; M. P. Mattson, D. B. Allison, L. Fontana, et al., "Meal Frequency and Timing in Health and Disease," *Proceedings of the National Academy of Sciences* 111, no. 47 (November 25, 2014), 16647–53.

7 N. Guidi and V. D. Longo, "Periodic Fasting Starves Cisplatin-Resistant Cancers to Death," *EMBO Journal* 2018 (June) (epub ahead of print).

8 G. Winter, R. A. Hart, R.P.G. Charlesworth, et al., "Gut Microbiome and Depression: What We Know and What We Need to Know," *Reviews in the Neurosciences* (February 2018) (epub ahead of print).

9 Z. Chen, J. Li, S. Gui, et al., "Comparative Metaproteomics Analysis Shows Altered Fecal Microbiota Signatures in Patients with Major Depressive Disorder," *NeuroReport* 29, no. 5 (March 2018), 417–25.

10 E. M. Glenny, E. C. Bulik-Sullivan, Q. Tang, et al., "Eating Disorders and the Intestinal Microbiota: Mechanisms of Energy Homeostasis and Behavioral Influence," *Current Psychiatry Reports* 19, no. 8 (August 2017), 51; T. R. Sampson, J. W. Debelius, T. Thron, et al., "Gut Microbiota Regulate Motor Deficits and Neuroinflammation in a Model of Parkinson's Disease," *Cell* 167, no. 6 (December 2016), 1469–80; E. Cekanaviciute, B. B. Yoo, T. F. Runia, et al., "Gut Bacteria from Multiple Sclerosis Patients Modulate Human T Cells and Exacerbate Symptoms in Mouse Models," *Proceedings of the National Academy of Sciences* 114, no. 40 (October 3, 2017), 10713–18.

11 S. S. Yarandi, D. A. Peterson, G. J. Treisman, et al., "Modulatory Effects of Gut Microbiota on the Central Nervous System: How Gut Could Play a Role in Neuropsychiatric Health and Diseases," *Journal of Neurogastroenterology and Motility* 22, no. 2 (April 2016), 201–12.

12 N. W. Bellono, J. R. Bayner, D. B. F. Leitch, et al., "Enterochromaffin

Aging Neuroscience 9 (June 2017), 208.
13 A. Kumar, B. A. Stoica, D. J. Loane, et al., "Microglial-Derived Microparticles Mediate Neuroinflammation After Traumatic Brain Injury," *Journal of Neuroinflammation* 14, no. 1 (March 15, 2017), 47.
14 J. Wu, Z. Zhao, B. Sabirzhanov, et al., "Spinal Cord Injury Causes Brain Inflammation Associated with Cognitive and Affective Changes: Role of Cell Cycle Pathways," *Journal of Neuroscience* 34, no. 33 (August 13, 2014), 10989–11006.
15 S. Montgomery, A. Hiyoshi, S. Burkill, et al., "Concussion in Adolescence and Risk of Multiple Sclerosis," *Annals of Neurology* 82, no. 4 (October 2017), 554–61.
16 G. Krishna, R. Agrawal, Y. Zuang, et al., "7,8-Dihydroxyflavone Facilitates the Action Exercise to Restore Plasticity and Functionality: Implications for Early Brain Trauma Recovery," *Biochimica et Biophysica Acta* 1863, no. 6 (June 2017), 1204–13; A. Lal, S. A. Kolakowsky-Hayner, J. Ghajar, et al., "The Effect of Physical Exercise After a Concussion: A Systematic Review and Meta-Analysis," *American Journal of Sports Medicine* 46, no. 3 (March 2018), 743–52.
17 L. M. Davis, J. R. Pauly, R. D. Readnower, et al., "Fasting Is Neuroprotective Following Traumatic Brain Injury," *Journal of Neuroscience Research* 86, no. 8 (June 2008), 1812–22.

第14章　絶食で絶好調？

1 本章で紹介する情報の多くはヴォルター・ロンゴへの取材と以下に挙げた論文を基にしているほか、一部の情報は彼の著書から掲載した。Valter Longo, Ph.D., *The Longevity Diet* (New York: Avery, 2018).
2 I. Y. Choi, L. Piccio, P. Childress, et al., "A Diet Mimicking Fasting Promotes Regeneration and Reduces Autoimmunity and Multiple Sclerosis Symptoms," *Cell Reports* 15, no. 10 (June 7, 2016), 2136–46.
3 I. Y. Choi, C. Lee, and V. D. Longo, "Nutrition and Fasting Mimicking Diets in the Prevention and Treatment of Autoimmune Diseases and Immunosenescence," *Molecular and Cellular Endocrinology* 5, no. 455 (November 5, 2017), 4–12.
4 V. D. Longo and M. P. Mattson, "Fasting: Molecular Mechanisms and Clinical Applications," *Cell Metabolism* 19, no. 2 (February 2014),

American Football," *JAMA* 318, no. 4 (July 25, 2015), 360–70.
3 "The Old Man and the CTE: Did Brain Injury Lead to the Demise of Ernest Hemingway?" *Washington Post*, May 5, 2017, C2.
4 H. Terrio, L. A. Brenner, B. J. Ivins, et al., "Traumatic Brain Injury Screening: Preliminary Finding in a US Army Brigade Combat Team," *Journal of Head Trauma Rehabilitation* 24, no. 1 (January–February 2009), 14–23.
5 www.npr.org/sections/health-shots/2016/05/31/479750268/poll-nearly-1-in-4-americans-report-having-had-a-concussion（2018年4月アクセス確認）.
6 G. Scott, A. F. Ramlackhansingh, P. Edison, et al., "Amyloid Pathology and Axonal Injury After Brain Trauma," *Neurology* 86, no. 9 (March 1, 2016), 821–28.
7 M. Albicini and A. McKinlay, "Anxiety Disorders in Adults with Childhood Traumatic Brain Injury: Evidence of Difficulties More than 10 Years Postinjury," *Journal of Head Trauma Rehabilitation* 33, no. 3 (May/June 2018), 191–99.
8 J. H. Cole, R. Leech, D. J. Sharp, et al., "Prediction of Brain Age Suggests Accelerated Atrophy After Traumatic Brain Injury," *Annals of Neurology* 77, no. 4 (April 2015), 571–81.
9 M. Fralick, D. Thiruchelvam, H. C. Tien, et al., "Risk of Suicide After a Concussion," *Canadian Medical Association Journal* 188, no. 7 (April 19, 2016), 497–504.
10 A. I. Faden and D. J. Loane, "Chronic Neurodegeneration After Traumatic Brain Injury: Alzheimer Disease, Chronic Traumatic Encephalopathy, or Persistent Neuroinflammation?" *Neurotherapeutics* 12, no. 1 (January 2015), 143–50.
11 D. J. Loane, A. Kumar, B. A. Stoica, et al., "Progressive Neurodegeneration After Experimental Brain Trauma: Association with Chronic Microglial Activation," *Journal of Neuropathology & Experimental Neurology* 73, no. 1 (January 2014), 14–29.
12 A. I. Faden and D. J. Loane, "Chronic Neurodegeneration After Traumatic Brain Injury: Alzheimer Disease, Chronic Traumatic Encephalopathy, or Persistent Neuroinflammation?" *Neurotherapeutics* 12, no. 1 (January 2015), 143–50; C. K. Donat, G. Scott, S. M. Gentleman, et al., "Microglial Activation in Traumatic Brain Injury," *Frontiers in*

Neuropathic Pain," *Neuroscience Letters* 557, pt. A (December 2013), 37–42.
15 M. L. Loggia, D. B. Chonde, O. Akeju, et al., "Evidence for Brain Glial Activation in Chronic Pain Patients," *Brain* 138, pt. 3 (March 2015), 604–15.
16 A. M. Taylor, A. W. Castonguay, A. J. Taylor, et al., "Microglia Disrupt Mesolimbic Reward Circuitry in Chronic Pain," *Journal of Neuroscience* 35, no. 22 (June 3, 2015), 8442–50.
17 C. N. Dewall, G. Macdonald, G. D. Webster, et al., "Acetaminophen Reduces Social Pain: Behavioral and Neural Evidence," *Psychological Science* 21, no. 7 (July 2010), 931–37.
18 Z. Wu and H. Nakanishi, "Lessons from Microglia Aging for the Link between Inflammatory Bone Disorders and Alzheimer's Disease," *Journal of Immunology Research* 2015 (January), 471342.
19 F. R Nieto, A. K. Clark, J. Grist, et al., "Neuron-Immune Mechanisms Contribute to Pain in Early Stages of Arthritis," *Journal of Neuroinflammation* 13, no. 1 (April 29, 2016), 96; M. Fusco, S. D. Skaper, S. Coaccioli, et al., "Degenerative Joint Diseases and Neuroinflammation," *Pain Practice* 17, no. 4 (April 2017), 522–32.
20 2018年4月14日のセバーン・フィッシャーへの取材に基づく。詳しい話はフィッシャーの著書を参照のこと。Sebern F. Fisher, *Neurofeedback in the Treatment of Developmental Trauma: Calming the Fear-Driven Brain* (New York: W. W. Norton, 2014).

第12章　家族のまとめ役を再起動する

1 BBCの記者、アンドリュー・マーも自身の記事（"Marr's Mini Miracle," *Sunday Daily Mail*, January 21, 2017）の中で同じようなバレリーナのアナロジーを使っている。

第13章　脳のための消火器を探して

1 フェイドンはジョージタウン大学認知・コンピューター科学研究所の設立時の所長としても貢献した。
2 J. Mez, P. T. Kiernan, B. Abolmohammadi, et al., "Clinicopathological Evaluation of Chronic Traumatic Encephalopathy in Players of

katappa, J. Rajeswaran, N. Bennet, et al., "EEG Neurofeedback Therapy: Can It Attenuate Brain Changes in TBI?" *NeuroRehabilitation* 35, no. 3 (2014), 481–84; and J. Ghaziri, A. Tucholka, V. Larue, et al., "Neurofeedback Training Induces Changes in White and Gray Matter," *Clinical EEG and Neuroscience* 44, no. 4 (October 2013), 265–72.

9 J. Schmidt and A. Martin, "Neurofeedback Against Binge Eating: A Randomized Controlled Trial in a Female Subclinical Threshold Sample," *European Eating Disorders Review* 24, no. 5 (September 2016), 406–16; and J. Schmidt and A. Martin, "Neurofeedback Reduces Overeating Episodes in Female Restrained Eaters: A Randomized Controlled Pilot-Study," *Applied Psychophysiology and Biofeedback* 40, no. 4 (December 2015), 283–95.

10 F. Minder, A. Zuberer, D. Brandeis, et al., "Informant-Related Effects of Neurofeedback and Cognitive Training in Children with ADHD including a Waiting Control Phase: A Randomized-Controlled Trial," *European Child & Adolescent Psychiatry* 27, no. 8 (August 2018), 1055–66.

11 F. Peeters, M. Oehlen, J. Ronner, et al., "Neurofeedback as a Treatment for Major Depressive Disorder—A Pilot Study," *PLOS One* 9, no. 13 (March 2014), e91837; V. Zotev, R. Phillips, K. D. Young, et al., "Prefrontal Control of the Amygdala During Real-Time fMRI Neurofeedback Training of Emotional Regulation," *PLOS One* 8, no. 11 (November 2013), e79184; and V. Zotev, H. Yuan, M. Misaki, et al., "Correlation between Amygdala BOLD Activity and Frontal EEG Asymmetry during Real-time fMRI Neurofeedback Training in Patients with Depression," *Neuroimage: Clinical* 11 (February 2016), 224–38.

12 M. Dadashi, B. Birashk, F. Taremian, et al., "Effects of Increase in Amplitude of Occipital Alpha & Theta Brain Waves on Global Functioning Level of Patients with GAD," *Basic and Clinical Neuroscience* 6, no. 1 (January 2015), 14–20.

13 2017年5月11日のジェイ・ガンケルマンへの電話取材に基づく。

14 A. M. Taylor, A. W. Castonguay, A. J. Taylor, et al., "Microglia Disrupt Mesolimbic Reward Circuitry in Chronic Pain," *Journal of Neuroscience* 35, no. 22 (June 3, 2015), 8442–50; M. W. Salter and S. Beggs, "The Known Knowns of Microglia-Neuronal Signaling in

Induces Changes in White and Gray Matter," *Clinical EEG and Neuroscience* 44, no. 4 (October 2013), 265–72.

3 A. Munivenkatappa, J. Rajeswaram, B. Indira Devi, et al., "EEG Neurofeedback Therapy: Can It Attenuate Brain Changes in TBI?" *NeuroRehabilitation* 35, no. 3 (2014), 481–84.

4 D.M.A. Mehler, M. O. Sokunbi, I. Habes, et al., "Targeting the Affective Brain—A Randomized Controlled Trial of Real-Time fMRI Neurofeedback in Patients with Depression," *Neuropsychopharmacology* 43, no. 13 (December 2018), 2578–85.

5 F. Peeters, M. Oehlen, J. Ronner, et al., "Neurofeedback as a Treatment for Major Depressive Disorder—A Pilot Study," *PLOS One* 9, no. 3 (March 18, 2014), e91837; and R. Markiewcz, "The Use of EEG Biofeedback/Neurofeedback in Psychiatric Rehabilitation," *Psychiatria Polska* 51, no. 6 (December 30, 2017), 1095–106.

6 B. A. van der Kolk, H. Hodgdon, M. Gapen, et al., "A Randomized Controlled Study of Neurofeedback for Chronic PTSD," *PLOS One* 11, no. 12 (December 2016), e0166752.

7 S. Banerjee and C. Argáez, "Neurofeedback and Biofeedback for Mood and Anxiety Disorders: A Review of Clinical Effectiveness and Guidelines," *CADTH Rapid Response Reports*, Canadian Agency for Drugs and Technologies in Health (November 2017). ある研究では、全般性不安障害の患者群は対照群に比べて、ニューロフィードバック治療を15セッション受けたあと脳機能が改善し、不安が減少した。M. Dadashi, B. Birashk, F. Taremian, et al., "Effects of Increase in Amplitude of Occipital Alpha & Theta Brain Waves on Global Functioning Level of Patients with GAD," *Basic and Clinical Neuroscience* 6, no. 1 (January 2015), 14–20.

8 T. Sürmeli and A. Ertem, "Obsessive-Compulsive Disorder and the Efficacy of qEEG-Guided Neurofeedback Treatment: A Case Series," *Clinical EEG and Neuroscience* 42, no. 3 (July 2011), 195–201; F. Blaskovits, J. Tyerman, and M. Luctkar-Flude, "Effectiveness of Neurofeedback Therapy for Anxiety and Stress in Adults Living with a Chronic Illness: A Systematic Review Protocol," *JBI Database of Systematic Reviews and Implementation Reports* 15, no. 7 (July 2017), 1765–69; M. Luctkar-Flude and D. Groll, "A Systematic Review of the Safety and Effect of Neurofeedback on Fatigue and Cognition," *Integrative Cancer Therapies* 14, no. 4 (July 2015), 318–40; A. Muniven-

のリスクを高める特定のTREM2のバリアントに関する詳細な議論と、それが生じるメカニズムについては下記を参照のこと。Lisa Bain, Noam I. Keren, and Sheena M. Posey Norris, *Biomarkers of Neuroinflammation: Proceedings of a Workshop* (Washington, DC: National Academies Press, 2018), 17–19.

8 B. Stevens, S. Hong, B. Barres, et al., "Complement and Microglia Mediate Early Synapse Loss in Alzheimer Mouse Models," *Science* 352, no. 6286 (May 6, 2016), 712–16; Bain, Keren, and Norris, *Biomarkers of Neuroinflammation*, 31.

9 Bain, Keren, and Norris, *Biomarkers of Neuroinflammation*, 19.

10 E. Z. Macosko, A. Basu, R. Satija, et al., "Highly Parallel Genome-Wide Expression Profiling of Individual Cells Using Nanoliter Droplets," *Cell* 161, no. 5 (May 21, 2015), 1202–14.

11 W. Bao, H. Jia, S. J. Finnema, et al., "PET Imaging for Early Detection of Alzheimer's Disease: From Pathologic to Physiologic Biomarkers," *PET Clinics* 12, no. 3 (July 2017), 329–50; S. J. Finnema, N. B. Nabulsi, J. Mercier, et al., "Kinetic Evaluation and Test-Retest Reproducibility of [$_{11}$C]UCB-J, a Novel Radioligand for Positron Emission Tomography Imaging of Synaptic Vesicle Glycoprotein 2A in Humans," *Journal of Cerebral Blood Flow and Metabolism* 38, no. 11 (November 2018), 2041–52.

12 R. M. Nisbet, A. Van der Jeugd, G. Leinenga, et al., "Combined Effects of Scanning Ultrasound and a Tau-Specific Single Chain Antibody in a Tau-Transgenic Mouse Model," *Brain* 150, no. 5 (May 2017), 1220–30; G. Leinenga, C. Langton, R. Nisbet, et al., "Ultrasound Treatment of Neurological Diseases—Current and Emerging Applications," *Nature Reviews: Neurology* 12, no. 3 (March 2016), 161–74.

第11章　死に物狂いで健全なシナプスを探す

1 M. Fotuhi, B. Lubinski, M. Trullinger, et al., "A Personalized 12-week 'Brain Fitness Program' for Improving Cognitive Function and Increasing the Volume of Hippocampus in Elderly with Mild Cognitive Impairment," *Journal of Prevention of Alzheimer's Disease* 3, no. 3 (2016), 133–37.

2 J. Ghaziri, A. Tucholka, V. Larue, et al., "Neurofeedback Training

Alzheimer Model," *Cell* 149, no. 3 (April 27, 2012), 708–21; and A. K. Gillespie, E. A. Jones, Y.-H. Lin, et al., "Apolipoprotein E4 Causes Age-Dependent Disruption of Slow Gamma Oscillations during Hippocampal Sharp-Wave Ripples," *Neuron* 90, no. 4 (May 2016), 740–51. 2018年、スウェーデンはカロリンスカ研究所の研究者たちも、認知機能の低下に、ガンマ波における認知関連脳波パターンの進行性の障害が伴うことを明らかにした。H. Balleza-Tapia, S. Crux, Y. Andrade-Talavera, et al., "TrpV1 Receptor Activation Rescues Neuronal Function and Network Gamma Oscillations from Aβ-Induced Impairment in Mouse Hippocampus in Vitro," *Elife* 7 (November 2018), e37703.
2 H. F. Iaccarino, A. C. Singer, A. J. Martorell, et al., "Gamma Frequency Entrainment Attenuates Amyloid Load and Modifies Microglia," *Nature* 540, no. 7632 (December 7, 2016), 230–35.
3 同上。下記も参照のこと。A. J. Martorell, A. L. Paulson, H.-J. Suk, et al., "Multi-Sensory Gamma Stimulation Ameliorates Alzheimer's-Associated Pathology and Improves Cognition," *Cell* (March 7, 2019) (epub ahead of print).
4 G. Leinenga and J. Götz, "Scanning Ultrasound Removes Amyloid-β and Restores Memory in an Alzheimer's Disease Mouse Model," *Science Translational Medicine* 7, no. 278 (March 11, 2015), 278ra33.
5 A. C. Singer, A. J. Martorell, J. M. Douglas, et al., "Noninvasive 40-Hz Light Flicker to Recruit Microglia and Reduce Amyloid Beta Load," *Nature Protocols* 13, no. 8 (August 2, 2018), 1850–68.
6 J. W. VanRyzin, S. J. Yu, M. Perez-Pouchoulen, et al., "Temporary Depletion of Microglia during the Early Postnatal Period Induces Lasting Sex-Dependent and Sex-Independent Effects on Behavior in Rats," *eNeuro* 3, no. 6 (November–December 2016), e0297–16. 2016, 1–19.
7 S. Hong and B. Stevens, "TREM2: Keeping Microglia Fit during Good Times and Bad," *Cell Metabolism* 26, no. 4 (October 2017), 590–91; S. E. Hickman and J. El Khoury, "TREM2 and the Neuroimmunology of Alzheimer's Disease," *Biochemical Pharmacology* 88, no. 4 (April 15, 2014), 495–98; P. Yuan, C. Condello, C. D. Keene, et al., "TREM2 Haplodeficiency in Mice and Humans Impairs the Microglia Barrier Function Leading to Decreased Amyloid Compaction and Severe Axonal Dystrophy," *Neuron* 90, no. 4 (May 18, 2016), 724–39. アルツハイマー病

Cerebral Cortex," *Journal of Neuroscience* 33, no. 10 (March 6, 2013), 4216–33; A. Sierra, S. Beccari, I. Diaz-Aparicio, et al., "Surveillance, Phagocytosis, and Inflammation: How Never-Resting Microglia Influence Adult Hippocampal Neurogenesis," *Neural Plasticity* (2014), 610343.

19 H. F. Iaccarino, A. C. Singer, A. J. Martorell, et al., "Gamma Frequency Entrainment Attenuates Amyloid Load and Modifies Microglia," *Nature* 540, no. 7632 (December 7, 2016), 230–35.

20 R. Masgrau, C. Guaza, R. M. Ransohoff, et al., "Should We Stop Saying 'Glia' and 'Neuroinflammation'?" *Trends in Molecular Medicine* 23, no. 6 (June 2017), 486–500.

21 C. L. Cullen and K. M. Young, "How Does Transcranial Magnetic Stimulation Influence Glial Cells in the Central Nervous System?" *Frontiers in Neural Circuits* 10 (April 2016), 26. qEEG研究のトップであるジェイ・ガンケルマンによると、経頭蓋磁気刺激による直接的な刺激は神経回路を活性化、もしくは不活化させ、ミクログリアを活発化、もしくは不活発化させることができる。

第9章　悩める心

1 M. S. Kelly, A. J. Oliveira-Maria, M. Bernstein, et al., "Initial Response to Transcranial Magnetic Stimulation Treatment for Depression Predicts Subsequent Response," *Journal of Neuropsychiatry and Clinical Neurosciences* 29, no. 2 (Spring 2017), 179–82.

2 本書のここや、ハサン・アシフ医師の業績を述べる他の箇所では、私自身の報告に加え、エイミー・エリス＝ナットの記事（"The Mind Biology" *Washington Post*, February 19, 2016, A1-A14）からも引用している。彼女の記事は以下で読める。www.washingtonpost.com/sf/national/2016/02/19/brain-hacking-the-minds-biology（2017年11月アクセス確認）.

3 James Joyce, *Dubliners* (New York: Penguin, 1993), 104.〔『ダブリンの人びと』ちくま文庫〕

第10章　アルツハイマー病の解決

1 L. Verret, E. O. Mann, G. B. Hang, et al., "Inhibitory Interneuron Deficit Links Altered Network Activity and Cognitive Dysfunction in

"Asymmetrical Frontal Cortical Activity Associated with Differential Risk for Mood and Anxiety Disorder Symptoms: An RDoC Perspective," *International Journal of Psychophysiology* 98, no. 2, pt. 2 (November 2015), 249–61. パスカル＝レオーネは機能的MRIを用いて、4つのうつ病のサブタイプを、連絡に機能不全を生じた脳部位を基に識別した。彼の考えでは、この部位別に患者を分類することは診断に役立つばかりではなく、患者にTMSが有効かどうかを予測するのにも役立つ。A. T. Drysdale, L. Grosenick, J. Downar, et al., "Resting-State Connectivity Biomarkers Define Neurophysiological Subtypes of Depression," *Nature Medicine* 23, no. 1 (January 2017), 28–38. 研究者たちは、脳の辺縁部内や前頭線条体ネットワーク内に違いを見つけた。前頭線条体ネットワークとは、前頭葉と大脳基底核とを結ぶ神経経路で、運動、認知、行動機能を脳内で中継している。別の研究者たちは、大脳皮質の興奮度の神経生理学的測定が、どんな患者にTMS治療が最も有効かを予測するバイオマーカーとして使えること、そして大脳皮質の興奮度の変化は大うつ病性障害の患者によってTMS治療の結果が異なることに関係していることを発見した。B. Kobyashi, I. A. Cook, A. M. Hunter, et al., "Can Neurophysiologic Measures Serve as Biomarkers for the Efficacy of Repetitive Transcranial Magnetic Stimulation Treatment of Major Depressive Disorder?" *International Review of Psychiatry* 29, no. 2 (April 2017), 98–114.

16 S. H. Ameis, Z. J. Daskalakis, P. Szatmari, et al., "Repetitive Transcranial Magnetic Stimulation for the Treatment of Executive Function Deficits in Autism Spectrum Disorder: Clinical Trial Approach," *Journal of Child and Adolescent Psychopharmacology* 27, no. 5 (June 2017), 413–21. 国立衛生研究所の支援を受けアルヴァロ・パスカル＝レオーネとリンゼイ・オーバーマンが行なったTMSについてのこの先駆的な研究は、ジョン・エルダー・ロビンソンの著書*Switched On* (New York: Spiegel & Grau, 2016)〔『ひとの気持ちが聴こえたら――私のアスペルガー治療記』早川書房〕によって一般に知られるようになった。

17 ミラノ大学およびIRCCSサン・ドナート病院内分泌科長、リヴィオ・ルーツィがこれらの知見について、2017年4月3日、フロリダ州オーランドで行なわれた内分泌学会第99回年次総会で発表した。プレゼンテーションのタイトルは"Deep Transcranial Magnetic Stimulation (dTMS) Exerts Anti-Obesity Effects via Microbiota Modulation"。

18 C. L. Cunningham, V. Martinez-Cerdeno, and S. C. Noctor, "Microglia Regulate the Number of Neural Precursor Cells in the Developing

Cortex in Drug-Resistant Depression," *Lancet* 348, no. 9022 (July 1996), 233–37.

9 A. Sartorius, L. Kranaster, C. Hoyer, et al., "Antidepressant Efficacy of Electroconvulsive Therapy Is Associated with a Reduction of the Innate Cellular Immune Activity in the Cerebrospinal Fluid in Patients with Depression," *World Journal of Biological Psychiatry* 19, no. 5 (August 2018), 379–89.

10 J. L. Kruse, E. Congdon, R. Olmstead, et al., "Inflammation and Improvement of Depression Following Electroconvulsive Therapy in Treatment-Resistant Depression," *Journal of Clinical Psychiatry* 79, no. 2 (March/April 2018).

11 N. Rimmerman, M. Abargil, L. Cohen, et al., "Microglia Mediate the Anti-Depressive Effects of Electroconvulsive Shock Therapy in Mice Exposed to Chronic Unpredictable Stress," *Brain, Behavior, and Immunity* 57, suppl. (October 2016), e20.

12 J. L. Gallant, A. G. Huth, W. A. de Heer, et al., "Natural Speech Reveals the Semantic Maps That Tile Human Cerebral Cortex," *Nature* 532 (April 2016), 453–58. 同じく2016年、ヒトコネクトーム〔脳の神経網の地図〕プロジェクトによって、これまでで最も包括的な大脳皮質の地図を研究者たちは利用できるようになった。発生中のさまざまな時期や、さまざまな疾患に現れる、形態的に異なる97の領域を詳細に描写した地図だ。M. F. Glasser, T. S. Coalson, E. C. Robinson, et al., "A Multi-Modal Parcellation of Human Cerebral Cortex," *Nature* 536, no. 7615 (August 11, 2016), 171–78.

13 Y. Kim, Z. Perova, M. M. Mirrione, et al., "Whole-Brain Mapping of Neuronal Activity in the Learned Helplessness Model of Depression," *Frontiers in Neural Circuits* 10, no. 3 (February 3, 2016), eCollection 2016.

14 C. B. Young, T. Chen, J. Keller, et al., "Anhedonia and General Distress Show Dissociable Ventromedial Prefrontal Cortex Connectivity in Major Depressive Disorder," *Translational Psychiatry* 6, no. 5 (May 2016), e810.

15 R. Nusslock, E. Harmon-Jones, L. B. Alloy, et al., "Elevated Left Mid-Frontal Cortical Activity Prospectively Predicts Conversion to Bipolar 1 Disorder," *Journal of Abnormal Psychology* 121, no. 3 (August 2012), 592–601, and R. Nusslock, K. Walden, and E. Harmon-Jones,

4 D.M.A. Mehler, M. O. Sokunbi, I. Habes, et al., "Targeting the Affective Brain—A Randomized Controlled Trial of Real-Time fMRI Neurofeedback in Patients with Depression," *Neuropsychopharmacology* 43, no. 13 (December 2018), 2578–85.

5 Y. Levkovitz, M. Isserles, F. Padberg, et al., "Efficacy and Safety of Deep Transcranial Magnetic Stimulation for Major Depression: A Prospective Multicenter Randomized Controlled Trial," *World Psychiatry* 14, no. 1 (February 2015), 64–73; M. A. Demitrack and M. E. Thase, "Clinical Significance of Transcranial Magnetic Stimulation (TMS) in the Treatment of Pharmacoresistant Depression: Synthesis of Recent Data," *Psychopharmacology Bulletin* 42, no. 2 (2009), 5–38; and Y. Levkovitz, E. V. Harel, Y. Roth, et al., "Deep Transcranial Magnetic Stimulation Over the Prefrontal Cortex: Evaluation of Antidepressant and Cognitive Effects in Depressive Patients," *Brain Stimulation* 2, no. 4 (October 2009), 188–200.

6 T. Perera, M. S. George, G. Grammer, et al., "The Clinical TMS Society Consensus Review and Treatment Recommendations for TMS Therapy for Major Depressive Disorder," *Brain Stimulation* 9, no. 3 (May 2016), 336–46; A. Pascual-Leone, A. Valero-Cabre, J. Amengual, et al., "Transcranial Magnetic Stimulation in Basic and Clinical Neuroscience: A Comprehensive Review of Fundamental Principles and Novel Insights," *Neuroscience & Biobehavioral Reviews* 83, no. 17 (December 2017), 381-404.

7 M. S. Kelly, A. J. Oliveira-Maria, M. Bernstein, et al., "Initial Response to Transcranial Magnetic Stimulation Treatment for Depression Predicts Subsequent Response," *Journal of Neuropsychiatry and Clinical Neurosciences* 29, no. 2 (Spring 2017), 179–82. パスカル＝レオーネは、患者のTMSに対する最初の良好な反応から、14ないし30セッションからなる通常の治療でどの程度利益が得られるかが予測できることを発見した。2017年までにさらに研究がなされ、TMSがうつ病に関連するネットワークに正確に作用して、患者を回復させられたことがわかった。M. J. Dubin, C. Liston, M. A. Avissar, et al., "Network-Guided Transcranial Magnetic Stimulation for Depression," *Current Behavioral Neuroscience Reports* 4, no. 1 (March 2017), 70–77.

8 A. Pascual-Leone, B. Rubio, M. D. Catala, et al., "Rapid-Rate Transcranial Magnetic Stimulation of Left Dorsolateral Prefrontal

15 Y. Kelly, A. Zilanawala, C. Booker, et. al., "Social Media Use and Adolescent Mental Health: Findings from the UK Millennium Cohort Study," *EClinicalMedicine* (December 2018), 59–68.
16 Aaron Smith, "Record Shares of Americans Now Own Smartphones, Have Home Broadband," *Fact Tank*, Pew Research Center, January 12, 2017, www.pewresearch.org/fact-tank/2017/01/12/evolution-of-technology/（2017年12月アクセス確認）.
17 Pew Research Center, "73% of Teens Have Access to a Smartphone; 15% Have Only a Basic Phone," Amanda Lenhart, *Teens, Social Media & Technology Overview 2015*, April 8, 2015, www.pewinternet.org/2015/04/09/teens-social-media-technology-2015/pi_2015-04-09_teensandtech_06/（2017年12月アクセス確認）.
18 J. M. Twenge, A. B. Cooper, T. E. Joiner, et al., "Age, Period, and Cohort Trends in Mood Disorder Indicators and Suicide-Related Outcomes in a Nationally Representative Dataset, 2005–2017," *Journal of Abnormal Psychology* 128, no. 3 (April 2019), 185–99.

第８章　脳ハッキング

1 これらの絵は、神経科学者であり画家であるグレッグ・ダンによるものだ。彼は顕微鏡で見たニューロンの枝分かれパターンにアジア芸術に表された美的感覚を連想した。ダンは墨絵の技法で絵を描いている。

2 R. Masgrau, C. Guaza, R. M. Ransohoff, et al., "Should We Stop Saying 'Glia' and 'Neuroinflammation'?" *Trends in Molecular Medicine* 23, no. 6 (June 2017), 486–500.
3 B. A. van der Kolk, H. Hodgdon, M. Gapen, et al., "A Randomized Controlled Study of Neurofeedback for Chronic PTSD," *PLOS One* 11, no. 12 (December 2016), e0166752; F. Minder, A. Zuberer, D. Brandeis, et al., "Informant-Related Effects of Neurofeedback and Cognitive Training in Children with ADHD Including a Waiting Control Phase: A Randomized-Controlled Trial," *European Child & Adolescent Psychiatry* 27, no. 8 (August 2018), 1055–66; and S. Banerjee and C. Argáez, "Neurofeedback and Biofeedback for Mood and Anxiety Disorders: A Review of Clinical Effectiveness and Guidelines," *CADTH Rapid Response Reports*, Canadian Agency for Drugs and Technologies in Health (November 2017).

2018), 352–63.
8 A. H. Miller and C. L. Raison, "The Role of Inflammation in Depression: From Evolutionary Imperative to Modern Treatment Target," *Nature Reviews: Immunology* 16 (January 2016), 22–34.
9 うつ病に影響する遺伝子が私たちの祖先の免疫システムも支えていた、そのあり方について詳しくは以下の記事を読まれたい。Brian Gabriel, "The Evolutionary Advantage of Depression," *The Atlantic*, October 2, 2012.
10 2018年2月21日付け「ニューヨークタイムズ」紙のマイケル・イアン・ブラックによる最近の特別記事「The Boys Are Not All Right（少年たちは大丈夫ではない）」は発達中の男性の脳に対する社会的ストレスの影響には直接言及していない。しかしブラックは、今日の学校内銃乱射事件は現代の若い男性が大丈夫でないことの表れだと強く主張している。彼らは「男らしさが強さで評価され、去勢でもされない限り弱さは認められず、他人に勝る力をもってこそ男だという、息の詰まるような時代遅れの男性性のモデル」に捕らえられているという。これに、悲しみや恐れ、弱さ、やさしさを表現する方法がわからないことも手伝って、男性には引きこもりと憤怒の二つしか選択肢がない。このモデルは間違いなく少年たちの発育中の脳に対する社会的ストレス因子だと、私は主張したい。
11 ニュースサイト「ACEsTooHigh」と「ACEsConnection」の創設者およびエディターであるジェーン・スティーヴンスとの会話に基づく。これらのニュースサイトはロバート・ウッド・ジョンソン基金から資金が提供されている。2017年11月11日、小児逆境体験の世界有数の専門家であるスティーヴンスは、ソーシャルメディアを使うことは現在では小児逆境体験に相当すると請け合ってくれた。
12 R. Mojtabai, M. Olfson, and B. Han, "National Trends in the Prevalence and Treatment of Depression in Adolescents and Young Adults," *Pediatrics* 138, no. 6 (December 2016), e20161878.
13 E. Kross, P. Verduyn, E. Demiralp, et al., "Facebook Use Predicts Declines in Subjective Well-Being in Young Adults," *PLOS One* 8, no. 8 (August 2013), e69841; Holly B. Shakya and Nicholas A. Christakis, "A New, More Rigorous Study Confirms: The More You Use Facebook, the Worse You Feel," *Harvard Business Review*, April 10, 2017.
14 J. M. Twenge, T. E. Joiner, M. L. Rogers, et al., "Increases in Depressive Symptoms, Suicide Rates Among U.S. Adolescents After 2010 and Links to Increased New Media Screen Time," *Clinical Psychological Science* (published online November 14, 2017), 1–15.

に適った。つまり、男と女が子供をもうけて人類を前進させるには、互いに触れあい絆を形成する必要があった。私たちの脳と微生物は、私たちがより社交的に、かつ病原体に強くなるように巧みに進化した――微生物や病原体に対する全般的なサイトカイン応答を日常的に高めることで、より長い時間、より社交的な状況で問題なく暮らせるようになり、色欲または恋に落ちて、赤ん坊をよりたくさん作ることができるようになった（ここでの炎症性免疫応答の基礎レベルの高さは、病中や、脅威への応答や、うつ病のときに見られるはるかに強いサイトカインの急上昇とはかなり異なる）。それはつまり、免疫応答が弱すぎても問題になり得るということだ。たとえばキプニスは最近、髄膜スペースから特定のサイトカインメッセージを取り除くと、マウスが社交性をすっかりなくしてしまうことを発見した。日常の行動と個性を担当する脳の前頭葉の神経回路のパターンが変化するのだ。これは自閉症の人で見られる回路パターンの変化と同じものだとわかった。体の免疫システムが脳へ送るメッセージは適正な範囲内に完璧に入っていなければならない。多すぎても少なすぎてもいけない。脳はどんぴしゃりでそれを受け取らなければならない――そして病原体が何世紀もの間その方法を教えてくれていた。キプニスが考えているように、「私たちの個性の一部は免疫システムによって決められているのかもしれない」。A. J. Filiano, Y. Xu, N. J. Tustison, et al., “Unexpected Role of Interferon-γ in Regulating Neuronal Connectivity and Social Behaviour,” *Nature* 535, no. 7612 (July 12, 2016), 425–29.

4 L. L. Williamson, E. A. McKenney, Z. E. Holzknecht, et al., “Got Worms? Perinatal Exposure to Helminths Prevents Persistent Immune Sensitization and Cognitive Dysfunction Induced by Early-Life Infection,” *Brain, Behavior, and Immunity* 51 (January 2016), 14–28.

5 詳しくは拙著を参照のこと。*The Autoimmune Epidemic: Bodies Gone Haywire in a World out of Balance* (New York: Touchstone, 2008).〔『免疫の反逆――自己免疫疾患はなぜ急増しているか』ダイヤモンド社〕

6 C. L. Raison and A. H. Miller, “Pathogen-Host Defense in the Evolution of Depression: Insights into Epidemiology, Genetics, Bioregional Differences and Female Preponderance,” *Neuropsychopharmacology* 42, no. 1 (January 2017), 5–27.

7 M. G. Frank, L. K. Fonken, S. D. Dolzani, et al., “Immunization with *Mycobacterium Vaccae* Induces an Anti-Inflammatory Milieu in the CNS: Attenuation of Stress-Induced Microglial Priming, Alarmins and Anxiety-Like Behavior,” *Brain, Behavior, and Immunity* 73 (October

Psychological Association, www.apa.org/helpcenter/data-behavioral-health.aspx（2017年11月アクセス確認）. もちろん精神疾患の発症率の上昇はアメリカだけの問題ではない。大うつ病性障害は4カ国を除くすべての国で十大疾患に入っている。C. J. L. Murray and A. D. Lopez, "Measuring Global Health: Motivation and Evolution of the Global Burden of Disease Study," *Lancet* 390, no. 10100 (September 16, 2017), 1460–64. イングランドでは、任意の時点で16歳から64歳までの人口の6分の1が現在メンタルヘルスの問題を抱えていると診断されている。David Brown and Nick Triggle, "Mental Health: 10 Charts on the Scale of the Problem," BBC News, September 30, 2017, www.bbc.com/news/health-41125009（2017年11月アクセス確認）. そして2016年では、世界の11億人の人々が心理学的あるいは精神医学的障害および薬物濫用問題を抱えている。

9 J. A. Phillips, A. V. Robin, C. N. Nugent, et al., "Understanding Recent Changes in Suicide Rates Among the Middle-aged: Period or Cohort Effects?" *Public Health Report* 125, no. 5 (September–October 2010), 680–88. CDCによれば、2015年、アメリカ合衆国では自殺は10番目に多い死因で、年間4万4000人が自殺により亡くなっている。言い換えれば毎日100人以上のアメリカ人が自殺しているということだ。2017年10月26日放送のラジオ番組「Reveal（暴露）」のなかのリポーター、ジャック・ロドリコのコーナー「Heroin Diaries（ヘロイン日記）」を参照のこと。合衆国におけるヘロインおよびオピオイドによる最近の死亡統計について報じている。www.revealnews.org/episodes/heroin-diaries/（2017年12月アクセス確認）.

10 同上。

第7章　流行する脳障害

1 S. Gagneux, "Host-Pathogen Coevolution in Human Tuberculosis," *Philosophical Translations of the Royal Society of London*, Biological Sciences 364, no. 159 (March 19, 2012), 850–59.

2 G. M. Slavich and M. R. Irwin, "From Stress to Inflammation and Major Depressive Disorder: A Social Signal Transduction Theory of Depression," *Psychological Bulletin* 140, no. 3 (May 2014), 774–815.

3 ヨナタン・キプニスは免疫システムと社会行動との間の関係をずっと調べている。彼の仮説はこうだ。進化論的に言って、人間がより社会的になるにつれ、稠密な生息条件下で互いに受け渡すあらゆる感染性の病原体から身を守るために、私たちは免疫応答の強度や冗長性を増していった。これが生物学上の要請

presented on May 7, 2017, at the 2017 Pediatric Academic Societies Meeting in San Francisco. これは決してアメリカ合衆国だけのトレンドではない。過去6年間でカナダでは、メンタルヘルスと依存症の問題で救急搬送される児童や若者が3分の1増加している。S. Gandhi, M. Chiu, K. Lam, et al., "Mental Health Service Use Among Children and Youth in Ontario: Population-Based Trends over Time," *Canadian Journal of Psychiatry* 61, no. 2 (February 2016), 119–24. 過去わずか数年の間に、10代の自殺未遂の数が23パーセント増加し、13歳から18歳までの自殺者の数が31パーセント急増した。J. M. Twenge, T. E. Joiner, M. L. Rogers, et al., "Increases in Depressive Symptoms, Suicide-Related Outcomes, Suicide Rates Among U.S. Adolescents After 2010 and Links to Increased New Media Screen Time," *Clinical Psychological Science* (published online November 14, 2017), 1–15. 自殺はスマホ世代および15歳から34歳までのミレニアル世代の両方で死因の第2位である。"Suicide Is a Leading Cause of Death in the United States," National Institute of Mental Health, www.nimh.nih.gov/health/statistics/suicide/index.shtml#part_154968（2017年11月アクセス確認）.

8 A. Case and A. Deaton, "Rising Morbidity and Mortality in Midlife Among White Non-Hispanic Americans in the 21st Century," *Proceedings of the National Academy of Sciences* 112, no. 49 (December 2015), 15078–83. 中年の不安、自殺、薬物の過剰摂取によって中年の死亡率が上乗せされていると、上記の二人のプリンストン大学の研究者は書いている。「本論文は、アメリカ合衆国における1999年から2013年までの非ヒスパニック系白人中年男女の全死因での死亡数の著しい増加についてのものである。この変化は数十年にわたる死亡率の低下に逆行しており、合衆国に特有な事象だ。他の裕福な国では同様の逆転は見られない。……自己申告から示される、健康、メンタルヘルス、日常生活における遂行能力の悪化と、慢性疼痛と休職の増加に加え、臨床検査で認められる肝機能の低下はすべて、この層の人々で苦痛が大きくなっていることを示している。……もし白人の45歳〜54歳の死亡率が1998年のままだったなら、1999年〜2013年の死者数は9万6000人減り、2013年単独でも7000人少なくなる。さらにそれ以前（1979年〜1998年）の死亡率まで減らしたならば、1999年〜2013年の死者数は50万人減少する。……それに加えて、自己申告による健康やメンタルヘルス、就労能力の衰退と、疼痛愁訴の増加、肝機能低下は中年の苦痛が増加していることを示している」。今日、大うつ病性障害は世界的に最もよく見られる障害である。"Data on Behavioral Health in the United States," American

7 Jonathan Kipnis, “The Seventh Sense,” *Scientific American*, August 2018, 29–35. A. Louveau, I. Smirnov, J. Keyes, et al., “Structural and Functional Features of Central Nervous System Lymphatics,” *Nature* 523, no. 7560 (July 16, 2015), 337–41.
8 M. Absinta, S. K. Ha, G. Nair, et al., “Human and Nonhuman Primate Meninges Harbor Lymphatic Vessels That Can Be Visualized Noninvasively by MRI,” *eLife* 6 (October 3, 2017), e29738. 研究者たちは、サルとヒト、両方の脳にこのリンパ管が存在することを証明することができた。
9 N. Lou, T. Takano, Y. Pei, et al., “Purinergic Receptor P2RY12-Dependent Microglial Closure of the Injured Blood-Brain Barrier,” *Proceedings of the National Academy of Sciences* 113, no. 4 (January 26, 2016), 1074–79.
10 A. Louveau, B. A. Plog, S. Antila, et al., “Understanding the Functions and Relationships of the Glymphatic System and Meningeal Lymphatics,” *Journal of Clinical Investigation* 127, no. 9 (September 2017), 3210–19.

第6章 「新しい解決策なんかありそうもない」

1 R. Mojtabai, M. Olfson, and B. Han, “National Trends in the Prevalence and Treatment of Depression in Adolescents and Young Adults,” *Pediatrics* 138, no. 6 (December 2016), e20161878.
2 J. Breslau, S. E. Gilman, B. D. Stein, et al., “Sex Differences in Recent First-Onset Depression in an Epidemiological Sample of Adolescents,” *Translational Psychiatry* 7, no. 5 (May 2017), e1139.
3 同上。
4 “Major Depression: Prevalence of Major Depressive Episode Among Adolescents,” National Institute of Mental Health, www.nimh.nih.gov/health/statistics/prevalence/major-depression-among-adolescents.shtml（2017年11月アクセス確認）.
5 “Rising Mental Health Issues Facing Our Children, in Five Charts,” *The Atlantic*, 2014, www.theatlantic.com/sponsored/athena-where-does-it-hurt/（2017年11月アクセス確認）.
6 同上。
7 G. Plemmons, “Trends in Suicidality and Serious Self-Harm for Children 5–17 Years at 32 U.S. Children’s Hospitals, 2008–2015,”

たとえそれが恐ろしく誤ったところへ彼らを導くことが研究からわかってきても。

第5章　脳に架ける橋

1　Matt Haig, "Kurt Cobain Was Not a *'Tortured Genius,'* He Had an Illness," *The Telegraph*, April 5, 2015. この記事でヘイグは次のように書いている。「神経科学は誕生してほんの1世紀しか経っていない赤ん坊の科学で、脳に対する私たちの科学的理解は望ましいレベルからほど遠い。私たちは木星の月ほども自分たちの頭の中身のことを知らない」。彼のすばらしい記事は以下で読むことができる。www.telegraph.co.uk/men/thinking-man/11515605/Kurt-Cobain-was-not-a-tortured-genius-he-had-an-illness.html（2017年11月アクセス確認）.

2　J. Kipnis, H. Cohen, M. Cardon, et al., "T-Cell Deficiency Leads to Cognitive Dysfunction: Implications for Therapeutic Vaccination of Schizophrenia and Psychiatric Conditions," *Proceedings of the National Academy of Sciences* 101, no. 21 (May 2004), 8180–85.

3　I. Shaked, Z. Porat, R. Gersner, et al., "Early Activation of Microglia as Antigen-Presenting Cells Correlates with T Cell–Mediated Protection and Repair of the Injured Central Nervous System," *Journal of Neuroimmunology* 146, no. 1–2 (January 2004), 84–93.

4　N. C. Derecki, A. N. Cardani, C. H. Yang, et al., "Regulation of Learning and Memory by Meningeal Immunity: A Key Role for IL-4," *Journal of Experimental Medicine* 207, no. 5 (May 2010), 1067–80. 早くも2006年にキプニスは、中枢神経系の神経変性疾患も炎症と関連していることを示唆する証拠が蓄積しているということから、あらゆる神経変性疾患が免疫異常と関連しているかどうかを調べた論文も発表している。M. Schwartz, O. Butovsky, and J. Kipnis, "Does Inflammation in an Autoimmune Disease Differ from Inflammation in Neurodegenerative Diseases? Possible Implications for Therapy," *Journal of Neuroimmune Pharmacology* 1, no. 1 (March 2006), 4–10.

5　この実験は、数カ月におよび、さまざまな試みののち偶然達成できた。そしてリンパ管の染色を繰り返して、ようやくこれが間違いなくリンパ管だとチームは確証をもったのだ。

6　ここで私は「マーカー」という語を用いているが、キプニスたちは「試薬」と呼んでいる。

and Plasticity in the Hippocampus During Peripheral Inflammation," *Journal of Neuroscience* 35, no. 12 (March 25, 2015), 4942–52.

29 Virginia Hughes, "Brain Imaging Study Points to Microglia as Autism Biomarker," *Spectrum*, January 10, 2013, spectrumnews.org/news/brain-imaging-study-points-to-microglia-as-autism-biomarker/ (2017年10月アクセス確認); and J. L. Frost and D. P. Schafer, "Microglia: Architects of the Developing Nervous System," *Trends in Cell Biology* 26, no. 8 (August 1, 2016), 587–96.

30 S. Katsuaki, G. Sugihara, Y. Ouchi, et al., "Microglial Activation in Young Adults with Autism Spectrum Disorder," *JAMA Psychiatry* 70, no. 1 (January 2013); Y. Mizoguchi and A. Monji, "Microglial Intracellular Ca_{2+} Signaling in Synaptic Development and Its Alterations in Neurodevelopmental Disorders," *Frontiers in Cellular Neuroscience* 11 (March 17, 2017), 69; and S. Gupta, S. E. Ellis, F. N. Ashar, et al., "Transcriptome Analysis Reveals Dysregulation of Innate Immune Response Genes and Neuronal Activity-Dependent Genes in Autism," *Nature Communications* 5 (December 2014), 5748.

31 S. R. Subramaniam and H. J. Federoff, "Targeting Microglial Activation States as a Therapeutic Avenue in Parkinson's Disease," *Frontiers in Aging Neuroscience* 9 (June 2017), 176.

32 M. J. Vasek, C. Garber, D. Dorsey, et al., "A Complement-Microglial Axis Drives Synapse Loss during Virus-Induced Memory Impairment," *Nature* 534, no. 7608 (June 2016), 538–43.

33 W. W. Eaton, M. G. Pedersen, P. R. Nielsen, et al., "Autoimmune Diseases, Bipolar Disorder, and Non-Affective Psychosis," *Bipolar Disorders* 12, no. 6 (September 2010), 638–46.

34 J. Euesden, A. Danese, C. M. Lewis, et al., "A Bidirectional Relationship Between Depression and the Autoimmune Disorders: New Perspectives from the National *Child Development* Study," *PLOS One* 12, no. 3 (March 6, 2017), e0173015.

35 20世紀の科学哲学者、トーマス・クーンは科学の発見と、科学的理解が進むなかで起こるパラダイムシフトとの時間的ずれを「通常科学」と呼んだ。クーンによると、科学はその本質から保守的で、説得力を持った証拠のない考えをなかなか見限らない。圧倒的大多数の科学者は単一の科学的イデオロギーを出発点として受け入れて、そこから自分の見地を構築する――その小道を通して科学の全景を見渡す。それはそのイデオロギーが覆されない程度で行なわれる。

20 T. Kreisel, M. G. Frank, T. Licht, et al., "Dynamic Microglial Alterations Underlie Stress-Induced Depressive-Like Behavior and Suppressed Neurogenesis," *Molecular Psychiatry* 19, no. 6 (June 2014), 699–709.
21 同上。
22 G. Singhal and B. T. Baune, "Microglia: An Interface Between the Loss of Neuroplasticity and Depression," *Frontiers in Cellular Neuroscience* 11 (September 8, 2017), 270.
23 E. Setiawan, A. A. Wilson, R. Mizrahi, et al., "Role of Translocator Protein Density, a Marker of Neuroinflammation, in the Brain During Major Depressive Episodes," *JAMA Psychiatry* 72, no. 3 (March 2015), 268–75.
24 S. Attwells, E. Setiawan, A. A. Wilson, et al., "Inflammation in the Neurocircuitry of Obsessive-Compulsive Disorder," *JAMA Psychiatry* 74, no. 8 (August 2017), 833–40.
25 A. R. Bialas, J. Presumey, A. Das, et al., "Microglia-Dependent Synapse Loss in Type 1 Interferon-Mediated Lupus," *Nature* 546, no. 7659 (June 22, 2017), 539–43.
26 C. F. Lucchinetti, F. G. Bogdan, B. F. Popescu, et al., "Inflammatory Cortical Demyelination in Early Multiple Sclerosis," *New England Journal of Medicine* 365, no. 23 (December 8, 2011), 2188–97; R. Sankowski, S. Mader, and S. I. Valdes-Ferrer, "Systemic Inflammation and the Brain: Novel Roles of Genetic, Molecular, and Environmental Cues as Drivers of Neurodegeneration," *Frontiers in Cellular Neuroscience* 9 (February 2, 2015), 28.
27 D. R. van Langenberg, G. W. Yelland, S. R. Robinson, et al., "Cognitive Impairment in Crohn's Disease Is Associated with Systemic Inflammation, Symptom Burden and Sleep Disturbance," *United European Gastroenterology Journal* 5, no. 4 (June 2017), 579–87.
28 同上。この研究の著者は次のように記している。「この効果の根拠は完全にわかっているわけではないが、齧歯類の実験では結腸に炎症が起こると海馬のミクログリアの炎症活性が上方制御され、次いでシナプス後の反応性が大幅に減弱されることが示されている。もしそのようなシナプス後の反応性の減弱がクローン病患者で起これば、本研究で観察された応答時間の遅延を容易に説明できる」。下記も参照のこと。K. Riazi, M. A. Galic, A. C. Kentner, et al., "Microglia-Dependent Alteration of Gluamatergic Synaptic Transmission

Inflammation in Humans: Association with Depressive Symptoms," *Molecular Psychiatry* 22 (October 2017), 1448–54; A. H. Miller and C. L. Raison, "The Role of Inflammation in Depression: From Evolutionary Imperative to Modern Treatment Target," *Nature Reviews: Immunology* 16 (December 2015), 22–34; M. B. Howren, D. M. Lamkin, and J. Suls, "Associations of Depression with C-Reactive Protein, IL-1, and IL-6: A Meta-Analysis," *Psychosomatic Medicine* 71, no. 2 (February 2009), 171–86; Y. Dowlati, N. Herrmann, W. Swardfager, et al., "A Meta-Analysis of Cytokines in Major Depression," Biological Psychiatry 67 no. 5 (March 1, 2010), 446–57; Lisa Bain, Noam I. Keren, and Sheena M. Posey Norris, *Biomarkers of Neuroinflammation: Proceedings of a Workshop* (Washington, DC: National Academies Press, 2018), 25.

15 F. P. Hartwig, M. C. Borges, B. L. Horta, et al., "Inflammatory Biomarkers and Risk of Schizophrenia: A 2-Sample Mendelian Randomization Study," *JAMA Psychiatry* 74, no. 12 (December 2017), 1226–33.

16 C. L. Raison, C. A. Lowry, G.A.W. Rook, "Inflammation, Sanitation and Consternation: Loss of Contact with Co-Evolved, Tolerogenic Micro-Organisms and the Pathophysiology and Treatment of Major Depression," *Archives of General Psychiatry* 67, no. 12 (December 2010), 1211–24.

17 F. Dickerson, H. C. Wilcox, M. Adamos, et al., "Suicide Attempts and Markers of Immune Response in Individuals with Serious Mental Illness," *Journal of Psychiatric Research* 87 (April 2017), 37–43; F. Dickerson, M. Adamos, E. Katsafanas, et al., "The Association Between Immune Markers and Recent Suicide Attempts in Patients with Serious Mental Illness: A Pilot Study," *Psychiatry Research* 255 (September 2017), 8–12.

18 Moises Velasquez-Manoff, "When the Body Attacks the Mind," *The Atlantic* (July/August 2016), www.theatlantic.com/magazine/archive/2016/07/when-the-body-attacks-the-mind/485564/（2017年10月アクセス確認).

19 G. B. Choi, Y. S. Yim, H. Wong, et al., "The Maternal Interleukin-17a Pathway in Mice Promotes Autism-Like Phenotypes in Offspring," *Science* 351, no. 6276 (February 26, 2016), 933–39.

Separation Processes In Hippocampus," *Journal of Neuroscience* 34, no. 37 (September 10, 2014), 12470–80.

9 R. Haapakoski, J. Mathieu, K. P. Ebmeier, et al., "Cumulative Meta-Analysis of Interleukins 6 and I β , Tumour Necrosis Factor α and C-Reactive Protein in Patients with Major Depressive Disorder," *Brain, Behavior, and Immunity* 49 (October 2015), 206–15; and M. S. Cepeda, P. Stang, and R. Makadia, "Depression Is Associated with High Levels of C-Reactive Protein and Low Levels of Fractional Exhaled Nitric Oxide: Results from the 2007–2012 National Health and Nutrition Examination Surveys," *Journal of Clinical Psychiatry* 77, no. 12 (December 2016), 1666–71.

10 Lisa Bain, Noam I. Keren, and Sheena M. Posey Norris, *Biomarkers of Neuroinflammation: Proceedings of a Workshop* (Washington, DC: National Academies Press, 2018), 34.

11 G. M. Khandaker, R. M. Pearson, P. B. Jones, et al., "Association of Serum Interleukin 6 and C-Reactive Protein in Childhood with Depression and Psychosis in Young Adult Life: A Population-Based Longitudinal Study," *JAMA Psychiatry* 71, no. 10 (October 2014), 1121–28.

12 R. N. Spengler, V. Fasick, S. Samankan, et al., "The Hippocampus and TNF: Common Links Between Chronic Pain and Depression," *Neuroscience & Behavioral Review* 53 (June 2015), 139–59.

13 E. Brietzke, L. Sterts, B. S. Fernandes, et al., "Comparison of Cytokine Levels in Depressed, Manic and Euthymic Patients with Bipolar Disorder," *Journal of Affective Disorders* 116, no. 3 (August 2009), 214–17; H. Yamamori, T. Ishima, Y. Yasuda, et al., "Assessment of a Multi-Assay Biological Diagnostic Test for Mood Disorders in a Japanese Population," *Neuroscience Letters* 612 (January 26, 2016), 167–71; F. Dickerson, E. Katsafanas, L. A. Schweinfurth, et al., "Immune Alterations in Acute Bipolar Depression," Acta Psychiatrica Scandinavica 132, no. 3 (September 2015), 204–10.

14 R. Hou, M. Garner, C. Holmes, et al., "Peripheral Inflammatory Cytokines and Immune Balance in Generalised Anxiety Disorder: Case-Controlled Study," *Brain, Behavior, and Immunity* 62 (May 2017), 212–18; H. Engler, P. Brendt, J. Wischermann, et al., "Selective Increase of Cerebrospinal Fluid IL-6 During Experimental Systemic

hood Stress and Autoimmune Diseases in Adults," *Psychosomatic Medicine* 71, no. 2 (February 2009), 243–50; M. Dong, W. H. Giles, V. J. Felitti, et al., "Insights into Causal Pathways for Ischemic Heart Disease: Adverse Childhood Experiences Study," *Circulation* 110, no. 13 (September 28, 2004), 1761–66; D. W. Brown, R. F. Anda, V. J. Felitti, et al., "Adverse Childhood Experiences Are Associated with the Risk of Lung Cancer: A Prospective Cohort Study," *BioMed Central Public Health* (January 19, 2010), 20; and R. D. Goodwin and M. B. Stein, "Association Between Childhood Trauma and Physical Disorders Among Adults in the United States," *Psychological Medicine* 34, no. 3 (April 2004), 509–20. ACEスコアと病気の関係について詳しくは以下を参照のこと。www.cdc.gov/ace/outcomes.htm. B. Z. Yang, H. Zhang, G. Wenjing, et al., "Child Abuse and Epigenetic Mechanisms of Disease Risk," *American Journal of Preventive Medicine* 44, no. 2 (February 2013), 101–17.

5 D. P. Chapman, C. L. Whitfield, V. J. Felitti, et al., "Adverse Childhood Experiences and the Risk of Depressive Disorders in Adulthood," *Journal of Affective Disorders* 82, no. 2 (October 15, 2004), 217–25.

6 M. A. Sheridan, N. A. Fox, C. H. Zeanah, et al., "Variation in Neural Development as a Result of Exposure to Institutionalization Early in Childhood," *Proceedings of the National Academy of Sciences* 109, no. 32 (August 7, 2012), 12927–32.

7 L. Schmaal, D. J. Veltman, T. G. M. van Erp, et al., "Subcortical Brain Alterations in Major Depressive Disorder: Findings from the ENIGMA Major Depressive Disorder Working Group," *Molecular Psychiatry* 21, no. 6 (June 2016), 806–12.

8 R. J. Herringa, R. M. Birn, P. L. Ruttle, et al., "Childhood Maltreatment Is Associated with Altered Fear Circuitry and Increased Internalizing Symptoms by Late Adolescence," *Proceedings of the National Academy of Sciences* 110, no. 47 (November 19, 2013), 19119–24; E. R. Edmiston, F. Wang, C. M. Mazure, et al., "Corticostriatal-Limbic Gray Matter Morphology in Adolescents with Self-Reported Exposure to Childhood Maltreatment," *Archives of Pediatrics & Adolescent Medicine* 165, no. 12 (December 2011), 1069–77; and J. Czerniawski and J. F. Guzowski, "Acute Neuroinflammation Impairs Context Discrimination Memory and Disrupts Pattern

Smaller Spines in Schizophrenia," *American Journal of Psychiatry* 174, no. 6 (June 1, 2017), 586–94; D. A. Lewis, S. J. Dienel, and H. H. Bazmi, "Development of Transcripts Regulating Dendritic Spines in Layer 3 Pyramidal Cells of the Monkey Prefrontal Cortex: Implications for the Pathogenesis of Schizophrenia," *Neurobiology of Disease* 105 (September 2017), 132–41.

10 A. Sekar, A. R. Bialas, H. de Rivera, et al. "Schizophrenia Risk from Complex Variation of Complement Component 4," *Nature* 530, no. 7589 (2016), 177–83; Lisa Bain, Noam I. Keren, and Sheena M. Posey Norris, *Biomarkers of Neuroinflammation: Proceedings of a Workshop* (Washington, DC: National Academies Press, 2018), 19–34.

第４章　ミクログリアはいたるところに

1 J. E. Lin, T. C. Neylan, E. Epel, et al., "Association of Childhood Adversity and Adulthood Trauma with C-Reactive Protein: A Cross-Sectional Population-Based Study," *Brain, Behavior, and Immunity* 53 (March 2016), 105–12.

2 B. Labonté, M. Suderman, G. Maussion, et al., "Genome-Wide Epigenetic Regulation by Early Life Trauma," *Archives of General Psychiatry* 69, no. 7 (July 2012), 722–31; S. E. Romens, J. McDonald, J. Svaren, et al., "Associations Between Early Life Stress and Gene Methylation in Children," *Child Development* 86, no. 1 (January/February 2015); M. J. Meaney and M. Szyf, "Environmental Programming of Stress Responses Through DNA Methylation: Life at the Interface Between a Dynamic Environment and a Fixed Genome," *Dialogues, Clinical Neuroscience* 7, no. 2 (2005), 103–23; and M. Suderman, P. O. McGowan, A. Sasaki, et al., "Conserved Epigenetic Sensitivity to Early Life Experience in the Rat and Human Hippocampus," *Proceedings of the National Academy of Sciences* 109, suppl. 2 (October 16, 2012), 17266–72.

3 N. Weder, H. Zhang, K. Jensen, et al., "Child Abuse, Depression, and Methylation in Genes Involved with Stress, *Neural Plasticity*, and Brain Circuitry," *Journal of the American Academy of Child and Adolescent Psychiatry* 53, no. 4 (April 2014), 417–24.

4 S. R. Dube, D. Fairweather, W. S. Pearson, et al., "Cumulative Child-

認).

第３章　脳内の友軍砲火

1 B. Stevens, B. A. Barres, N. J. Allen, et al., "The Classical Complement Cascade Mediates CNS Synapse Elimination," *Cell* 131, no. 6 (December 2007), 1164–78; G. R. Howell, D. G. Macalinao, G. L. Sousa, et al., "Molecular Clustering Identifies Complement and Endothelin Induction as Early Events in a Mouse Model of Glaucoma," *Journal of Clinical Investigation* 121, no. 4 (April 2011), 1429–44.
2 D. P. Schafer, E. K. Lehrman, A. G. Kautzman, et al., "Microglia Sculpt Postnatal Neural Circuits in an Activity and Complement-Dependent Manner," *Neuron* 74, no. 4 (May 2012), 691–705.
3 R. C. Paolicelli, G. Bolasco, F. Pagani, et al., "Synaptic Pruning by Microglia Is Necessary for Normal Brain Development," *Science* 333, no. 6048 (September 9, 2011), 1456–58.
4 Lisa Bain, Noam I. Keren, and Sheena M. Posey Norris, *Biomarkers of Neuroinflammation: Proceedings of a Workshop* (Washington, DC: National Academies Press, 2018), 18.
5 A. Miyamoto, H. Wake, A. W. Ishikawa, et al., "Microglia Contact Induces Synapse Formation in Developing Somatosensory Cortex," *Nature Communications* (August 25, 2016), 12540.
6 S. J. Yu, J. W. VanRyzin, M. Perez-Pouchoulen, et al., "Temporary Depletion of Microglia during the Early Postnatal Period Induces Lasting Sex-Dependent and Sex-Independent Effects on Behavior in Rats," *eNeuro* 3, no. 6 (November–December 2016), dx.doi.org/10.1523/ENEURO.0297-16.2016.
7 B. Stevens, S. Hong, B. A. Barres, et al., "Complement and Microglia Mediate Early Synapse Loss in Alzheimer Mouse Models," *Science* 352, no. 6286 (May 2016), 712–16.
8 Emily Underwood, "This Woman May Know a Secret to Saving the Brain's Synapses," *Science* (August 18, 2016), www.sciencemag.org/news/2016/08/woman-may-know-secret-saving-brain-s-synapses (2017年10月アクセス確認).
9 M. L. MacDonald, J. Alhassan, J. T. Newman, et al., "Selective Loss of

ミクログリアの前駆細胞は卵黄嚢から移動して神経管の発生に加わる。これはアストロサイト／オリゴデンドロサイトの前駆体の移動に先行する……。ニューロンとミクログリアの初期の提携からは、脳発生でミクログリアが非常に重要な役割を担うことがうかがえる」Vladimir Maletic and Charles Raison, *The New Mind–Body Science of Depression* (New York: W. W. Norton, 2017), 263.

5 A. Laria, A. M. Lurati, M. Marrazza, et al., "The Macrophages in Rheumatic Diseases," *Journal of Inflammation Research* 9 (February 2016), 1–11.

6 B. Stevens, N. J. Allen, L. E. Vasquez, et al., "The Classical Complement Cascade Mediates CNS Synapse Elimination," *Cell* 131, no. 6 (December 14, 2007), 1164–78.

第２章　一〇メートルの井戸の底から三メートルだけ

1 マリア・ポポヴァは「脳ピッキング（*Brain Pickings*)」というブログで、ヴィンセント・ファン・ゴッホが書いた「うつ病とは本当はどんなものか」というエッセーから、うつ病に関する記述を引用している。www.brainpickings.org/2016/02/09/depression-william-styron-darkness-visible/（2017年11月アクセス確認).

2 William Styron, *Darkness Visible* (New York: Random House, 1990), 36–37.〔『見える暗闇——狂気についての回想』新潮社〕

3 Matt Simon, "Fantastically Wrong: The Theory of the Wandering Wombs That Drove Women to Madness," *Wired*, May 7, 2014, www.wired.com/2014/05/fantastically-wrong-wandering-womb/（2017年11月アクセス確認). サイモンは以下のヘレン・キングによるエッセーについて描いている。"Once Upon a Text: Hysteria from Hippocrates," *Hysteria Beyond Freud* by Sander L. Gilman, Helen King, Roy Porter, G. S. Rousseau, and Elaine Showalter (Berkeley: University of California Press, 1993).

4 William Styron, *Darkness Visible* (New York: Random House, 1990), 37.

5 同上。

6 Thomas Insel, "Transforming Diagnosis," *National Institute of Mental Health* (April 29, 2013), www.nimh.nih.gov/about/directors/thomas-insel/blog/2013/transforming-diagnosis.shtml（2017年10月アクセス確

1–20.
3 Y. Shoenfeld, O. Gendelman, S. Tiosano, et al., "High Proportions of Dementia Among SLE Patients: A Big Data Analysis," *International Journal of Geriatric Psychiatry* 33, no. 3 (March 2018), 531–36.
4 M. E. Benros, B. L. Waltoft, M. Nordentoft, et al., "Autoimmune Diseases and Severe Infections as Risk Factors for Mood Disorders: A Nationwide Study," *JAMA Psychiatry* 70, no. 8 (August 2013), 812–20. この研究は1977年から2010年にかけて行なわれており、総計356万人の患者を調べている。
5 I. E. Sommer, D. W. van Bekkum, H. Klein, et al., "Severe Chronic Psychosis after Allogeneic SCT from a Schizophrenic Sibling," *Bone Marrow Transplant* 50, no. 1 (January 2015), 153–54.
6 T. Miyaoka, R. Wake, S. Hashioka, et al., "Remission of Psychosis in Treatment-Resistant Schizophrenia following Bone Marrow Transplantation: A Case Report," *Frontiers in Psychiatry* 8, no. 174 (September 2017), doi:10.3389/fpsyt.2017.00174.
7 髄膜炎のように脳を直接攻撃する感染はこの「免疫特権としての脳」ルールの例外の一つである。

第１章　はからずも神経生物学者に

1 エミリー・アンダーウッドが自分の記事にこう書いている。「この女性は脳のシナプスを救うための秘密を知っているのかもしれない」*Science* (August 18, 2016), www.sciencemag.org/news/2016/08/woman-may-know-secret-saving-brain-s-synapses（2017年10月アクセス確認).
2 R. Douglas Fields, *The Other Brain* (New York: Simon & Schuster, 2011).〔『もうひとつの脳——ニューロンを支配する陰の主役「グリア細胞」』講談社ブルーバックス〕
3 A. Nimmerjahn, F. Kirchhoff, and F. Helmchen, "Resting Microglial Cells Are Highly Dynamic Surveillants of Brain Parenchyma in Vivo," *Science* 308, no. 5726 (May 27, 2005), 1314–18.
4 F. Ginhoux, M. Greter, M. Leboeuf, et al., "Fate Mapping Analysis Reveals That Adult Microglia Derive from Primitive Macrophages," *Science* 330, no. 6005 (November 2010), 841–45. ウラジーミル・マレティックとチャールズ・レイソンは、神経発達の最初期にミクログリアが他のグリア細胞に先んじてどのように生じるのかを最近の著書で明らかにした。「現実に

原注

プロローグ　体が脳を攻撃する時

1　N. D. Chiaravalloti and J. DeLuca, "Cognitive Impairment in Multiple Sclerosis," *Lancet Neurology* 7 (December 2008), 1139–51. アメリカ神経学アカデミーは2013年に下に挙げた研究に基づき、以下のように包括的な報告を行なった。「多発性硬化症（MS）患者のうち3分の1から2分の1は生涯のうちに大うつ病性障害を発症する」一方、一般の人の発症率は5分の1以下である。また、「MS患者の3分の1以上」が不安障害を発症する。MS患者の13パーセントが双極性障害を発症するが、非患者では5パーセント以下である。"Summary of Evidence-Based Guideline for Patients and Their Families: Emotional Disorders in People with Multiple Sclerosis," American Academy of Neurology, www.aan.com/Guidelines/Home/GetGuidelineContent/630（2017年7月アクセス確認）.

2　A. Unterman, J. E. S. Nolte, M. Boaz, et al., "Neuropsychiatric Syndromes in Systemic Lupus Erythematosus: A Meta-analysis," *Seminars in Arthritis and Rheumatism* 41, no. 1 (August 14, 2011), 1–11. この研究は2010年10月20日にオンラインで初めて発表された。研究者たちは全身性エリテマトーデス患者、総計5057人を調べた17の研究をメタ分析し、全身性エリテマトーデスと神経精神障害との関連を調査した。2001年に行なわれた初期の研究では、全身性エリテマトーデスと神経精神障害との間に強い関連が報告された患者が46人いた。H. Ainiala, J. Loukkola, J. Peltola, et al., "The Prevalence of Neuropsychiatric Syndromes in Systemic Lupus Erythematosus," *Neurology* 57, no. 3 (August 2001), 496–500. 2015年、研究者たちは自己免疫疾患と神経精神症状との関連を示す研究についての概要の改訂版を発表した。R. Sankowski, S. Mader, and S. I. Valdés-Ferrer, "Systemic Inflammation and the Brain: Novel Roles of Genetic, Molecular, and Environmental Cues as Drivers of Neurodegeneration," *Frontiers in Cellular Neuroscience* 9 (February 2015),

ドナ・ジャクソン・ナカザワ（Donna Jackson Nakazawa）
科学ジャーナリスト。著書に2016年Books for a Better Life賞の最終選考に残った『Childhood Disrupted（邦題：小児期トラウマがもたらす病、パンローリング）』と、『The Last Best Cure』（未邦訳）、『The Autoimmune Epidemic（邦題：免疫の反逆、ダイヤモンド社）』などがある。免疫学分野における執筆活動の功績に対し2012年AESKU賞、2010年National Health Information賞を受賞。タイム誌やワシントンポスト紙をはじめとする多数の新聞・雑誌に寄稿している。家族とともにメリーランド州在住。

夏野徹也（なつの・てつや）
金沢大学大学院理学研究科修了。理学修士、医学博士。専門は細胞生物学、微生物学。日本歯科大学定年退職後に翻訳を始める。晴耕雨訳を旨としているが、当地新潟市は大方の認識とは違って意外に晴天の日が多いため、翻訳作業がはかどらない。訳書にポール・グリンバーグ著『Four Fish（邦題：鮭鱸鱈鮪 食べる魚の未来、地人書館）』、ソニア・シャー著『The Fever（邦題：人類五〇万年の闘い マラリア全史、太田出版）』、アダム・ロジャース著『Proof（邦題：酒の科学、白揚社）』がある。

ISBN 978-4-8269-0240-3

脳《のう》のなかの天使《てんし》と刺客《しかく》　心《こころ》の健康《けんこう》を支配《しはい》する免疫細胞《めんえきさいぼう》

二〇二二年九月二十八日　第一版第一刷発行

著者　ドナ・ジャクソン・ナカザワ
訳者　夏野《なつの》徹也《てつや》
発行者　中村幸慈
発行所　株式会社　白揚社　
〒101－0062　東京都千代田区神田駿河台1－7
電話03－5281－9772　振替00130－1－25400
装幀　吉野愛
印刷・製本　中央精版印刷株式会社